新世纪全国高等中医药院校创新教材

穴位埋线系列丛书

丛书主编　石学敏　杨才德

中国穴位埋线流派及名家名方名术精华

杨才德　徐　龙　范　乾　张玉忠　何嘉慧　王旭静　主编

全国百佳图书出版单位

中国中医药出版社

·北 京·

图书在版编目（CIP）数据

中国穴位埋线流派及名家名方名术精华 / 杨才德等
主编 . -- 北京 : 中国中医药出版社 , 2025. 6. -- （穴位
埋线系列丛书）.

ISBN 978-7-5132-9442-3

Ⅰ . R245.9

中国国家版本馆 CIP 数据核字第 20252UF229 号

中国中医药出版社出版

北京经济技术开发区科创十三街 31 号院二区 8 号楼
邮政编码　100176
传真　010-64405721
河北品睿印刷有限公司印刷
各地新华书店经销

开本 787×1092　1/16　印张 19.5　彩插 2.5　字数 458 千字
2025 年 6 月第 1 版　2025 年 6 月第 1 次印刷
书号　ISBN 978 – 7 – 5132 – 9442 – 3

定价　98.00 元
网址　www.cptcm.com

服 务 热 线　010-64405510
购 书 热 线　010-89535836
维 权 打 假　010-64405753

微信服务号　zgzyycbs
微商城网址　https://kdt.im/LIdUGr
官 方 微 博　http://e.weibo.com/cptcm
天猫旗舰店网址　https://zgzyycbs.tmall.com

如有印装质量问题请与本社出版部联系（010-64405510）

《中国穴位埋线流派及名家名方名术精华》
编委会

李慧敏（酒泉市第二人民医院）

范利青（包头市蒙医中医医院）

蔡世乐（平凉市崆峒区索罗乡卫生院）

樊青松（陇南市武都区优抚医院）

丁衡林（昭通市中医医院）

贺金玲（内蒙古自治区中医医院）

陈　斌（福建中医药大学附属人民医院）

熊莲娟（重庆市武隆区中医院）

张廷玺（伊吾县医共体总院淖毛湖分院）

仲海萍（北京中针埋线医学研究院）

常林海（西宁市城北区朝阳社区卫生服务中心）

白林春（普洱市人民医院）

徐韩洋（北京中针埋线医学研究院）

黄自文（北京中针埋线医学研究院）

苟纯莉（贵阳市南明区大南社区医院）

王永成（康县中医院）

彭正东（冷水江市施塘医院）

李如平（临洮县妇幼保健院）

郭　健（北京华生康复医院）

王贵双（南阳张仲景医院）

刘兰英（泉州市中医院）

李秋平（河池市宜州区中医医院）

李　博（达拉特旗达仁中医医院）

常峰岭（中华针刀医学会）

张海强（北京中针埋线医学研究院）

编　委　何梦祺（联勤保障部队第九〇三医院）

罗惠贤（北京中针埋线医学研究院）

聂再林（武汉佳方医疗健康管理有限公司）

翁媛媛（北京中针埋线医学研究院）

钟　志（北京中针埋线医学研究院）

郭双田（北京中针埋线医学研究院）

张　琳（兰州市西固区中医医院）

梅景涛（北京中针埋线医学研究院）

史瑞湘（北京中针埋线医学研究院）

褚　杉（焦作市中医院）

王　成（焦作市中医院）

唐卫峰（北京中针埋线医学研究院）

孙　焱（哈尔滨医科大学附属第二医院）

李诚波（北京中针埋线医学研究院）

孙祖义（重庆市合川区妇幼保健医院）

王　虎（沙雅县人民医院）

杨永香（民勤县人民医院）

杨泽林（北京中针埋线医学研究院）

侯淑平（北京新世纪科创职业技能鉴定中心）

杨周彦（甘肃百仕达科技有限公司）

瓦莉红（中国中医药研究促进会埋线分会）

田瑞瑞（兰州大学第一医院东岗院区）

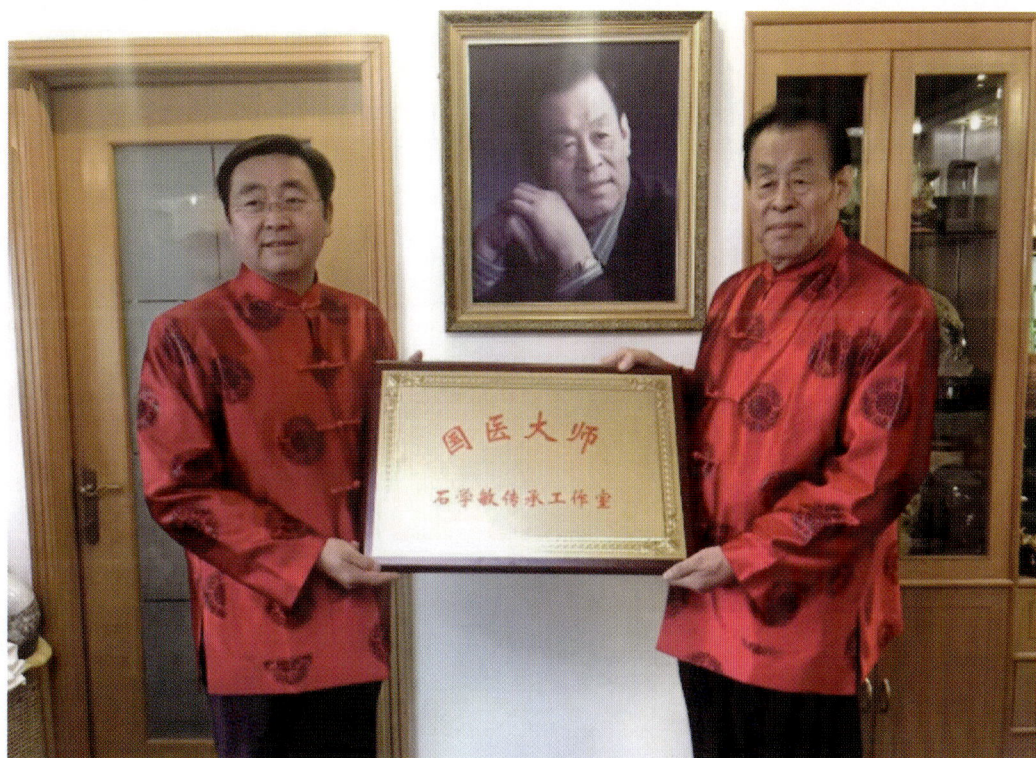

本书主编杨才德（左）与国医大师石学敏（右）合影

主编简介

杨才德

主任医师，心理学博士。现任兰州大学第一医院东岗院区中西医结合科主任。兼任中国中医药研究促进会埋线分会会长，中华中医药学会中医传承技术创新平台委员会副主任，世界中医药学会联合会中医外治操作安全研究专业委员会副会长，中国针灸学会穴位埋线专业委员会副主任委员，中国民族医药协会体重管理专业委员会副会长，甘肃省针灸学会第四届副会长，俄罗斯友谊大学东方医学院客座教授，中国中医药研究促进会穴位埋线优秀科技人才之领军人才，甘肃省第四批中医药五级师承教育工作省级指导老师，甘肃省科普专家库专家。

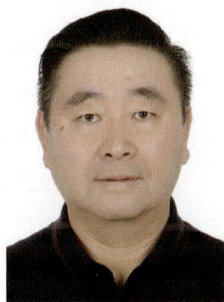

国家卫生技术重点推广项目——埋线针刀疗法的发明人，国家卫生健康委批准的第一批卫生健康适宜技术项目——手卡指压式星状神经节埋线术的发明人，《埋线针刀技术操作规范》《手卡指压式星状神经节埋线技术操作规范》《迷走神经下神经节埋线技术操作规范》《中医临床实践指南：穴位埋线减肥》等团体标准的牵头制定者，埋线针刀疗法代表性人物。擅长运用中医微创技术治疗颈椎病、肩周炎、腰椎间盘突出症、膝关节炎、骨质增生、头痛、眩晕、胃溃疡、鼻炎、荨麻疹、过敏、心律失常、痛经、内科杂病、亚健康调理、养生保健等。

首创的手卡指压式星状神经节埋线术获中国中医药研究促进会技术发明奖一等奖，发明的埋线针刀疗法获得中国中医药研究促进会技术发明奖二等奖，埋线针刀疗法获得甘肃省首届中医药产业创业创新大赛三等奖，手卡指压式星状神经节埋线术获全国中医药科普短视频大赛优秀奖。

杨才德拥有专利9项，出版穴位埋线系列专著和高校创新教材18部，其中3部获得中华中医药学会学术著作奖二等奖、三等奖，主持参与科研项目23项，获奖13项，发表核心期刊、SCI论文170余篇，建设埋线基地56家，累计参与培训2000余场，培训医师57000人次。

杨才德对穴位埋线行业的贡献，开创了我国穴位埋线疗法新局面。

解难题——首次总结并提出线体对折旋转埋线法，彻底解决了胶原蛋白线的排斥反应和 PGA、PGLA 等线软的难题。

破禁区——首次总结并推出手卡指压式星状神经节埋线术、三点一线式蝶腭神经节埋线术、分筋拨脉式颈动脉窦埋线术、推寰循经式迷走神经埋线术，彻底降低了在神经、血管等特殊部位的操作风险。

拓范围——发明埋线针刀，从埋线的角度引入即刻松解的机制，从针刀的角度引入长效针灸机制，将埋线治疗痛症的疗效提升到新的高度，将埋线治疗痛症的范围拓展到新的广度。

创流派——整理推出了埋线针刀疗法和一系列神经节埋线术，形成了以西医诊断方法、中医治疗思维、中西医结合治疗技术为特征的杨氏穴位埋线流派。

做标准——牵头制定并发布了团体标准《埋线针刀技术操作规范》《手卡指压式星状神经节埋线技术操作规范》《迷走神经下神经节埋线技术操作规范》。

入国库——2022 年 10 月 25 日，国家卫生健康委流动人口服务中心发布《关于国家卫生健康技术推广应用信息服务平台技术备选库入选技术的通告》，埋线针刀疗法成功入选（证书编号：RKJS-20220096）。2024 年 12 月 17 日，手卡指压式星状神经节埋线术被纳入卫生健康适宜技术项目储备库［详见国家卫生健康委医药科技发展研究中心《关于第一批卫生健康适宜技术项目的复函》（卫科成果函〔2024〕332 号）〕。

扫码与作者交流

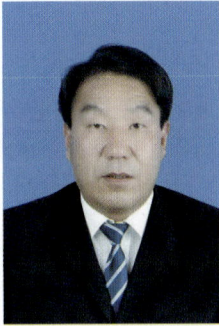

徐龙

主任医师，甘肃省平凉市第二人民医院院长，甘肃省高校科研项目之创新团队项目"穴位埋线新技术创新与应用"第一梯队人才。兼任中国中医药研究促进会埋线分会常务理事，北京中针埋线医学研究院专家委员会副主任委员，甘肃省针灸学会穴位注射埋线专业委员会副主任委员，平凉市针灸学会埋线专业委员会副主任委员，甘肃省中医药五级师承教育工作市级指导老师，平凉市第二人民医院国医馆专家。擅长应用穴位埋线、针药并用的方法治疗颈肩腰腿痛、支气管哮喘、心悸、失眠、月经不调等。

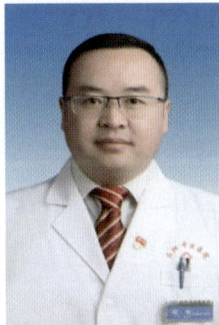

范乾

副主任医师，硕士研究生导师，甘肃省老中医药专家学术经验继承人。任庆阳市中医医院针灸康复治未病中心主任、针灸推拿科副主任。兼任中华中医药学会疼痛学分会委员，中国医药教育协会针刀医学专业委员会常务委员，甘肃省针灸学会拨针专业委员会副主任委员等。主持及参与省市级科研项目10项。发表学术论文10余篇，参编著作4部。

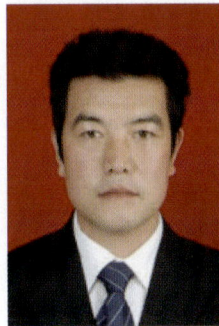

张玉忠

主任医师，宕昌县名中医。现任中共宕昌县基层医疗机构第三联合党支部书记、宕昌县城关镇卫生院院长。兼任中国中医药研究促进会埋线分会常务理事，中国中医药研究促进会埋线分会青年委员会副主任委员，全国埋线针刀专业委员会常务理事，甘肃省针灸学会穴位注射埋线专业委员会副主任委员，北京中针埋线医学研究院经络调衡术导师团高级讲师，北京中针埋线医学研究院学术部学术带头人，北京中针埋线医学研究院学术委员会常务委员，北京中西医慢病防治产业发展促进会全国针刀埋线专业委员会陇南市埋线分会会长，何氏灸法学术流派甘肃理事会常务理事，甘肃省中医药五级师承教育继承人，宕昌县儿科工作站专家。主持或参与完成科研项目6项。发表论文30余篇，参编著作5部，获中国中医药研究促进会科技进步奖二等奖2项。

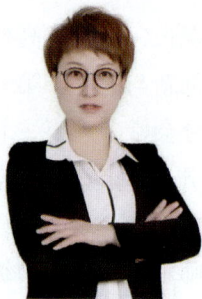

何嘉慧

锦州市非物质文化遗产代表性项目"传统针灸"传承人，何氏传统针灸技法传承人。任中国针灸学会减肥与美容专业委员会委员。师从李光熙、杨才德。擅长运用传统中医药、穴位注射疗法、中药经络透皮疗法、中医溻渍法、穴位埋线法、传统针灸等治疗各种慢性疾病及各种疑难杂症。

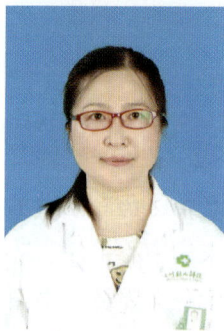

王旭静

主任医师。任栾川县人民医院中医二病区主任。擅长用经方、古方、针灸、小针刀、穴位埋线、穴位贴敷、穴位注射等纯中医手段治疗内、外、妇、儿、五官、皮肤科各科疾病，填补了当地同类技术空白。全国穴位埋线大赛一等奖获得者。

石　序

穴位埋线与针灸疗法一样，属于中医外治法的范畴，是"理论与临床同行、实践与操作并重"，且技术性很强的一门学科。

针灸学的留针理论是穴位埋线疗法的理论基础，故穴位埋线亦可称为长效针灸，因为它是针刺疗法的延伸和发展。其实，古人的留针理论和实践，开启了针感延续的大门，埋线疗法则真正实现了长效针灸。

穴位埋线疗法发展到今天，可以说它是中医经络理论与西医学相结合的产物，它通过线体在穴内的生理刺激作用和生物化学变化，将其刺激信息和能量通过经络、神经传递，以达"疏其血气，令其调达"，治疗疾病的目的。综观本法的整个操作过程，实际上包含了穴位注射、针刺、刺血、留针及组织疗法、机体组织损伤后的修复等多种刺激效应。所以，穴位埋线疗法实际上是一种融多种疗法、多种效应于一体的复合性治疗方法，它始终呈现着以中医理论为基础和经络学说为指导、以可吸收外科缝线为载体、以埋线针为主导、以穴位为媒介、以长效针感为核心、以主治慢性顽固病为主体的六大特征。

创新是一个民族进步的灵魂！

20世纪50年代，埋线疗法诞生，经过数十年的推广运用，治疗病种从简单的几种疾病，如脊髓灰质炎、哮喘、胃炎等，到绝大部分临床中难治的慢性疾病，再到内、外、妇、儿科杂病，埋线的治疗范围越来越广泛，病种越来越繁杂。埋线疗法的应用，从单纯埋线治疗，到配合中西药物、手法、理疗等。埋线的工具，由三棱针、腰穿针、专用埋线针，向一次性使用埋线针发展，也向复合性针具如埋线针刀发展，由此也引发了治疗工具的多样化改良，其目的都是增强临床操作的实用性。

一门学科的发展，需要一批有真才实学的实干家。杨才德同志是我的弟子之一，他长期致力于中医针灸尤其是穴位埋线和针刀事业，大力推广适宜技术——埋线、针刀、穴位注射等。他牵头创建了中国针灸学会穴位埋线专业委员会，并当选为副主任委员；牵头创建了北京中西医慢病防治产业发展促进会全国针刀埋线专业委员会；牵头创建了甘肃省针灸学会穴位埋线专业委员会，并当选为主任委员，每年培训数万名基层医师，是我国埋线学科的排头兵、带头人。

难能可贵的是，以杨才德等同志为代表的一大批专家，在进行技术创新、理论创新、方法创新、工具创新的同时，还及时进行经验的总结，杨才德、雒成林主编的全国高等中医药院校创新教材《穴位埋线疗法》由中国中医药出版社出版后，迅速被抢购一空；杨才德主编的《埋线针刀百问百答》在中医古籍出版社出版后，供不应求，这说明埋线疗法已经由星星之火，成为燎原之势。

《穴位埋线系列丛书》共 10 册，编委会成员均为来自全国各地的临床专家教授，从不同角度诠释了埋线疗法的创新，对埋线疗法的推广应用起到了重要的作用。"线体对折旋转埋线术""手卡指压式星状神经节埋线术""三点一线式蝶腭神经节埋线术""分筋拨脉式颈动脉窦埋线术"等成果，均会在《星状神经节埋线治百病》《埋线针刀治疗学》等书中呈现，观点新颖，方法实用，内容丰富，非常令人期待。

自然科学的发展总是具有阶段性的，医学的发展总是受到它的影响而具有局限性，因此，我们要"批判地传承，科学地创新"。穴位埋线是对传统针灸的创新，中医学、针灸学及其留针理论，以及西医学成果——解剖学、生物力学、脊椎病因治疗学、软组织外科学、周围神经受卡压的理论等，都是埋线疗法的理论基础。

穴位埋线疗法，必将成为中医外治法的奇葩之一。

开卷有益，乐而为序！

中国工程院院士

国医大师 石学敏

天津中医药大学第一附属医院名誉院长

2017 年 8 月

前　言

本书主要介绍了我国穴位埋线技术的历史性突破和飞跃：一次性针具的发明是穴位埋线疗法的第一次飞跃，高分子聚合物线体的普及应用是穴位埋线疗法的第二次飞跃，线体对折旋转埋线术是穴位埋线疗法的第三次飞跃。在穴位埋线疗法发展的过程中，研究者们发明创新了多项专利针具和操作技术，创制了具有特效的经典埋线配穴和处方，积累了大量的临床经验，治愈了数以万计的患者，同时涌现出了一大批优秀的学术带头人。

本书主要介绍了中国穴位埋线老中青名家、名方、名术的精华内容。中国中医药研究促进会埋线分会历时 4 年，在全世界范围内收集、挖掘、整理穴位埋线的学术成果，全国从业者积极申报了上千条成果。从个案报道到学术论文，从临床观察到基础研究，从一般科研项目到国家级科研项目，从本科生到研究生，从专利到专家，从科室到专科医院，从师徒相授到高校教育，从普通专著到高校创新教材，从零星著作到系列丛书，从继续教育项目到专业培训，从特色技术到非遗项目，从经验交流到国家级穴位埋线学会学术活动，涵盖了穴位埋线行业的方方面面。中国中医药研究促进会埋线分会组织本行业全国专家对这些成果进行遴选，初步评审并公布，这些成果得到了广大埋线从业者的好评。

本书重点介绍了穴位埋线 4 大学术流派，10 余种穴位埋线特色疗法，297 名穴位埋线达人，40 位穴位埋线名家，22 位穴位埋线领军人才、第一梯队人才和第二梯队人才，176 项代表性科研成果，550 项代表性专利成果，758 名硕士研究生的代表性成果，57 名博士研究生的代表性成果，65 名技术能手，39 部埋线著作，以及 23 位埋线人物的访谈录等，全面反映了我国穴位埋线领域老中青三代工作者的成就。

本书历时三载，终于付梓，以便于埋线从业者、爱好者学习和借鉴，共同进步。

因时间紧、任务重，差错和遗漏之处，敬请广大读者批评指正。

《中国穴位埋线流派及名家名方名术精华》编委会

2025 年 2 月

目　录

第一章 概述

第一节 穴位埋线疗法发展概况

穴位埋线疗法是将可吸收外科缝线置入穴位内，利用线对穴位产生的持续刺激作用以防治疾病的方法。

穴位埋线疗法是针灸疗法的发展和延伸，是在传统针具和针法基础上建立和发展起来的，历经了留针和埋针的雏形期、穴位埋线的萌芽期、临床推广应用的发展期和以辨证选线取穴为特征的成熟期。穴位埋线疗法原先是穴位埋藏疗法的一种。20世纪50年代，我国军队的医生率先开展了穴位埋藏疗法。当大家摒弃了其他埋藏物（动物组织如羊、鸡、兔的肾上腺、脑垂体、脂肪，药物，钢圈，磁块等），集中使用可吸收性外科缝线——羊肠线时，穴位埋线疗法逐渐形成了。1959年，第一篇关于穴位埋线疗法的论文见刊，至20世纪70年代初，各类中西医学期刊上发表的关于穴位埋线治疗小儿脊髓灰质炎的报道已达10余篇。

一、文献研究

据不完全统计，从穴位埋线疗法产生以来，全国各级期刊发表了大量关于穴位埋线疗法的学术论文。1979年至今，学术论文超过了17000余篇，而发表于近10年的就有10715篇，可见其发展之迅速。例如，杨才德等于《中国针灸》发表的《埋线减肥120例临床体会》《埋线治疗慢性疲劳综合征81例》，于《中医临床研究》发表的《平刃针埋线法治疗神经根型颈椎病疗效观察》；刘晓琴于《上海针灸杂志》发表的《不同埋线针法的临床应用》《背俞穴为主埋线调治亚健康临床》；王玉明发表的《颈夹脊穴埋线治疗颈型颈椎病100例》；龚旺梅发表的《微创穴位埋药线治疗心悸的临床观察》《穴位埋线治疗慢性便秘的临床观察》《穴位埋线治疗腰椎间盘突出的临床观察》《穴位埋线治疗围绝经期失眠症的临床研究》《穴位埋线配合心理护理治疗围绝经期综合征的临床研究》《穴位埋药线治疗中风半身不遂的临床研究》；辛卓萍发表的《穴位埋线治疗黄褐斑24例》《穴位埋线治疗单纯性肥胖52例》等文章，极具学术价值。

1991年，温木生等主编的《实用穴位埋线疗法》出版。该书是关于穴位埋线疗法的第一部专著，总结了穴位埋线疗法问世40多年来的经验和成果，引起了巨大反响。2002年，温木生又与郑祥容编著了《埋线疗法治百病》。该书不但整理和总结了埋线疗法自创立以来的经验和诸多资料，还对穴位埋线疗法的起源、作用机制、特点和作用做了有益的探讨，并首次介绍了埋线疗法与其他针灸疗法相辅相成治疗相关疾病的尝试和体会，详细介绍了传染、内、外、妇、儿、皮肤、五官等科共140余种疾病的穴位埋线疗法及其体会。崔瑾、杨孝芳主编的《穴位埋线疗法》一书，除对穴位埋线的各种方法做系统整理外，还介绍了穴位埋线治疗后的正常反应、异常反应和注意事项等。近几年来，马立昌等编撰的《微创穴位埋线实用技术》对穴位埋线疗法进行了又一次系统的总结和拓展。马立昌、张金霞、杨才德等编撰的《埋线美容塑形实用技术》，将穴位埋线疗法扩展延伸至美容、塑形领域，具有划时代的意义。

2015年以来，由杨才德、雒成林主编的《穴位埋线疗法》获得中华中医药学会学术著作奖二等奖；由杨才德牵头制定、发布的《中国中医药研究促进会团体标准：埋线针刀技术操作规范》获得中国民族医药学会科学技术奖三等奖；由石学敏、杨才德总主编的穴位埋线系列丛书陆续出版，包括《星状神经节埋线治百病》《埋线针刀治疗学》《中医医术确有专长：穴位埋线（长效针灸）优势病种专家共识》《埋线等中医适宜技术治疗过敏性鼻炎》《龙虎五刺埋线疗法》《埋线在神经康复中的应用》，其中，《星状神经节埋线治百病》获得中国民族医药学会学术著作奖二等奖，《埋线等中医适宜技术治疗过敏性鼻炎》获中国中医药研究促进会学术成果奖三等奖；此外，《埋线针刀百问百答》《甘肃省针灸学会标准：埋线针刀技术操作规范》《中医微创穴位埋线疗法》《埋线针刀技术操作安全指南》等亦相继出版。

二、临床研究

穴位埋线在临床上可治疗哮喘、胃炎、十二指肠溃疡、慢性肠炎、癫痫、中风、偏瘫等慢性、顽固性、免疫力低下类疾病，效果显著。除用于治疗慢性病和虚证外，穴位埋线还可治疗急症、实证等各种疾病，其治疗病种已达100余种，涉及传染、内、外、妇、儿、皮肤、五官等各科。近几年来，在各级刊物上报道的治疗病例已逾百万例。

据不完全统计，近几年来，先后有57名博士研究生、758名硕士研究生深入穴位埋线的科研当中，其他参与者不计其数。杨才德主持的科研项目"穴位注线法对慢性疲劳综合征疗效的临床研究"获得中国金属学会冶金医学奖三等奖。张洪涛在穴位埋线治疗高血压方面取得了突破性进展。由龚旺梅、杨才德等合作完成的科研项目"微创穴位埋线治疗心悸的临床观察"获得庆阳市科技进步奖二等奖。龚旺梅等完成的科研项目"穴位埋线治疗慢性便秘的临床研究"获得了庆阳市科技进步奖二等奖。此外，北京中医药大学的"背俞穴埋线法治疗脾气虚型结肠慢传输型便秘的临床研究",广州中医药大学的"靳三针配合电针穴位埋线疗法治疗单纯性肥胖症的临床研究""穴位埋线对癫痫持续状态后海马神经元凋亡及相关基因表达的影响""穴位埋线防治糖尿病胃肠运动功能障碍的作用及其机理研究",华中科技大学的"埋线腧穴肠方治疗实验性结肠炎大鼠的机制研究",浙江中医药大学的"百会穴埋线疗法对血管性痴呆大鼠学习记忆的影响",南方医科大学的"薄氏腹针穴位埋线治疗单纯性肥胖症的临床观察",山东中医药大学的"耳尖放血法与穴位埋线法治疗高血压病的即刻及近期降压疗效观察",兰州大学第一医院的"三风穴为主埋线治疗慢性荨麻疹临床研究及对 IgE 水平的影响""八会穴为主埋线治疗膝骨性关节炎临床研究及对患者生存质量的影响"均具有很高的学术价值。

自中国中医药研究促进会埋线分会成立以来,以杨才德会长为首的埋线团队,加强了临床研究,组织全国专家开展课题研究,先后有 28 项临床研究课题立项,分别是"线体对折旋转埋线术研究"(杨才德)、"穴位埋线优势病种临床路径及诊疗方案研究"(杨才德)、"穴位埋线联合加味逍遥散防治早发性卵巢功能不全(肝郁血虚)的随机对照研究"(惠建荣)、"穴位埋线结合 McKenzie 疗法干预慢性非特异性下背痛的疗效评价"(刘小曼)、"舌三针联合星状神经节埋线治疗脑卒中后吞咽障碍的临床研究"(徐珺)、"星状神经节联合穴位埋线治疗卒中后抑郁的临床研究"(杨颖)、"精九穴埋线结合刺血治疗肝郁气滞型乳癖"(杨光锋)、"星状神经节埋线治疗腋臭的临床观察及其机理探讨"(高伟玲)、"基于正强化理论的个案护理在蝶腭神经节埋线治疗过敏性鼻炎中的影响"(李玲)、"穴位埋线疗法配合四关穴温针灸对顽固性面瘫小鼠的面神经功能影响"(郝宏华)、"埋线针刀疗法治疗过敏性鼻炎在内蒙古地区的体系构建和推广研究"(杨才德)、"埋线针刀膝五针治疗膝关节骨性关节炎的临床研究"(董攀)、"穴位埋线联合穴位注射治疗卒中后无抑制性神经源性膀胱的临床研究"(严心波)、"CT 引导下穴位埋线疗法治疗三叉神经第 2、3 支疼痛的临床观察"(李源、陈璐)、"基于 CiteSpace 的针灸治疗卒中后便秘的热点与趋势可视化分析"(顾尽晖)、"穴位埋线疗法治疗带状疱疹后遗神经痛作用机制研究"(郝宏华)、"可视化蝶腭神经节埋线针刀治疗过敏性鼻炎的疗效观察"(李登科)、"十三鬼穴联合醒脑开窍穴位埋线治疗卒中后意识障碍的临床研究"(李一田)、"穴位埋线联合运动康复训练治疗中风肢体活动障碍的疗效评价"(梁建军)、"穴位埋线联合呼吸康复对卒中后患者呼吸功能的应用研究"(桑婷婷)、"基于补肾健脾理论穴位埋线调控绝经后骨质疏松大鼠 TGF-β Smad 信号通路的机制研究"(孙义玲)、"蝶腭神经节联合传统穴位埋线治疗过敏性鼻炎的临床研究"(王娟)、"对中医气的运行体系再认知"(王翔)、"双侧迷走神经埋线术治疗中风吞咽障碍临床研究"(徐朝荣)、"结肠水疗联合腹结穴埋线治疗慢传输型便秘的临床研究"(姚齐贤)、"俞募配穴埋线联合济川煎加减治疗卒中后阳虚型便秘的临床疗效及对阳虚型体质影响的研究"(余清华)、"星状神经节埋线配合针刺中极穴、关元穴对输尿管镜激光碎石全麻术后导尿管相关膀胱刺激征的影响"(袁勇）、"分层浅刺埋线法治疗带状疱疹后遗神经痛随机对照研究"（张玉忠）。

三、三次飞跃

1. 针具的创新实现了穴位埋线疗法的第一次飞跃

传统的穴位埋线疗法（切埋法、穿线法等）都需要在埋线之前进行麻醉，甚至切开和缝合，有一定的创伤性。20 世纪 80 年代后，穴位埋线的发展基本上处于停滞阶段，埋线工具成为限制这项技术发展的原因之一。有医者将腰穿针改良为埋线针具，后经进一步创新，研制出专门用于穴位埋线的一次性埋线针。一次性埋线针的研制成功，第一次使临床上有了专用的埋线器具，其直径相当于 9 号注射针头，可以将可吸收外科缝线瞬间注入穴位。一次性埋线针不仅使用方便，还大大减少了对患者的创伤，避免了麻醉等复杂步骤，降低了感染概率，杜绝了交叉感染，使穴位埋线进入微创埋线技术时代。杨才德又进一步改进了一次性针具，融针刺、埋线、针刀、注射于一体，并获得了国家专利，称为埋线针刀。杨才德提倡将穴位埋线与其他适宜技术进行配合与融合，不仅为埋线开辟了新的思路，还为各种适宜技术的推广和融合树立了典范。

2. 线体的创新实现了穴位埋线疗法的第二次飞跃

除了针具的改进，埋植材料的发展也使埋线疗法具有了更广阔的发展空间。以前，穴位埋线疗法所用的材料仅限于羊肠线，近年来发展起来的医用高分子生物降解材料是一类能够在体内分解的材料，特别适合于埋线临床。目前，生物可降解材料如聚乙交酯（PGA）、聚乙丙交酯（PGLA）等在外科医学方面的应用已经相当成熟，故选择各种新型材料进行改进，或进行功能化处理，作为穴位埋线治疗的材料，符合方便、微创、有效和可控的要求。许多学者已经在使用高分子合成材料埋线（如 PGLA）方面进行了有益的尝试，积累了丰富的经验，同时还解决了许多棘手的操作难题。

3. 方法的创新实现了穴位埋线疗法的第三次飞跃

近年来，随着线体的发展，更多的羊肠线、胶原蛋白线被性能更优的 PGA 线或 PGLA 线所替代。这些线体比较柔软，在常规使用一次性无菌微创埋线针操作时，多数情况下，"边推针芯、边退针管"的动作会导致卡线，所以杨才德等总结大家的经验，提出了线体对折旋转埋线法，不但很好地解决了卡线的问题，而且使操作变得更加简单。医生取一段 PGA 线或 PGLA 线，放入针的前端，线在孔内外的长度基本保持相同，不要针芯，当埋线针刺入穴位时，线在针尖处被压形成对折，在确保针孔外的线体进入皮肤并获得针感后，旋转退出针体，即完成了一次埋线。这种方法称为线体对折旋转埋线法。

线体对折旋转埋线法是针对一次性埋线针埋线法的又一次创新和改革，取消了针芯，节约了大量成本。线体对折旋转埋线法使医生的动作更加简化，在减轻医生劳动强度的同时，可以为更多医生学习本技术提供机会。线体对折旋转埋线法解决了穴位埋线疗法与现代科技接轨的难题，实现了穴位埋线疗法的第三次飞跃。

四、学术交流

2016 年，中国针灸学会穴位埋线专业委员会成立。2018 年，中国中医药研究促进会埋线分会成立。近几年，甘肃省、河南省、河北省等相继成立穴位埋线专业委员会，出版专著，开展科研、学术交流，组织培训、临床示范活动，在穴位埋线疗法的推广、培训、科研、临床及组织建设等方面作出了积极的贡献。尤其是甘肃等地稳步推进穴位埋线基地建设工作，基本形成了"省级大基地、市县中基地、县乡小基地、村社示范点"的框架模式，在全国起到了引领作用。

中国中医药研究促进会埋线分会作为主办方之一，每年至少召开 1 次全国埋线经验交流大会，迄今已经举办 16 届；中国中医药研究促进会埋线分会每两年举办 1 届全国埋线技能大赛，迄今已经举办 6 届，大赛在业界影响力巨大。

总之，在穴位埋线疗法的学术发展方面，目前全国的基本情况如下。①埋线队伍迅速扩大，医疗业务稳定增长：行业特点突出，专业组织出现；信息平台初建，埋线声誉初现；临床教学相长，科研技术进步；甘肃特色做法，全国效果突出。②埋线技术不断进步，临床水平逐步提高：针具的创新实现了穴位埋线疗法的第一次飞跃；线体的创新实现了穴位埋线疗法的第二次飞跃；方法的创新实现了穴位埋线疗法的第三次飞跃；技术进步，极大地促进了埋线医学的综合发展。③实践经验层出不穷，科研论文数量逐步攀升：科研有项目，鉴定有成果；论文重数量，专著重质量。④基地建设井井有条，省市县乡布局有序：省市县乡框架初定，甘肃模式基本形成；以评促建，推广技术，以点带面，全国联动。

穴位埋线疗法经过数十年的发展，已经取得了令人瞩目的成绩，无论是在临床、科研、教学，还是在推广、培训等方面，均取得了长足的进步。目前，全国埋线疗法从业者众多，技术进步日新月异，科研临床热火朝天，埋线器械层出不穷，操作技巧日臻完善，技术推广遍地开花，呈现欣欣向荣之势。但是，随着时间的推移，逐步出现了从业人员良莠不齐、技术操作各有差异的情况，个别地区"四重四轻"现象严重，即重经济收入、轻技术进步，重临床操作、轻科学研究，重个人突出、轻团队建设，重埋线形式、轻埋线内涵。凡此种种，严重影响了穴位埋线疗法的健康、快速、有序发展。

因此，全国性的学术组织——中国中医药研究促进会埋线分会，带领大家规范、科学、高效地开展工作，推动科教研综合发展，推广应用切实有效，让更多的患者得到实惠，为解决老百姓看病难、看病贵的问题作出了重大贡献。

五、历史贡献

1. 穴位埋线是针灸治疗模式的重大创新

目前，临床针灸治疗模式基本上沿袭了传统的针灸治疗模式：一是使用的针具为针灸针，针灸治疗的作用依靠针对穴位的局部刺激来获得；二是间歇性的刺激模式，针灸治疗基本上每日1次或隔日1次。传统的针刺模式在一定程度上限制了针灸学的发展。首先，临床上患者对针刺的恐惧感限制了针灸疗法的推广应用；其次，在整个针灸治疗期间，患者必须每日到医院接受针刺治疗，很不方便，特别是对于那些行动不便的患者，只能选择住院治疗或放弃针灸治疗。

穴位埋线疗法是针灸治疗模式的一次重大改进。首先，这种刺激方式是长效的，符合现代医学的发展方向。现代药物治疗已经从短效制剂逐步发展为长效制剂，药物可以根据治疗需要持续发挥效应，避免血药浓度影响治疗效果。埋线通过在穴位内埋植线体的方式代替传统的间歇式针灸刺激，同样可以获得持续的长效刺激效果。其次，穴位埋线疗法可以使刺激长达2周甚至更长时间，患者不必每日来医院治疗，因此，大大提高了患者的依从性。穴位埋线的长效刺激模式不仅为行动不便的患者带来许多便利，还为许多需要针灸治疗而缺乏就诊时间的患者带来了可能。

2. 穴位埋线推动了针灸的普及

穴位埋线的标准化使针灸治疗更易于推广和传播。限制针灸发展的因素可以分为三个层面：首先，是针灸医学本身，由于经络和穴位的非可见性，以及操作上的经验依赖性等，使针灸医学难以掌握；其次，是医者方面，临床实践中的操作往往与教材上所学习的内容有所区别，选穴和手法操作更多的是建立在经验之上，学习者难以迅速掌握，限制了针灸学的发展和传播；最后，是患者方面，对针具的恐惧心理和每日1次的针灸方式使相当多的患者更愿意选择药物治疗。穴位埋线疗法在一定程度上实现治疗的标准化和规范化之后，完全可以增强针灸治疗的可操作性。标准化的方案从理论上可以根据研究得到相对可靠的作用效果，也可以方便医者的学习和操作，以及针灸学的传播。对于患者来说，他们也更易于接受长效的针灸作用方式。

3. 穴位埋线促进了针灸科研的发展

穴位埋线的治疗模式为针灸学机制的研究奠定了基础。应用现代医学技术研究针灸作用机制是针灸现代化的发展方向之一。针灸的效果受诸多因素的影响，如穴位的选择，刺激量的强弱，针刺手法的多样性，每次针刺的位置、深度等，使得针灸研究难以获得具有重复性和继承性的研究成果。尽管穴位埋线的治疗模式不能从根本上解决上述所有问题，但是应用统一的研究材料，在确定穴位位置和深浅度的基础上可以达到操作的相对标准化和规范化。穴位埋线采用两周（或更长时间）植入1次的治疗频率，大大减少了每日针刺带来的操作误差，在经穴脏腑相关研究及临床疗效研究中有了可以进行比较的基础，从而使针灸研究结果具有了可重复性和继承性。

穴位埋线的治疗模式还为进一步开展穴位刺激模式与调节作用的机制研究奠定了基础。穴位埋线的刺激模式和调节作用的机制研究可以为临床上选择适当的治疗间隔和疗程提供客观化指标，实现穴位埋线疗程选择的规范化。

穴位埋线疗法是针灸治疗模式的一次重大改进。针灸治疗模式的转变是针灸发展和振兴的关键。穴位埋线的发明是针灸在临床上的一次模式创新，其意义不亚于针刺镇痛在针灸学上的地位。长效机制符合现代医学发展方向，穴位埋线为穴位的刺激模式变化奠定了基础，在临床研究和基础研究方面，可以实现研究成果的可重复性、继承性及可比较性。同时，穴位埋线的发展也必然促进针灸标准化和规范化的研究。总之，穴位埋线疗法是在传统针灸手法的基础上，在留针、埋针基础上发展起来的新的穴位刺激模式。埋线针具和埋藏物的改进使之成功实现了飞跃。生物材料学的发展与微创医学的结合带来了一个新的发展机遇。因此，穴位埋线在针灸学的研究和发展中具有重要的地位，并最终成为针灸学的一个重要发展方向。

六、发展方向

1. 独立自主发展

微创器械的变革永无止境，无痛是医者追求的最高境界。许多学者都在思考和制作如自动装线器、自动埋线器等工具，也有学者在持续改进线体，如多功能药线等。生物材料学与微创医学的结合带来了一个新的发展机遇，研制出适合临床需要、改进治疗模式、减少针刺痛苦、便于患者治疗的新器具和新材料已经成为针灸和埋线技术发展的必然。

通过控制埋线材料的成分、降解速度，可以在一定程度上实现穴位埋线疗法的标准化和规范化，使穴位埋线疗法更加易于推广应用，在临床和基础研究方面，可以实现研究成果的可重复性、继承性及可比较性。穴位埋线疗法的发展也将促进针灸标准化和规范化的研究。所以，穴位埋线的发展，无论是在临床治疗模式上，还是在针灸学的研究发展上都将带来新的突破。

2. 协同发展

穴位埋线技术来源于中医学，得益于现代科技，继承和创新永远是穴位埋线疗法乃至所有疗法进步的法宝。汲取其他学科的长处或者与其他学科协同发展也是一条明智之路，如穴位埋线疗法与针刀医学的协同发展。

《针灸技术操作规范 第10部分：穴位埋线》（GB/T 21709.10—2008）对穴位埋线的定义是：将可吸收性外科缝线植入穴位内，利用线对穴位产生的持续刺激作用以防治疾病的方法。不管穴位埋线疗法如何发展，它始终呈现着以中医学理论为基础，以经络学说为指导，以可吸收性外科缝线为载体，以埋线针为主导，以穴位为媒介，以长效针感为核心，以主治慢性顽固病为主体的六大特征。

朱汉章教授给针刀下的定义：以针的理念刺入人体，在体内进行切割、松解等手术操作的工具，即为针刀。它是以针刀医学理论为指导，应用于临床闭合性手术治疗，外形似针灸针，尖端有刃的医疗器械。医疗器械只是一种治疗工具，而一种疗法的核心、精髓是理论及其独特的治疗方法和视角。针刀在临床中发挥疗效的关键是刀的切割、剥离、松解作用。

通过对穴位埋线疗法和针刀医学的医学实践进行梳理，杨才德发现，穴位埋线疗法是中医学基础理论与现代科技结合的产物，其工具是针与线结合的产物。针刀医学是中西医结合的产物，其工具是针与刀结合的产物。穴位埋线疗法与针刀医学的协同发展具备良好的基础和条件。首先，穴位埋线疗法是中医经络理论与现代科技结合的产物，是针灸技术的发展和延伸，是针灸治疗模式的重大改进；针刀医学是在中医学基本理论指导下，吸收现代科学技术及西医学的新成果而形成的一种新的医学理论体系。中医学及经络理论是针刀医学和穴位埋线疗法的理论基础。其次，穴位埋线疗法和针刀医学均以人体为共同研究对象，其目的均为解决人类的疾病痛苦，殊途同归。最后，穴位埋线疗法和针刀医学都是"以针的理念刺入人体"，在体内进行操作的，其工具一个是针与线，另一个是针与刀，具有相同的技术基础——穿刺，故穿刺是针刀医学和穴位埋线疗法的核心技术。

埋线针刀的出现对二者协同发展具有引领作用。针刀长于切割、松解，埋线在穿刺过程中也有同样的作用，但远不及针刀，故如何借鉴针刀的长处为埋线所用，一直是研究者长期的关注点之一。杨才德发明的埋线针刀就进行了比较有益的尝试和探索，即将埋线针尖磨平如针刀状，实现了针刀和埋线的双重功能，在临床反复实践，并获得国家专利，从而使穴位埋线的内涵和外延发生了重大的变化。

第二节　穴位埋线疗法的治疗机制

穴位埋线疗法是在中医学理论指导下，以脏腑、经络、气血等理论为基础，采用传统针灸方式结合现代医疗技术，根据病证特点，将可吸收的外科缝线植入穴位，以激发经络气血，提高机体功能，起到调和气血、平衡阴阳、邪去正复的作用，达到防病治病目的的一种医疗手段和方法。穴位埋线疗法是对中医针灸学的发展，属埋植疗法范畴。

一、穴位埋线疗法的理论基础

中医学、针灸学及其留针理论，以及西医学的研究成果如解剖学、生物力学、软组织外科学、周围神经受卡压理论、脊柱治疗学等，都是穴位埋线疗法的理论基础。

穴位埋线是针灸疗法的发展和延伸，作为中医学体系的一部分，必然以中医学、经络腧穴学、刺法灸法学等理论基础为指导。例如，在某些疼痛性疾病的诊治中，虽然也"以痛为腧"，但是并不是哪里痛就一定在哪里埋线，而是要综合患者全身的情况和疾病特征，从总体上把握疾病的性质及其规律，辨证施治，使整体和局部互相配合，协调作战，对抗疾病。这些都是中医学整体观念和辨证论治的充分体现。

留针理论是穴位埋线的理论基础之一。穴位埋线是以中医经络理论为基础、羊肠线为载体、埋线针为主导、穴位为媒介、长效针感为核心，主治慢性顽固性疾病，将可吸收性外科缝线置入穴位内，利用线对穴位产生的持续刺激作用以防治疾病的方法。换而言之，穴位埋线是以中医经络学、气血、脏腑等理论为基础架构，运用传统针灸概念，搭配现代医疗器械，发展出来的综合性治疗方法，是针灸学的现代发展，是融多种疗法、多种效应于一体的复合性治疗方法，是针灸学理论与现代物理学相结合的产物，是一种新兴的穴位刺激疗法，是针灸疗法在临床上的延伸和发展，也是中西医结合的丰硕成果。虽然穴位埋线疗法的名称在古医籍中并无记载，但其所用的手段与方法与古代的针灸疗法是一脉相承的。此主要表现在：治疗的原理是辨证论治，治疗的方式是对穴位的刺激，选择的部位是经络腧穴，产生疗效的关键是"气至有效"。《灵枢·终始》载："久病者，邪气入深，刺此病者，深内而久留之。"《素问·离合真邪论》载："静以久留。"这是埋线疗法的理论基础。留针的方法是用来加强巩固疗效的，留针后来又演变出埋针，用来进一步加强针刺效应，延长刺激时间，以增加疗效。穴位埋线在留针的基础上发展而来，具备了留针所具有的作用，以线代针保持了针刺的持续作用，加强治疗效果。留针的理论是穴位埋线的理论基础之一。

解剖学是各临床学科的基础，在穴位埋线疗法中，体表解剖（体表标志、体表投影等），软组织层次解剖（肌肉层次解剖、穴位层次解剖等），神经、动脉、静脉走行路径，肌肉起止及走行，筋膜的解剖等，都是穴位埋线操作者必须了解和掌握的重点内容。生物力学广泛应用于医学基础研究及各科临床中，尤其是骨骼系统的生物力学、关节运动的生物力学、软组织的生物力学等，起到了解决一些"只知其然，而不知其所以然"问题的作用，在改进和创新疗法方面也有不可或缺的重要作用，也是穴位埋线疗法的重要理论基础。软组织外科学认为，椎管内、外软组织损害性疼痛的病理学基础是软组织因急性损伤或慢性劳损而导致的无菌性炎症。软组织松解手术主要是通过椎管外松解骨骼肌、筋膜等，或椎管内松解硬膜外和神经根鞘膜外脂肪等无菌性炎症病变的软组织，完全阻断它们的化学性刺激对神经末梢的传导，以达到止痛的目的，穴位埋线的穿刺过程具有类似的松解作用。周围神经卡压是躯干、四肢、关节等部位发生疼痛等不适症状的主要原因之一，因为穴位埋线时针刺会"解压"，会解除异常的力，从而使周围神经卡压解除，也就缓解了临床症状。

穴位埋线是传统针灸与现代医疗技术相结合的产物，西医学的成果为穴位埋线的临床注入了新的活力。人体解剖学和局部解剖学是医学临床的基础，穴位埋线比较注重功能位的解剖关系，熟练掌握解剖学知识，可以让医者在临床操作中做到心中有数；脊柱治疗学与华佗夹脊穴、背俞穴、生物力学、软组织外科学、周围神经受卡压理论等具有异曲同工之妙，有的观点互相印证，有的理论互相补充，从而为穴位埋线的理论和临床打下了坚实的基础，也为穴位埋线的临床实践打开了广阔的思路。

二、穴位埋线疗法的作用

穴位埋线疗法是一种具有综合效应的穴位刺激疗法，治疗作用比较广泛。概而言之，穴位埋线疗法主要有调节脏腑、平衡阴阳，疏通经络、调和气血，以及补虚泻实、扶正祛邪、调节免疫的作用。

1. 调节脏腑，平衡阴阳

《灵枢·根结》载："用针之要，在于知调，调阴与阳，精气乃光，合形与气，使神内藏。"穴位埋线疗法具有良性的双向调节功能，对各个脏腑阴阳都有调整、修复和平衡的作用。它不但可以控制临床症状，而且能促使病理变化恢复正常。据观察，在足三里、中脘埋线，不加用任何手法，结果发现，胃肠蠕动强者减弱，蠕动弱者增强；在上巨虚、天枢埋线，对肠蠕动过慢所致的便秘和肠蠕动亢进所致的腹泻均有疗效。

2. 疏通经络，调和气血

穴位埋线疗法亦具有疏通经络、调和气血的作用。这主要依靠其所具有的针刺效应。《灵枢·九针十二原》载："欲以微针通其经脉，调其血气，营其逆顺出入之会。"这种作用常体现在穴位埋线疗法对疼痛性疾病的治疗上，一般来说，疼痛与经络闭塞、气血失调有关，有"痛则不通，通则不痛"之说，所以疏通经络、调和气血，就可达到"通则不痛"的目的。埋线用的针具多为穿刺针或埋线针，其针体粗大，刺激性强。有研究发现，当用埋线针从大肠俞刺入后，许多神经痛患者会感觉"有一股气"从穴处向下直达足趾，疼痛立止。故本法可通过疏通经络中壅滞的气血，使气血调和，经络通利，气滞血瘀的病理变化得以恢复正常。

3. 补虚泻实，扶正祛邪，调节免疫

《灵枢·九针十二原》载："凡用针者，虚则实之，满则泄之，菀陈则除之，邪胜则虚之。"《灵枢·经脉》载："盛则泻之，虚则补之。"这说明病邪盛者，宜"泄之""除之""虚之""泻之"，虚弱者，宜"实之""补之"。穴位埋线疗法也具有补虚泻实的作用，这个作用与其短期速效和长期续效的特点分不开。有研究发现，穴位埋线疗法对偏低的免疫球蛋白有升高作用，说明其具有提高免疫功能、补虚扶正的作用。

穴位埋线疗法对机体的三大作用不是孤立的，而是相互关联的，临床疗效是通过穴位埋线对机体的诸多效应和作用来实现的，其作用方式是双向的功能调整，调整的结果是提高了机体的抗病能力，消除了病理因素，从而使人体恢复正常功能。

三、穴位埋线疗法的作用机制

穴位埋线疗法实际上是一种融多种疗法、多种效应于一体的复合性治疗方法。中医学和西医学对其作用机制均有比较深刻的认识。

　　中医学认为，穴位埋线疗法是针灸疗法的延伸和发展。经络是人体运行气血、联络脏腑、沟通内外、贯穿上下的路径，通过网络周身，将人体构成一个有机整体，穴位是人体脏腑经络之气输注并散发于体表的部位，针刺可"疏其血气，令其调达"，从而发挥疗效。穴位埋线疗法作为一种穴位刺激疗法，同样可起到针刺效应以治疗疾病。埋线时，需用针具刺入穴内，埋入线体，此时即可产生酸、麻、胀、重等感觉，起到调节脏腑、调和气血、疏通经络的作用。穴位埋线疗法是在留针的基础上发展起来的，故也具备了留针所具有的作用，如有催气、候气的作用，加强针感的作用，协调脏腑、疏通经络、调和气血、补虚泻实的作用。穴位埋线疗法集针刺、腧穴、线体功能于一体，刺激强而持续，时间长而力专，初期刺激强，可以克服脏腑阴阳的偏亢，后期刺激弱，可以弥补脏腑阴阳之不足。这种刚柔相济的刺激过程，可以从整体上对脏腑进行调节，使之达到阴平阳秘的状态。

　　穴位埋线具有复合刺激作用，可以调节力的平衡，提高人体的免疫功能，促进血液循环，加速炎症吸收而产生良性诱导，达到消除疾病的目的。中医学的整体观念与辨证论治思想本身就蕴含了调节动态平衡的内容，如在软组织损伤的穴位埋线治疗中，越来越多的临床实践就是在研究调节人体平衡的机制、平衡的方式、平衡的内容，以及如何恢复人体在不同方面的种种不平衡因素，使人体的疾病得以迅速恢复，从这个意义上讲，穴位埋线的核心就是"平衡"二字。长效机制加强了埋线治疗的作用，用外科缝线刺激穴位，刺激时间可达 30 天左右甚至更长。与针刺相比，穴位埋线疗法就是将针刺疗法的进针、留针、行针、起针等过程融于一体，所以说埋线 1 次相当于针刺 10 次（细线）至 60 次（粗线）。在针灸治疗实践中，留针及埋针对提高疗效有重要作用，而埋线后，肠线在体内软化、分解、液化及吸收的过程，对穴位产生的生理、物理、生物、化学刺激可达 4 个月，其刺激感应维持时间是任何留针和埋针法所不能比拟的，从而弥补了针刺时间短、刺激量小、疾病恢复慢、易复发及就诊次数多等缺点，使疾病在较长时间里依靠这种良性刺激不断得到调整和修复，故能起到比留针和埋针更好的疗效。埋线操作时，往往会刺破穴位处血络，致针眼有少量出血，有时瘀结皮下，这就产生了刺血效应。刺血对微血管的血色、流变、瘀点、流速等具有改善作用。有研究证实，刺血能缓解血管痉挛，改善微循环，从而改善局部组织的缺血、缺氧状态，帮助机体组织恢复，并能调动人体的免疫功能。埋线具有复合刺激作用，羊肠线埋入机体后，软化、液化、吸收，此过程可促进组织、器官代谢，使人体产生变态反应，使淋巴组织致敏，其细胞又配合体液中的抗体、巨噬细胞等，反过来破坏、分解、液化药线，使之变成多肽、氨基酸等，同时产生多种淋巴因子，使肌肉合成代谢增高，分解代谢降低，肌蛋白、糖类合成增高，乳酸、肌酸分解代谢降低，提高机体的营养代谢，从而提高人体的应激能力，激发人体免疫功能，增强抗病能力。羊肠线入穴后能提高机体的应激能力，促进病灶部位血管床增加，血管新生，血流量增大，使血管通透性和血液循环得到改善，从而加快炎性物质的吸收，减少渗出、粘连。埋线后，大脑皮层区建立新的兴奋灶，从而对病灶产生良性诱导，缓解病灶放电，保证大脑皮层感觉区细胞功能的正常作用，达到消除疾病的目的。

穴位埋线是一种融多种疗法，具有穴位封闭、针刺、放血、留针、组织疗法多种效应于一体的复合性治法，初为机械刺激，后为生物和化学刺激，具有速效和续效两种作用。其机制为多种刺激同时发挥作用，形成一种复杂的持久而柔和的非特异性刺激冲动，一部分经传入神经到相应节段的脊髓后角后，内传脏腑起调节作用，另一部分经脊髓后角上传至大脑皮层，加强中枢对病理刺激传入兴奋的干扰、抑制和替代，再通过神经体液的调节来调整脏器功能状态，促进机体新陈代谢，提高机体免疫防御能力。

有研究者对埋线过程进行研究，发现在这个过程中，机体内部的一些微观组织结构也在发生着相应的变化。观察发现，埋线能对穴位、神经及整个中枢产生一种综合作用，使组织器官的活动能力加强，血液循环及淋巴回流加快，局部新陈代谢增强，其营养状态得到改善，产生的疼痛信号传到相应的脊髓后角内，可以引起脊髓水平的抑制效应，调节其所支配的内脏器官的功能。近年来，关于穴位埋线的实验研究报道逐渐增多。毛昌辉等选择咳嗽变异性哮喘患者的定喘、肺俞、膻中进行穴位埋线，结果发现治疗组的 $CD4^+$、$CD4^+/CD8^+$ 明显高于对照组，治疗组的肿瘤坏死因子（TNF）、白细胞介素 –4（IL–4）明显低于对照组，提示穴位埋线能够显著改善患者细胞免疫功能。崔氏等观察足三里埋线对脾虚证大鼠免疫功能的影响，结果发现，穴位埋线对脾虚证大鼠脾淋巴细胞的转化功能有明显增强作用，亦能明显提高吞噬细胞的吞噬功能，并能增加脾虚证大鼠的脾指数与胸腺指数，提示穴位埋线对脾虚证的治疗机制可能与调节细胞免疫及非特异性免疫有关。张光奇等研究穴位埋线对实验性大鼠溃疡性结肠炎黏附分子 CD44、CD54 及白细胞介素 –2（IL–2）的影响，结果发现，埋线后能显著提高组织中 CD44、CD54 含量，在提高血清中 T 细胞 IL–2 含量上也有显著作用。这说明穴位埋线具有明显的免疫调节作用，对溃疡性结肠炎的治疗有较好的疗效。周氏等在胆囊、中脘和胃俞埋线，观察埋线对大鼠胆汁反流性胃炎胃黏膜的影响，实验结果表明，穴位埋线可以显著促进胃肠蠕动，增强胃动力，解除幽门痉挛，减少胃黏膜充血、水肿和炎症细胞浸润及腺体增生、肠上皮化生。刘卫英等选取大鼠肝俞透胆俞（双侧）、丰隆（双侧）、大椎进行穴位埋线，结果证实埋线可降低大鼠甘氨酸、牛磺酸的含量，降低大脑皮质兴奋性氨基酸（谷氨酸、天冬氨酸）的含量，从而提高皮质 γ－氨基丁酸 / 葡萄糖值，达到兴奋性氨基酸与抑制性氨基酸的平衡，从而发挥抗癫痫作用。有研究表明，由于羊肠线刺激温和，对大脑皮层中急性疾病较强的病理信息干扰和抑制力不足，因而不能迅速产生作用，但对慢性疾病却显示了良好的效果。

上述研究表明，穴位埋线疗法实际上是一种融多种疗法、多种效应于一体的复合性治疗方法，因此，针对穴位埋线的治疗机制研究有一定的难度，并且由于穴位埋线疗法问世时间尚短，尚未得到应有的重视，一般研究多限于临床应用，对其治疗机制缺乏必要的实验研究，不少尚处于假说阶段，存在的问题仍很多，其机制研究是今后必须重视的一项迫切而重要的工作。

第三节 穴位埋线疗法的常用方法

穴位埋线疗法经历了三次质的飞跃。第一次是针具的创新，即一次性埋线针的改进。第二次是线体的创新，即以高科技线体代替传统羊肠线。穴位埋线的方法主要根据埋线的针具命名，如套管针埋线法、医用缝合针埋线法等；也有以工具和操作术式命名的，如手术刀切开结扎埋线法等；还有仅以操作方法命名的，如线体对折旋转埋线法等。线体对折旋转埋线法是针对一次性埋线针的又一次创新和改制，使穴位埋线疗法实现了第三次飞跃。

穴位埋线时，要根据病情需要和操作部位选择不同种类和型号的埋线工具和外科缝线。其中，套管针一般可由一次性使用无菌注射针配适当粗细的磨平针尖的针灸针改造而成，或用适当型号的腰椎穿刺针代替，也可以选用一次性成品注射埋线针，或用其他合适的替代物。目前，临床常用的埋线方法如下。

一、套管针埋线法

套管针是指内有针芯的管形针具。操作时，医者对拟操作的穴位及穴周皮肤进行消毒后，取一段适当长度的可吸收性外科缝线，放入套管针的前端，后接针芯，用一手拇指和食指固定拟进针穴位，另一只手持针刺入穴位，达到所需的深度，施以适当的提插捻转手法，当出现针感后，边推针芯，边退针管，将可吸收性外科缝线埋植在穴位的肌层或皮下组织内。拔针后，用无菌干棉球（签）按压针孔止血。此为临床常用的埋线方法。

二、医用缝合针埋线法

医者在拟埋线穴位的两侧1～2cm处消毒后，施行局部麻醉，一手用持针器夹住穿有可吸收性外科缝线的皮肤缝合针，另一手捏起两局麻点之间的皮肤，将针从一侧局麻点刺入，穿过肌层或皮下组织，从对侧局麻点穿出，紧贴皮肤剪断两端线头，放松皮肤，轻揉局部，使线头完全进入皮下，再用无菌干棉球（签）按压针孔止血。宜用无菌敷料包扎，保护创口3～5天。

三、埋线针埋线法

埋线针是一种针尖底部有一小缺口的专用埋线针具。操作时，医者在穴位旁开一定距离处选择进针点，对局部皮肤进行消毒后施行局部麻醉，取适当长度的可吸收性外科缝线，一手持镊将线中央置于麻醉点上，另一手持埋线针，缺口向下压线，以15°～45°刺入，将线推入皮内（或医者将线套在埋线针尖后的缺口上，两端用血管钳夹住，一手持针，另一手持钳，针尖缺口向下以15°～45°刺入皮内），当针尖的缺口进入皮内后，持续进针直至线头完全埋入穴位的皮下，再适当进针后，把针退出，用无菌干棉球（签）按压针孔止血。宜用无菌敷料包扎，保护创口3～5天。

四、手术刀切开埋线法

医者在选定穴位消毒后，做浸润麻醉，用手术刀尖顺经脉走行纵行切开皮肤0.5～1cm，然后用止血钳钝性剥离皮下组织至肌层，并在穴位内按揉数秒，待患者产生酸、胀、麻样感觉后，将羊肠线1～2段（长0.5～1cm）埋入切口底部肌层，与切口垂直。切口处用丝线缝合后，盖上无菌纱布，5～7天后拆线。

五、手术刀割治埋线法

医者在局麻皮丘上，用手术刀纵行切开皮肤0.5cm，用特制的小拉钩或钝性探针，在穴位底部上下左右拉动按摩，适当摘除脂肪或破坏筋膜，用力要轻柔，使之产生强刺激后，将肠线植入穴位底部，无菌包扎5日。此法可加强对穴位的刺激，延长刺激时间，增强疗效。

六、手术刀切开结扎埋线法

医者在穴位两侧或上下做两个局麻皮丘，用手术刀在一侧切开皮肤0.2～0.5cm，用弯止血钳插入切口做按摩，得气后，将羊肠线穿入弯三棱缝合针从切口刺入，穿过穴位深处至另一侧切口处出针，来回牵拉，得气后从出口处再进针，较第一针浅，至切口，将两线头拉紧并打结，将结埋入切口，包扎5～7天。

七、注射器注射针头埋线法

操作前，医者将羊肠线从9号注射针头的针尖处装入针体（此时毫针针芯稍退后），线头与针尖内缘齐平。穴位皮肤消毒，医者左手绷紧皮肤，将针头快速刺入穴内1.5～2cm，稍做提插，待气至，然后将毫针向内用力，同时缓慢将9号针头退出，使肠线留在体内，在针头将出皮肤时，用消毒纱布压住针尖部出针，查无线头外露，用胶布固定。操作时要注意4个要领。①稳：心神稳、呼吸稳、体位稳、持针稳；②快：进针动作要快；③缓：一是指缓退针，二是指用毫针缓缓向内推进；④查：将压住埋线穴位的纱布轻轻抬起，细查羊肠线线头是否暴露在外，如未露，则用胶布将纱布固定，以保护针孔不受感染。此法又称简易埋线法，又叫注线法。

八、一次性埋线针埋线法

一次性埋线针是在套管针或注射器针头或腰穿针的基础上发展起来的管形针具。一次性埋线针埋线法的操作方法与套管针埋线法相同。

一次性埋线针是一种特制针具，用不锈钢材料制成类似穿刺针样，长度 5 ～ 7cm，套管尖端有斜度，尖锐，针芯尖端呈平面，与套管尖端平齐。常用的埋线针具型号有7#、9#、12#、16#。7#用于面部美容及颈部、手足穴位，9#、12# 为常规用针，16# 对肌肉丰厚的穴位和腰椎病、疼痛性疾病和慢性顽固性疾病应用较多。一次性埋线针由工业化技术生产，解决了用穿刺针改造针尖的问题，更具针体细、锋利、无菌、疼痛反应小的优点。其结构合理而精巧，工艺简化成本低，非常适合大批量生产，包装密封，无毒无菌，功能全面，为广泛开展穴位埋线疗法创造了十分便利的条件。目前，临床主要使用此类针具。

九、线体对折旋转埋线法

操作时，医者取一段 PGA 或 PGLA 线，放入针的前端，线在孔内外的长度基本保持相同，不需要针芯，刺入穴位时，线在针尖处被压形成对折，在确保针孔外的线体进入皮肤并获得针感后，旋转、退出针体，即完成了一次埋线。线体对折旋转埋线法具有广阔的应用前景。它是针对一次性埋线针埋线法的又一次创新和改制：取消了针芯，节约了社会成本，使操作者的动作更加简化，在减轻医生劳动强度的同时，为更多医生学习本技术提供了可能，解决了穴位埋线疗法与现代科技发展接轨的难题。

十、埋线针刀埋线法

埋线针刀是一种新型的埋线针具，是一种针尖端似针刀之刃、针体似套管针之针体的专利工具。此针无针芯，操作方法类似于线体对折旋转埋线法。操作时，取一段PGA 线或 PGLA 线放入针的前端，线在孔内外的长度基本保持相同，刺入时遵循定点、定向、加压分离、刺入的规程，刺入穴位时，线在针刃边处被压形成对折，在确保针孔外的线体进入皮肤并获得针感后，旋转、退出针体，即完成了一次埋线。顾名思义，埋线针刀是一种复合型针具，既可以做针刀，又可以做埋线，也可以埋线针刀同时完成，特别方便临床操作。

综上所述，埋线方法的多样性主要得益于埋线工具的创新，而埋线工具的创新又要充分结合临床和埋藏物——线体的发展。上述 10 种方法均适用于羊肠线、胶原蛋白线、PGLA 线，但是前 8 种方法比较适合于有一定硬度的线体，如羊肠线和胶原蛋白线，后两种方法则比较适用于较软的线体，如 PGLA 线，线体对折旋转埋线法就是专门为软线而设计的方法。当然，临床工作者要依据具体情况进行选择，不能机械地照搬照抄。

需要提醒的是，羊肠线、胶原蛋白线逐渐被性能更优的 PGA 线或者 PGLA 线替代是历史大趋势，线体对折旋转埋线法也必将成为穴位埋线临床操作的主要方法之一。

第四节　穴位埋线疗法的"新武器"

埋线针刀是穴位埋线疗法的"新武器"。

穴位埋线是针灸疗法的延伸和发展。针灸学是中医学中的一门重要学科，早在公元前 2～3 世纪，《黄帝内经》就对针灸的理论和临床有了较系统的记载，伴随着科技前进的步伐，针灸治疗技术也在不断发展，至今已形成两大分支学科，一支是以毫针治疗为主，另一支则是以"带刃针具"治疗为主，穴位埋线属于后者。

针具的发展演进过程大致可分为砭石、九针、毫针几个阶段，在各个不同阶段，带刃针具均起到了重要作用，特别是在当代，带刃针具的发展势头更加迅猛。随着针灸学理论研究和临床实践的不断发展，针具也得以发展和创新，从传统九针逐渐形成现代针灸器具如皮肤针、芒针、巨针、火针、皮内针等，以及现代带刃针具如小宽针、小针刀、针灸刀、新九针、带刃针、松针、微针刀、铍针、刃针、埋线针、埋线针刀等。随着时代的发展和科技的进步，埋线工具也日新月异，从 20 世纪 60 年代使用的三角针、腰椎穿刺针，发展到如今的一次性专用埋线针、埋线针刀等，工具进入了微创微痛时代。

埋线针刀是一种新型的操作工具，它是具有针刀般的针刃和埋线功能的管形针具，既可以用于针刀治疗，又可以用于穴位埋线治疗。笔者仔细观察和思考埋线针刀的全过程，发现其不外乎刺入、切割及针体移动等几个步骤，如果要用精练的字准确地表达它的含义，就非"刺""切""摆"三个字莫属了，简而言之，可归纳为"一个核心技术、两个运动形式、四个基本动作"。

一、穿刺是埋线针刀的一个核心技术

"穿刺"一词在《现代汉语词典》中的解释为："为了诊断或治疗，用特制的针刺入体腔或器官而抽出液体或组织。"穿，有破、透，通过，用绳线等通过物体把物品连贯起来，把衣服鞋袜等物套在身体上等意思。刺，有刺激，尖的东西进入或穿过物体，刺探，侦探等意思。由此可见，刺是一个动作，穿是一种状态，所以，用"刺"字来表达埋线针进入体内的动作，更为贴切。

毋庸置疑，无论是护理人员的静脉穿刺、肌内注射，还是麻醉医师的各种麻醉和神经阻滞，无论是穴位注射或针灸，还是针刀或穴位埋线，所有这些进入人体进行医疗活动的操作，其共同点都是穿刺，没有准确的穿刺就不可能实现这些操作。因此，

穿刺是埋线针刀操作的核心技术，抑或称穿刺是一切微创操作的核心技术。

穿刺作为埋线针刀操作的核心技术，根据其特点，可分为直刺、斜刺和平刺。直刺：针身与皮肤表面呈 90°，从垂直方向刺入，适用于全身肌肉丰厚处的大多数穴位，如四肢部、腹部穴多用直刺。斜刺：针身与皮肤表面呈 45° 倾斜刺入，适用于肌肉较浅薄处及不宜深刺的穴位，如颈项部、咽喉部、侧胸部、背部穴位多用斜刺，在施行某种行气、调气手法时亦常用。平刺：又称横刺、沿皮刺，针身与皮肤表面呈 15° 刺入，适用于皮肉浅薄处的穴位，如头面部、胸部正中线穴位多用平刺，也适用于施行透穴时。

二、切、摆是埋线针刀的两个运动形式

"切"字的本义就是用刀把物品分成若干部分，符合埋线针刀操作的动作过程，不管是平刃埋线针还是斜刃埋线针，在前进的过程中，不可避免地要切割组织，即使有多有少，也是不以人的意志为转移的，故切是埋线针刀的运动形式之一。

"摆"有左右、上下、前后摆动的意思。埋线针刀中的"摆"，是指针具成功穿刺进入人体后，医者以皮肤为支点摆动针具的动作，其主要目的是实现"钝性分离"，因此，用"摆"字来描述埋线针刀操作过程中分离组织的含义和动作，就显得非常贴切了。在埋线的过程中，针刃在通过组织的时候，其实质就是切，即切开组织使针具通过，只有通过这样的运动形式，才能完成一次穿刺。当病灶或者病变组织不适合切割的时候，常常通过针体的移动——摆，来实现对组织的分离。因此，摆是埋线操作的另一种运动形式。

由此可以看出，从核心技术的"穿"，到锐性切割的"切"，再到钝性分离的"摆"，实际上已经完成了一次完整的埋线针刀动作。

三、纵切、纵摆、横切、横摆是埋线针刀的四个基本动作

纵切、纵摆、横切、横摆是切、摆在移动方向上的变化，此变化可以衍生出四个基本动作，即切在纵向的运动就是纵切，切在横向的运动就是横切；摆在纵向的运动就是纵摆，摆在横向的运动就是横摆。

1. 纵切

纵切可根据针刃的方向分为纵向纵切和纵向横切两个动作。纵向纵切就是针刃的方向为纵向，切割的动作在纵轴方向上运动；纵向横切就是针刃的方向为纵向，切割的动作在横轴方向上运动。

2. 横切

横切可根据针刃的方向分为纵向横切和横向横切两个动作。纵向横切就是针刃的方向为横向，切割的动作在纵轴方向上运动；横向横切就是针刃的方向为横向，切割

的动作在横轴方向上运动。

3. 纵摆

纵摆就是针体运动的方向与人体纵轴平行。

4. 横摆

横摆就是针体运动的方向与人体纵轴垂直。

四、选择切摆的原则

在哪种情况下使用哪种动作，要根据具体情况具体对待。例如，如果治疗的部位、阳性点或者病灶处的组织比较硬，则选切法，较软，则选摆法；如果病灶位置比较深，则选切法，较浅，则选摆法；如果是关节囊、滑囊处的病变，则选切法，如果是肌肉的病变，则选摆法；如果病变较小，则选切法，病变较大，则选摆法；如果病灶在骨尖等处，则选切法，若病灶在神经血管处，则选摆法。

简而言之：硬切软摆，深切浅摆，囊切肌摆，小切大摆，骨关节处只切不摆，神经血管只摆不切。

五、正确把握"度"

在临床中，仅掌握上述技巧还是不够的，应该把握好操作中的"度"，即针具刺入的角度、刺入过程的力度、针具刺入的深度、埋线针刀治疗的强度、针刃松解的程度、埋线的长度。在针刺操作中，正确掌握针刺的"度"是获得针感、提高疗效、防止意外事故发生的重要环节。取穴的正确性，不仅是指正确找到穴位在皮肤表面的位置，还必须与正确的针刺角度、力度、强度、深度结合起来，才能充分发挥治疗效果。因为针刺同一个腧穴，如果角度、力度、强度、深度不同，那么所刺达的组织结构、产生的针感、治疗效果也会有差异。

针刺的角度、力度、强度、深度之间，有着相辅相成的关系。一般而言，深刺多用直刺，浅刺多用斜刺或平刺。对于延髓部、眼区、胸背部腧穴，由于穴位所在部位有重要脏器，要注意掌握好一定的针刺角度、力度、强度、深度，以防医疗事故的发生。

第五节　穴位埋线疗法的新希望

穴位埋线使用的线是可吸收外科缝线，外科缝线就是医用手术缝合线，它是最常见的生物可移植纺织品，广泛应用于各类外科手术中，在任何时候，由于切口、穿孔或其他损伤造成的组织开裂，都能利用缝合线使伤口闭合。当今医用缝合线按照原料的来源、可吸收性及构成方式进行分类。

随着化纤材料的发展，人们将聚丙烯、聚酰胺、聚酯纤维及高强度醋酸纤维用作缝合线。这些材料具有生物稳定性，并能在几年内保持强度，但它们均不能被机体吸收，有不同程度的组织反应等缺点。羊肠线及胶原线虽然能被机体吸收，但仍有不足之处。为了得到具有更高柔韧性、更高强度和不同性能的缝合线，人们做了进一步的研究，获得了具有优异性能的可吸收合成纤维缝合线。从羊肠线、胶原蛋白线到聚乙交酯缝合线、聚丙交酯（PLA）缝合线和聚乙交酯丙交酯缝合线及甲壳质缝合线，都为穴位埋线的发展提供了巨大的帮助。其中，聚乙丙交酯是最有开发价值和应用前景的生物医学材料之一，它是由聚乙交酯、聚丙交酯按不同配比共聚，经加工制成的纤维，具有良好的生物相容性，对人体无组织学反应，具有良好的降解性，降解产物为二氧化碳和水，尤其适合于穴位埋线疗法。

一、医用羊肠线

医用羊肠线是从羊肠黏膜下的纤维组织层或牛肠的浆膜连结组织层得到的。对动物肠子进行机械分离和清洁处理，可以得到一种以骨胶原（一种多肽）为主要成分的细带条，接着将上述细带条用弱交联剂（例如甲醛、明矾或铬盐）处理，然后再将 $1 \sim 5$ 根合在一起进行拉伸和加捻。为了改善缝合线的使用性能和外观，加捻后的肠衣线需要经过磨光处理，随后还要被浸泡在适当的液体里，以增加其柔韧性。

医用羊肠线是一种生物填充、粘（缝）合材料，又称可吸收性外科缝线，供医疗手术中对人体组织缝合结扎使用。羊肠线有平制及铬制两种。平制线指不经铬盐处理而制成的羊肠线，其强度在植入人体内 $5 \sim 10$ 天丧失，残留物可在 70 天内完全消失。羊肠线经铬盐处理后，抗机体吸收的能力增强，其强度在植入人体内 $14 \sim 21$ 天完全丧失，残留物的吸收则需 90 天以上。除铬盐处理影响线体的吸收外，线体的动物来源、消毒方法和植入层次也会影响线体吸收。由于羊肠线吸收是通过蛋白酶来分解的，患者年龄、性别和营养状况也会影响线体吸收，若线体在体内停留时间延长，就会形成纤维缠结，在体表触摸时可以感觉到结节存在。尽管结节的存在对身体并无太大影响，但往往导致患者疑惧，所以应该尽量避免。

羊肠线的突出优点是价格低廉，缺点是植入体内后几天内强度下降较快，并且由于它系由天然材料制成，材料本身的成分及性能变化很大。此外，羊肠线在干燥状态下较僵硬，需要用保养液或生理盐水使其保持柔软和弹性。羊肠线还能引起较强烈的局部组织反应，这与其蛋白成分、加工杂质和掺入的重金属铬有关。蛋白分子可以引起免疫反应，特别是在某些过敏体质的个体上，比较容易产生免疫反应。加工杂质和掺入的重金属铬，也是形成组织反应和感染的重要原因。埋羊肠线后形成的结节主要与其吸收有关。

为了克服羊肠线的弊端，许多学者特别是埋线工作者通过各种方法对羊肠线进行加工、处理，并获得了成功。经临床实践，这种线体取得了比较好的疗效，我们把这种线称为改性羊肠线。羊肠线是全世界最早使用的生物吸收性线，因柔韧性欠佳，组织反应大，在消化液或感染环境中，抗张强力很快降低甚至断裂，故逐步被新型的生物可吸收性缝合线替代。

二、胶原蛋白线

胶原蛋白线是美国 20 世纪 60 年代开发的产品，以高等动物骨胶为原料制成，胶原的纯度比羊肠线高，组织反应小，可通过调节分子交联程度来调整在体内吸收的速度。面部等精细手术中常用胶原蛋白线。

胶原蛋白线的特点：由纯天然胶原蛋白精制加工而成，加酶处理，酶解吸收，具有良好的抗拉强度；它是纯生物制品，组织相容性好，在人体内无排异性和不良反应；其结构细致精密，使线体周围形成抑制细菌生长的环境，有利于伤口愈合；它随体液变软，不损伤人体组织，有效地避免了患者因缝合线造成的痛苦和精神负担；该线吸收完全，和伤口的愈合期同步吸收，不留瘢痕，适合整形、美容；线体表面光滑，无毒、无刺激、无抗体反应，可防止炎症、硬结等病变；线体易保存，在空气中不分解。

在临床工作中，有很多医者会把胶原蛋白线和羊肠线混为一谈。胶原蛋白线和羊肠线有本质区别，主要体现在加工方法和特性上。第一，加工方法不同。羊肠线是将羊肠衣进行泡制处理后加工而成的，没有改变羊肠的特性，含有大量杂质，存在遗传毒素和致敏因子；胶原蛋白线是将胶原蛋白提取再合成，在加工过程中改变了原材料的结构，与羊肠线有本质区别。第二，特性不同。羊肠线的性质是由羊肠决定的，其吸收时间、张力强度、人体组织反应等指标和因素都难以控制，正是因为这些缺陷的存在，羊肠线才被其他新型线取代；胶原蛋白线是用胶原蛋白合成的，在吸收时间上可以很好地得到控制，而且在加工过程中增加了聚合物，张力强度也大大超过羊肠线，由于线体是提取再合成的，可以去除和处理遗传毒素和致敏因子，使用中不会出现过敏现象。

三、高分子聚合物线

近年来发展起来的医用高分子生物降解材料是一类能够在体内分解的材料，其分解产物可以被吸收、代谢，最终排出体外。在应用时，能够根据不同需要，通过对材料进行化学修饰，使用复合材料和选择降解速度合适的材料，来调节材料的降解速度及与机体相互作用的方式。聚乙交酯、聚丙交酯、聚乙丙交酯就是其中的代表。

1. 聚乙交酯

聚乙交酯也称聚乙醇酸、聚羟基乙酸，英文缩写为 PGA。聚乙交酯线是继羊肠线之后应用最早和最广的品种，属于合成纤维。合成聚乙交酯的主要原料为羟基乙酸，广泛存在于自然界中，特别是在甘蔗和甜菜及未成熟的葡萄汁中。在体内，它通过水解被吸收，强度下降快，故现已大多采用聚乙丙交酯手术缝合线替代。

2. 聚丙交酯

聚丙交酯也称聚乳酸。合成聚丙交酯材料的基本原料为乳酸。乳酸的生产工艺有两种，一种是以石油为原料的合成法，另一种是以天然材料为原料的发酵法，目前纤维用乳酸多用发酵法。除医学用途外，聚丙交酯纤维作为一种绿色环保纤维，已广泛应用于服装、家纺等传统纺织品领域。聚丙交酯纤维具有与涤纶相似的性能，其回潮率和芯吸性都优于涤纶，并具有良好的弹性，其织物具有良好的手感、悬垂性和抗皱性，并具有较好的染色性。近年来，国外聚丙交酯纤维产业的发展非常迅速，美国、日本两国为主要生产基地。国内聚丙交酯的研究开发基本上处于起步阶段。

3. 聚乙丙交酯

聚乙丙交酯是采用高新化工技术把聚乙交酯和丙交酯按照一定比例共聚得到的一种新型材料。聚乙丙交酯的初始单体官能团为羧基和处于 α 位的羟基，都属于聚 α - 羟基酸酯，其降解产物为人体代谢物乳酸和羟基乙酸。乳酸在人体内最终以二氧化碳和水的形式排出体外，而羟基乙酸可参与三羧酸循环或以尿等形式排出体外，因而对人体组织没有毒性作用，无急性血管反应，在体内存留强度大，吸收速度快，这类聚合物都具有可降解性和良好的生物相容性，在医疗领域得到了广泛的应用，也可以广泛应用于埋线临床。目前，常见的聚乙丙交酯线是以聚乙交酯∶聚丙交酯为90%∶10% 的比例合成的。聚乙丙交酯线也是临床上用得最多的可吸收缝合线，聚乙丙交酯的生物和化学性能如下：①无菌；②无致热原；③溶血率 ≤ 5%；④无急性全身毒性反应；⑤细胞毒性反应不大于 1 级；⑥无皮内刺激反应；⑦无皮肤致敏反应；⑧植入 3 个月后组织学反应良好；⑨埃姆斯（Ames）试验阴性；⑩符合 GB/T 16886.9—2022 的技术要求。如果有特殊需求，可以通过相应工艺得到其他性能的聚乙丙交酯线。

四、其他埋线材料

甲壳质缝合线

甲壳质是从甲壳类、昆虫类等动物体中提取的糖类物质。甲壳质纤维具有无毒、抗菌、良好的生物相容性、良好的可吸收性，以及抗炎、不过敏、促进伤口愈合等优异的生物特性，植入人体 25 天左右可被完全吸收。

甲壳质缝合线从理论上最适合穴位埋线，因为它克服了以上所有线体的缺点，但到目前为止，用甲壳质缝合线进行穴位埋线的临床报道尚未检索到。

（主要撰稿人：杨才德等）

第二章　穴位埋线疗法学术流派

第一节　穴位埋线疗法流派评述

《中医临床研究》杂志于 2019 年第 11 卷第 32 期刊登了《穴位埋线疗法流派评述》一文。该文大意是：穴位埋线疗法是传统针灸疗法的发展和延伸，近年来穴位埋线疗法快速发展，临床应用日益广泛，但对其流派研究及报道较少。该文从流派的产生、穴位埋线疗法沿革、代表性穴位埋线疗法流派角度进行评述。不断出现的穴位埋线新流派能够促进穴位埋线疗法进一步发展。本节摘录该文主要内容如下，以飨读者。

针灸学是以中医学理论为指导，研究经络、腧穴及刺灸方法，探讨运用针灸防治疾病规律的一门学科。在针灸学发展过程中，由于地域、学术发展、师承、工作对象、环境和条件、疗效及学科渗透等因素，出现了经学派、经穴考订派、穴法派、手法派、刺络放血派、重灸派、重针派和临床各科诸派等流派。各个学派在学术观点和临床应用中，百家争鸣，百花齐放，一定程度上促进了针灸学的进一步发展。穴位埋线疗法是针灸疗法留针理念的延伸和发展，随着科技进步和时代发展，穴位埋线疗法因其治疗频次较针灸疗法少，疗效肯定，目前在临床应用广泛，但对于穴位埋线特色疗法及流派的文献研究较少，下面从流派的产生、穴位埋线疗法沿革、代表性穴位埋线疗法流派方面进行评述。

一、流派的产生

学术流派的产生过程是某个学者提出一种独特的学术思想和内容，而日益为学友、门人等一群人所拥戴和传播，并逐渐产生相当的学术影响，他人为了便于称述，乃谓其为某某学派，并得到公认（一提派名，其人员、学术及影响等，即了然于胸，不言而喻）。学术流派完全是自然形成的，并非人为划分的，且学术流派的必备条件有五：①必须有一个学术上的代表人物；②必须有一群学术上的拥戴者和传播者；③必须有反映代表人物独树一帜的学术内容的著作；④必须有相当的学术影响；⑤必须有公认的派名。

二、穴位埋线疗法沿革

穴位埋线疗法起源于异体刺激的组织疗法，后经埋针疗法与针灸经穴结合逐渐发展而来。

1959年，第一篇关于穴位埋线的论文发表。该文记载了在喘息、肺俞等穴位植入羊膜治疗支气管哮喘的疗法。1965年，梁健侬改进民间割掌疗法，取中脘、大鱼际两处，用穴位埋藏治疗胃及十二指肠溃疡。1964年至1965年，唐天禄发表2篇文献，最早提到"穴位埋线"。1969年，陆健在全国率先发明了医用埋线针。1972年，中国人民解放军208医院编著了《小儿麻痹后遗症穴位刺激结扎疗法》一书，书中记录了用大缝针带羊肠线结扎肌束治疗小儿麻痹症的方法。随后出现了大量关于穴位埋线治疗小儿麻痹症的报道，在20世纪70年代，此疗法成为主流。20世纪90年代以后，随着医疗条件的改善及专用埋线针的使用，穴位埋线进入微创埋线技术时代。1991年，第一部埋线专著《实用穴位埋线疗法》出版，该书系统总结了埋线疗法自产生后40多年来的方法。如今，埋线疗法在原有埋线方式的基础上又创新，呈现多样化发展，异彩纷呈。埋线的工具除一次性埋线针具外，还出现了埋线针刀。在埋线材料上，由原来的羊肠线等动物组织发展为医用高分子生物降解材料。在取穴上，有辨病取穴、辨证取穴等。在手法操作上，有穴位补泻等特色。埋线的应用范围由治疗内、外、妇、儿、五官、皮肤各科疾病逐渐扩展到美容、保健等领域，成为针灸医学的主要疗法之一。

三、穴位埋线疗法代表性流派

1. 陆氏穴位埋线流派

陆氏穴位埋线流派的代表性人物是陆健。陆健（1938—2011），男，江苏射阳人，1957年入伍，毕业于中国人民解放军第八十一师卫生教导队，先后在师医院、军机关、285医院、白求恩军医学院、白求恩国际和平医院任卫生员、军医、副所长、中医教员、主治医师，其间荣立三等功8次。1982年，《人民日报》等10余家报社报道了陆健"乐为人民送健康"的先进事迹。退休后，他受聘担任全国高级针灸进修学校教授，培养埋线治疗专门人才上千人。2001年，他创办了河北省老科学技术工作者协会埋线医学分会，任分会会长，这是全国第一个埋线专业民间组织。他研发埋线和保健器材，获国家专利14项，发表学术论文20多篇，是全国著名埋线专家。2004年，其编著《埋线针疗学》，同时创办了中国陆氏埋线疗法专业培训班，为中国埋线医学事业的发展作出了突出贡献。陆氏穴位埋线流派的学术思想及特色疗法主要体现在病根穴的应用、速成定穴配方、陆氏埋线针的发明和临床应用等方面。

2.杨氏穴位埋线流派

杨氏穴位埋线流派又称埋线针刀流派，代表性人物是杨才德。杨才德，男，埋线针刀专利发明人，埋线针刀颈肩腰腿痛特色疗法创始人，北京中针埋线医学研究院创始人。现任兰州大学第一医院东岗院区中西医结合科主任，世界中医药学会联合会中医外治法操作安全研究专业委员会副会长，中国中医药研究促进会埋线分会会长，中国针灸学会穴位埋线专业委员会副主任委员，北京中西医慢病防治促进会针刀埋线专业委员会主任委员，中华传统医学会埋线医学专业委员会副会长，甘肃省针灸学会第四届副会长。出版专著《穴位埋线疗法》《埋线针刀百问百答》《星状神经节埋线治百病》《埋线针刀技术操作规范》《埋线针刀治疗学》等，发表相关论文 170 余篇。2011—2018 年，举办全国穴位埋线经验交流大会近 20 届，培训穴位埋线专业人才 50000 余人，在全国范围内建立穴位埋线临床示范基地 56 家。埋线针刀流派的学术思想及特色疗法主要体现在明确诊断与精准治疗、博采众方和破解排异、安全长效和调衡功能、埋线针刀与功能融合等方面。

四、流派的意义

医学流派是在医学知识流传、发展过程中形成的具有独特学术思想或学术主张、临床治疗技艺，有清晰的学术传承脉络和一定历史影响与公认度的学术派别。任何一个医学流派之所以能够形成和发展，是因为它在医学上有新的内涵。这种新的内涵是说，某个医学流派提出的理论或方法，是同时代的其他医学流派没有提出的或不完全具备的，因而它能够填补医学上的某个空白，即开拓了某一个新的领域。由此可见，创新和独特是医学流派的本质，也体现了医学流派的生命力，随着一个又一个医学流派的诞生，便有一种又一种新的医学理论得到创立。穴位埋线疗法流派的产生促进了穴位埋线疗法的推广及应用。中医院校教育的盛行削弱了流派的影响力，逐渐消除了流派之间的界限。随着科技进步及相关学科的渗透，一些成熟度低的流派与方法会被新的方法和流派替代，优胜劣汰后，一些具有强大生命力、适应时代发展的穴位埋线流派被保存下来，引领中医学学科的健康发展。

五、穴位埋线学术流派的抢救性挖掘

中国中医药研究促进会埋线分会根据 2021 年 4 月 8 日中国中医药研究促进会《关于在会内开展挖掘、收集、遴选穴位埋线疗法学术流派、科技成果、突出人才活动的通知》（中医促会〔2021〕25 号）的文件精神，连续在 2021 年、2022 年、2023 年抢救性挖掘、收集、遴选穴位埋线疗法学术流派、科技成果、突出人才，后经全国专家的评审和筛选，先后公布了 3 批成果：2021 年 5 月 26 日中国中医药研究促进会《关于公布穴位埋线疗法学术流派、优秀科技成果、突出人才的通知》（中医促会〔2021〕48

号），2022 年 9 月 15 日中国中医药研究促进会《关于公布第四届全国埋线传承创新技能大赛结果的通知》（中医促会〔2022〕76 号），2023 年 7 月 22 日中国中医药研究促进会《关于公布第五届全国埋线传承创新技能大赛结果的通知》。

中国中医药研究促进会埋线分会在充分征集全国专家建议的基础上，结合穴位埋线发展的历史性贡献，认为陆健、温木生、单顺、杨才德等专家对穴位埋线的发展贡献很大。

第二节　陆氏穴位埋线流派

陆健（1938—2011），江苏射阳人，陆氏埋线创始人，全国著名埋线医学专家，全国高级针灸进修学院教授，河北省老科学技术工作者协会埋线医学分会首任会长。陆健是早期穴位埋线的实践者，也是系统整理穴位埋线疗法的研究者，还是早期埋线器械的发明者。陆健治学严谨、勇于实践、善于思考、诲人不倦，最早提出了"长效针感"概念，发现了疗效显著的病根穴。在埋线疗法的处方方法、作用机制和技术传播方面均有建树，使穴位埋线疗法这一具有鲜明特色的针灸治疗方式不断发展和完善。

一、学术流派起源

陆健自 1968 年开始，先后对长效药物、针刺麻醉、穴位埋针、瘢痕灸等多种治疗方法进行了深入思考，进行临床疗效比较，认识到埋线犹如埋针，线的粗、细、长、短决定了刺激量的大小和吸收时间的长短，是形成长效针感的基础。陆健临床观察到，2 号羊肠线在体内一般 25 天左右软化，45 天左右被组织完全吸收。这表明在 25 天内，羊肠线对穴位具有长效刺激作用，这种效应比针刺感应时间长几十倍，相当于长期留针。陆健通过临床设计的试验，发现了不同的穴位刺激方式、刺激量和效应维持时间的关系。他发现，单纯针刺 30 分钟后，针感持续时间约 24 小时；电针 30 分钟后，针感持续时间约 36 小时；穴位注射后，针感持续时间约 48 小时；埋入羊肠线，针感持续时间为 15～80 天。此外，陆健还进行了不同肠线和不同埋线方式与刺激持续时间的关系的试验。结果表明，埋植方式（注线法、U 线法和多线法）、线体的粗细（不同型号）、长短（1～4cm）等均影响线体对穴位的刺激量和针感持续时间。U 线法比注线法刺激量大 1 倍，多层 U 线、扇形 U 线比单层 U 线刺激量大 2 倍，铬制线比平制线刺激量大 1 倍，碘制线、中药线比未泡制线刺激量大 2 倍。针感维持时间还与埋植的不同层次有关，细线埋在肌层吸收快，针感维持时间为 15 天；粗线埋在皮下脂肪层吸收慢，针感维持时间为 80 天。陆健通过简单的临床观察证实了埋线疗法的"长效针感"的概念，而在此之前，留针和埋针的效应多停留在理论层面。

二、学术流派特点

1. 创立病根穴

病根穴指与病证相关的根源处，是埋线治疗病证的治疗点。从病根穴的定位和作用来看，病根穴与神经节段性支配密切相关。病根穴一般位于疾病部位相应脊髓节段区域内，在督脉至膀胱经第2侧线寻找到的压痛点通常是病根穴。例如，乳房疾病的病根穴位于第4、第5胸神经节段，即能在厥阴俞和心俞附近找到压痛点。膈肌痉挛的病根穴位于第4颈神经节段（支配膈肌），可在第4颈夹脊附近找到压痛点。痤疮的病根穴位于第1、第2胸神经节段（调节头面部血管和汗腺功能）和第2颈神经节段（调节头面部神经），可在大杼、风门与第2颈夹脊附近找到压痛点。血管神经性偏头痛的病根穴位于天容及第2、第3颈神经节段。此病多由颈外动脉痉挛所致，故将颈外动脉出入处的天容也作为病根穴，治疗时在天容及第2、第3颈夹脊附近寻找压痛点。对于胃病，在第6～10胸神经节段范围找压痛点，一般多在至阳、膈俞、肝俞、脾俞附近找到。

陆健认为，痛则不通，病根穴压痛的原因多为寒凝、气滞、血瘀。这些会导致经络不通，不通则痛，故痛点即为经络阻滞处，刺激此处穴位可以疏通经络，使气血流通，疾病得以缓解或痊愈。在病根穴处采用埋线疗法，将羊肠线埋入穴位后，有几十天的长久刺激，远远超过针刺几十次的功效，特别是对顽症的治疗有独特之处。羊肠线在体内软化、分解、液化和吸收的过程，对穴位产生的生理、物理、生物、化学刺激可长达1个月左右。当应用羊肠线埋入相应病根穴后，这种刺激一部分经传入神经到相应节段的脊髓后角后，抑制相邻的病理信息传导，同时内传脏腑器官起调节作用；另一部分经脊髓后角上传至大脑皮层，加强了中枢对病理刺激传入兴奋的干扰、抑制和替代，再通过神经－体液调节来调整脏腑，使疾病达到治愈目的。

2. 建立埋线配方方式

陆健通过多年临床经验，建立了其特有的埋线配方方式——速成定穴配方，是指以神经系统定位诊断理论为依据，将原有的几百个穴位名称，简化归纳为病根穴、根周穴、阿是穴、阿是区、中间穴、经验穴、多法穴、计划穴共8种穴位，对所治病症，用查表、核图的方式，结合临床症状，制定出定穴配方。传统选穴配方是以中医经络理论为核心，进行辨证取穴，要想全面掌握难度很大，而此法是以神经系统定位诊断理论为依据，只要有人体生理解剖、神经系统定位诊断基本知识，经过短期学习培训后，医者就能快速掌握，灵活运用于临床，方便了穴位埋线疗法的教学和技术传播。例如，对于心脏病，处方一：①病根穴——心俞；②阿是穴——膻中；③中间穴——内关；④经验穴——左上臂肱二头肌中间压痛点；⑤多法穴——胸腔区。处方二：①病根穴——督俞、神道；②阿是穴——玉堂；③中间穴——郄门；④经验穴——足三里；⑤多法穴——掌骨全息心肺穴区。两组处方每 15 天轮换 1 次，连用多次。这样选穴少而精，疗效高，患者痛苦少，治疗后往往能即刻见效，治疗效果维持时间长。病根穴是基于神经节段性支配提出的，同时反映了体表 – 内脏相关的治疗理念。在应用病根穴时，陆健并没有强调一个有具体定位的点，而是强调神经支配区的敏感点，相当于病理反应点，体现了"以痛为腧"的针灸治疗思想。《灵枢·五邪》载："背三节五脏之旁，以手疾按之，快然，乃刺之。"病根穴的选择与之似有异曲同工之妙。

3. 羊肠线的应用

根据羊肠线的制法及后期特殊加工处理，陆健将羊肠线分为铬制线、平制线、乙醇或碘酒泡制线、磁化线、中药泡制线等。将肠线在乙醇或碘酒、磁化液、中草药液体中泡制，可增强其刺激量和疗效。埋线方式分为单层 U 线法、多层 U 线法、扇形 U 线法、多线 U 线法等，根据需要灵活运用。陆健认为，不同粗细的肠线适用于身体不同部位，体质不同，则对线的粗、细、长、短选择不同。一般来说，体质强者及肌肉丰厚的部位用粗线、长线，体质弱者及肌肉薄少的部位用细线、短线。埋线间隔时间以半个月至 1 个月为宜，3 ～ 6 次为 1 个疗程。此外，陆健还对埋线后会出现疼痛、肿胀、结节、发麻感等局部反应及处理进行了详尽的总结。

4. 穴位埋线麻醉

陆健在学习针刺麻醉过程中，联想到根据同样的原理，是否可以应用穴位埋线进行麻醉。陆健发现，在鼻唇沟埋线 15 天后，局部仍有麻木感，针刺基本不痛。这使他联想到用穴位埋线代替针刺麻醉。1971 年，陆健亲身进行试验，在右侧三阴交、足三里、丰隆埋线后，在 110 小时内，用手术刀在右下腹分别切开 3 次皮肤、脂肪、肌层，共缝合 9 针，其间未用麻药。陆健在试验后总结，埋线后无痛感可达 10 天左右，埋线后 24 ～ 60 小时做手术效果最佳。自身试验成功后，陆健又给一位扁桃体周围脓肿的患者在埋线后 24 小时行脓肿切开引流术，手术后患者反应良好，术中毫无痛感。陆健总结经验，并发表了文章《穴位埋线麻醉试验过程和首例成功的汇报》。陆健的这次试验不单是一种思维创新，其敢于开拓奉献的精神更令人敬佩。应用穴位埋线进行麻醉的思路是针刺麻醉的发展和创新，表明穴位埋线不仅可以治疗疾病，还可以发挥更广泛的作用。

5. 创立埋线针疗医学

陆健从事穴位埋线临床及教学工作 40 余年，积累了丰富的临床和教学经验。为了推广普及他为之奋斗一生的穴位埋线技术，使更多的医务人员掌握，并为更多的患者服务，2004 年，陆健编著了《埋线针疗学》。该书成为埋线医学创立的标志。该书对埋线医学做了全面系统的总结，从穴位埋线的起源、机制、器械材料的发展种类及制作、操作常规和注意事项到各科疾病治疗等，都做了非常系统的论述，并且根据临床经验列出了特显效病证，使初学者能从特显效病证着手进行治疗，有利于穴位埋线疗法的普及推广。陆氏穴位埋线流派博采众长，融合了耳穴、头针、足疗等穴位，采用穴位埋线方式治疗，拓宽了医者思路，多种疗法结合，进一步提高埋线疗效。

三、学术流派传承概况

陆健一生致力于穴位埋线疗法，勇于探索和创新实践，培养了一批又一批的埋线医务人员，服务于临床医疗。他在二十世纪八九十年代培养了一批陆氏埋线学员，现在都已成为埋线专家，如杨东方、陆红研、车明清、高德荣、唐治安、田国荣、杨中政、尹芳秋、王胜江等。

他的女儿陆红研自幼受其影响，大学选择了针灸专业，1994年毕业于河北中医学院（现河北中医药大学），2017年取得中医副主任医师职称。陆红研为陆氏埋线疗法传承人，深得其父医术真传，并在此基础上，有进一步发展与提升。陆红研于2020年8月将陆健主编的《埋线针疗学》一书整理再版，并增加了大量新的埋线技术与内容，使穴位埋线疗法更易普及，疗效更加突出。应许多穴位埋线爱好者、医务工作者要求，现已有3期陆氏埋线疗法培训班成功举办，培养了新一批陆氏穴位埋线疗法传承人，如肖菊层、闫泳兵、刘颖杰、范瑨峰、郭溢麟、张旭、宋署光、唐浩、索小英、彭聪、朱继伟、张爱玲、丁娜、刘国庆等。陆红研开设了"陆氏埋线疗法"公众号，和学生在该公众号上发表原创文章40余篇。该公众号也成为陆氏穴位埋线疗法学习交流的良好平台。

穴位埋线疗法在临床、基础和器械材料方面仍然有着广阔的发展前景，从事穴位埋线疗法的医务工作者应该在学习陆健医术的基础上，发扬坚忍不拔、勇于创新的精神，使穴位埋线疗法不断发展，为人类健康服务。

【陆健的论文、著作、专利、成果】

1. 论文

（1）《穴位埋线麻醉试验过程和首例成功的汇报》发表于《天津医药》1976年第9期。

（2）《埋线疗法》发表于《天津医药》1976年第11期。

（3）《针刺和埋线治疗甲状腺疾病38例疗效观察》发表于《新医学》1979年第11期。

（4）《长效针感（埋线）疗法的临床观察》发表于《中国针灸》1987年第1期。

（5）《穴位埋线治疗白癜风83例疗效观察》发表于《中国针灸》1989年第4期。

（6）《穴位埋线治疗慢性咳喘症2125例疗效分析》发表于《中国针灸》1991年第1期。

2. 著作

《埋线针疗学》，2004年11月出版。

3. 专利

微型组装式埋线针，专利号：CN200101209317.3。

4. 成果

1969 年 5 月，陆健发明了中国第一根医用埋线针。该医用埋线针于 1977 年被列入国家医疗器械样品册，1985 年获军队科研成果进步奖。

【陆红研的论文、著作】

1. 论文

（1）《穴位埋线治疗过敏性鼻炎 36 例》发表于《中国医学工程》2012 年第 10 期。

（2）《陆氏穴位埋线源流与治疗特色初探》发表于《中国针灸》2015 年 10 月第 S1 期。

（3）《陆健穴位埋线学术思想探析》发表于《上海针灸杂志》2016 年第 4 期。

2. 著作

（1）《埋线针疗学》，2004 年 11 月出版。

（2）《中医穴位埋线疗法》，2011 年 9 月出版。

第三节　温氏穴位埋线流派

温木生（1956—　），男，主任医师。任重庆市巴南区中医药学会会长，重庆市针灸学会副会长，重庆市中医药学会理事，中国针灸学会穴位埋线专业委员会首席顾问等。长期从事中医及针灸临床工作和理论研究。出版专著 25 部，发表论文 100 余篇，科研成果在国内外获奖 60 余项，获科技进步奖 15 项。

一、学术流派起源

温木生出身于中医世家。在 20 世纪 60 年代，某解放军部队到温木生的家乡拉练，向当地医院传授了"穿线"（穴位埋线疗法的俗称）技术。从此，温木生认真学习并开始用穴位埋线疗法治疗各种疾病。1977 年，温木生进入江津县（现重庆市江津区）仁沱镇卫生院新医科工作，从事针灸、穴位埋线等临床工作。在此期间，温木生对穴位埋线操作做了许多探索，进行了改进和创新，使穴位埋线治疗疾病的范围从胃病、气管炎等几种疾病扩大到 30 余种疾病。1989 年，温木生在获得成都中医学院（现成都中医药大学）的大专文凭后，大量收集有关穴位埋线疗法的临床理论资料。他发现，穴位埋线疗法虽然在临床上取得了很大进步，但在理论上、操作上等各方面都缺乏规范，虽取得了许多经验，但都散于民间，很难集中起来，这也成为穴位埋线疗法推广、发展的巨大障碍。因此，温木生决定在总结的基础上提高，在提高的基础上创新，为推广、普及及发展埋线疗法作出新的贡献。1991 年，温木生出版了专著《实用穴位埋线疗法》，在理论上和操作上第一次对穴位埋线疗法进行了全面阐述，对该疗法进行了规范、丰富和完善，解决了理论与临床上较为关键的技术问题。2002年，他又出版了《埋线疗法治百病》，对穴位埋线疗法进行总结，使穴位埋线疗法更加规范化、标准化。在几十年的临床与研究中，他提出了物理效应和化学效应相结合的新的埋线治疗机制。在埋线选穴上，他根据脊神经和督脉理论，进一步发展了夹脊穴埋线的理论，并提出敏感穴位埋线的操作。在操作程序上，他规范了操作方法的名称，提出了线体在埋线中的排列形式、增效环节及疗效的表现形式，进行了手法创新，首次提出了埋线针的用针技巧和方法，提出了埋线的补泻方法，并提出穴位埋线疗法与其他疗法相结合，以提高临床效果等学术思想，促进了穴位埋线疗法的发展。

二、学术流派特点

1. 阐释治疗机制，提出综合效应

穴位埋线疗法通过针具与线体在穴内产生的生理、物理作用和生物、化学变化，将其刺激信息和能量通过经络传入体内，以达"疏其血气，令其调达"、治疗疾病的目的。纵观本疗法的整个操作过程，实际上包括了物理刺激效应和化学刺激效应两大方面，而物理刺激效应又包含了穴位封闭效应、针刺效应、刺血效应、埋针效应、针刀效应及割治疗法效应；化学刺激效应又包括后作用效应、组织疗法效应等多种刺激效应。所以，穴位埋线疗法实际上是一种融多种疗法、多种效应于一体的综合性治疗方法。

穴位埋线疗法治疗疾病的过程，初为物理性的机械刺激，可产生短期速效的治疗效应，后为线体形成的生物和化学刺激，是长期的治疗效应。这些效应加强了中枢对病理刺激传入兴奋的干扰、抑制和替代，再通过神经体液调节来调整脏腑，使疾病达到痊愈的目的。

2. 临床埋线选穴，注重敏感穴位

在经络按诊、经络疗法的启示下，温木生发现，敏感穴位埋线往往有较好疗效。敏感穴位是机体疾患通过经络在体表上的反应点，同时也是邪气在经脉中聚会搏结之所，能较准确地反映疾病的情况。

临床观察表明，患者患病部位、种类、性质、程度不同，敏感穴位情况也会随之发生变化。病种及类型不同，敏感穴位也不同，如慢性胃炎，敏感穴多在胃俞、足三里，而气管炎，多在八华、肺俞产生敏感反应。病变部位不同，敏感穴位亦异。如胃溃疡发生在胃小弯，多于巨阙、中脘发生敏感反应；胃溃疡发生在胃大弯和十二指肠，多在梁门、承满发生敏感反应。疾病寒热虚实不同，其反应有压痛、结节、麻木、凹陷之别。疾病轻重程度不同，其敏感度亦有轻重之差。同样，也可根据敏感穴位的变化情况判断疾病的转机。研究发现，患者症状消失，穴位敏感反应没消失，仍有复发

可能；自觉症状消失，敏感反应消失，为病机转化。由此可见，通过经络穴位的按诊选穴埋线，较之固定穴组埋线具有更大灵活性。根据患者个体差异和病情，有针对性地选取最能反映病情变化的敏感穴位进行治疗，其客观性、科学性、针对性更强，更符合辨证施治原则。

值得注意的是，敏感反应多出现于特定穴上。《灵枢·九针十二原》载："五脏有疾也，应出于十二原……睹其应，而知五脏之害矣。"此即原穴出现敏感反应的记载。经对500例患者进行观察，有研究者发现，在背俞穴有反应者占80.3%，在募穴有反应者占72.4%，其他特定穴出现敏感反应的报道也屡见不鲜。另外，特定穴作为邪气在经脉中聚会搏结之所，在十四经中具有各种特殊的治疗作用，临床上常常使用，具有很好的疗效。如有医者治疗一名慢性胃炎10余年的患者，该患者诉经常出现胃痛、嗳气、反酸、消化不良、腹胀等症状。医者在患者腹背部按诊中，发现患者在胆俞、脾俞、梁门、下脘有明显压痛，在这些压痛处埋线2次，患者基本痊愈。

3. 界定操作方法，规范操作名称

有文献显示，穴位埋线方法有6种，即穿刺针埋线法、埋线针埋线法、三角针埋线法、切开埋线法、割治埋线法、结扎埋线法。这些穴位埋线名称较复杂，为了使之规范化和简约化，温木生根据埋线方法操作特点，对其进行重新命名，即注线法（微创法）、植线法、穿线法、切埋法、割埋法和扎埋法。

（1）穿刺针埋线法：是将埋线针刺入穴位后，将针芯像注射一样推进，把线体注入体内。因这种操作形同注射法，故重新命名为注线法。近几年来，由于这种方法简便、不良反应少、创面小，越来越多的人开始采用，故又被命名为微创法。

（2）埋线针埋线法：是使用特制的带钩的埋线针具，刺入时将线体由针钩带入穴位的方法。由于其好像将线体植入穴位一样，故又将其称为植线法。

（3）三角针埋线法：是用外科三角缝合针穿上线体，从穴位一侧刺入向另一侧穿出的埋线方法。其操作是从穴位处穿过皮下，取名为穿线法。

（4）切开埋线法：是指在穴位上用手术刀尖切开，放入线体的埋线方法，故取名为切埋法。

（5）割治埋线法：是用外科手术刀在穴位上切开后，用止血钳对创口进行刺激后埋线，形同割治疗法，故取名为割埋法。

（6）结扎埋线法：是指埋线后在局部肌肉进行结扎，故取名为扎埋法。

4. 分析疗效形式，总结疗效类别

穴位埋线疗法作用于人体，产生疗效的形式多种多样，这些表现形式常与患者的机体敏感性、机体的适应性有密切关系，也与疾病性质有关。温木生通过临床实践，总结出穴位埋线疗法的各种疗效表现形式。一般说来，穴位埋线疗法的疗效表现有速效表现、渐进表现、波动表现、延迟表现、反跳表现、适应表现、迟钝表现、连锁表现。这些对疗效的归纳总结有助于治疗方案的制订及对疾病转归的认识。

（1）速效表现：埋线疗法对多种病证有立竿见影的效果。有时经过局部麻醉后，症状即可缓解。这种速效表现主要见于痛症、运动功能障碍等。如埋线治疗胃脘痛时，医者先找出腹部痛点，在痛点消毒后，用利多卡因刺入皮内做局麻皮丘时，患者感觉皮部很痛，胃痛却马上缓解了，待埋线结束时，胃痛已完全消失。这种速效反应的原理可能与低级中枢反射有关，埋线时形成的良性兴奋信息在脊髓相同节段中，较快地抑制了相邻的病理兴奋点，从而使病情得到快速控制。

（2）渐进表现：实际上就是指疗效由量变到质变的过程。每次治疗先是用埋线工具形成刺激，继而线体产生刺激向人体内输入源源不断的刺激信息，这种信息在作用于病理信息时，本身就有一个干扰、抑制和替代的过程，使疾病逐渐痊愈。对患者来说，第1次治疗效果不明显，第2次稍显效，第3次效果更为明显，以后逐次好转至疾病消失。因此，穴位埋线疗法往往需要多次治疗。

（3）波动表现：埋线1次至几次后，症状消失或减轻，但以后又恢复原状，需继续治疗才能逐渐减轻和消失，有的患者甚至波动几次。这种波动表现除患者本身的因素外，还涉及像药物一样的半衰期。穴位埋线治疗也有半衰期，1次治疗的效果有的只能维持一定时间。因此，要避免这种反复和波动，应该在半衰期到来之前再次治疗，直到疾病痊愈。

（4）延迟表现：指患者在治疗期间未见明显的效果，但在治疗结束后很长的一段时间开始出现疗效。这是埋线疗法后作用效应的表现之一。有的患者在埋线后半年到1年才开始出现效果。

（5）反跳表现：指患者通过埋线治疗后，病痛减轻或消失，但停止治疗后，症状却再次出现，甚至较前加重。这种现象多出现在速效表现后。这是因为初期的速效是依靠低级中枢反射产生的，而在大脑皮质还未形成病理信息的有效抑制，或虽有抑制，但相应患病部位在病理上尚未从根本上得到解决，一旦治疗信息中断，病理信息出现反跳，就会使病情反复甚至加重，待以后治疗信息已在大脑皮质对病理信息从干扰、抑制变成替代，病理变化逐渐改善时，病情即向好的方面转化。

（6）适应表现：适应表现有两种情况。①治疗时间的适应表现，又分针感适应和效果适应，前者是指开始治疗时针感明显，以后治疗针感减弱，后者是指开始治疗时，因为低级中枢的反射，可出现速效表现，以后治疗，这种速效消失。②治疗过程中的适应表现，即治疗某病时，开始1~2次疗效很好，以后疗效渐渐下降，即有了适应性，又称疲劳表现。因此，穴位埋线疗法仍要使用疗程制，治疗1个疗程后，患者休息一段时间，再开始下一个疗程的治疗。

（7）迟钝表现：主要表现在两方面。①表现在针感方面，即用针具刺激时，很少或不能出现得气。这种表现可能是因个体差异（如痛阈高、皮肤电阻高等），也可能是因为病情严重，或经气太弱，无力传导针感，导致内脏、肢体的各条传导途径停滞，不能再产生各层次的变化并使机体得到改善。②表现在疗效方面，疾病经过多次治疗均无反应，既不见好转，又不见加重，其原因也可与上述原因大致相同。

（8）连锁表现：在治疗某一种病证时，往往会使其他病证亦同时获得缓解或痊愈，这就是连锁反应。如治疗脊柱炎，患者伴有多年的胃炎和失眠都意外地自愈，这实际是一种异病同治原则的体现，也是腧穴协同调整的作用。由于这几种病证病机相同，而穴位埋线可激发体内特定的生化物质组合产生泛作用，并通过体液循环在体内广泛分布，当病机或病位相同的几个靶器官生物学特性相似程度较大，属于一个同类集时，泛作用在修复其中一个靶器官时，其他几个相应的靶器官也会得到修复。如上述脊柱炎的病位正于脊柱中段，在夹脊穴埋线时，埋线部位正在胃俞同一水平，故可同时调节胃部疾病，如该患者的失眠正是胃热上冲扰神所致，所以失眠也可能痊愈。

5. 阐明影响因素，提高临床疗效

（1）辨证因素：辨证论治是中医学的特色和精华所在。辨证论治以脏腑、气血证治为基础，以经络辨证为核心，以八纲辨证为纲领。穴位埋线疗法就是在整体观念指导下，根据脏腑经络学说，使用四诊八纲理论，将临床所见的各种不同的证候按脏腑疾患、经络证候和相应组织器官病证的形式进行分析归纳、辨证论治。

埋线时，只有明辨疾病的病因病机、病位病性，对疾病做出正确诊断，才能进行正确的埋线治疗，进而提高疗效。如果辨证不明，就会影响医者选择正确的埋线方法、手法及腧穴，治疗效果当然会受到影响。因此，辨证是穴位埋线疗法提高疗效的重要环节。

（2）穴位因素：穴位埋线疗法治疗疾病是通过腧穴进行的。所以，穴位的选取情况也是提高疗效的环节之一：①选取穴位是否正确，是否符合辨证与治则；②许多穴性有较大差异，如足三里、关元偏于补虚，行间、曲池偏于泻实；③配穴是否正确，如足三里与内关配伍对增强左心输出量有较好的协同作用，如足三里与外关配伍则效差；④穴位定位是否正确，如定穴有偏差，也会影响疗效。因此，正确地选穴、配穴、定穴，对提高疗效有较大帮助。

（3）埋线方式：大致有6种。其中，注线法、植线法、穿线法3种方法刺激较弱，对一般疾病较为适宜；切埋法、割埋法、扎埋3种方法刺激性较强，对顽固性疾患及一些特定疾病较为适宜。如顽固性疾病选用较弱的刺激方式，虽可能有一定效果，但往往力不能及，疗效会受到影响。对于病情较轻、变化较大的疾病，宜用较轻刺激方式，间隔时间宜短，每次选穴配穴可根据病情变化而灵活取舍。如此类疾病选用刺激较强的方式，不随病情变化而变化穴位，往往会矫枉过正，增加患者痛苦。故根据病情选用适当的埋线方式，也是提高埋线疗效的环节之一。

（4）补泻手法：补虚泻实是针灸治疗总则。《灵枢·九针十二原》载："虚实之要，九针最妙，补泻之时，以针为之。"由此可见，补泻之法在针灸治疗中的重要性。穴位埋线疗法作为针刺疗法的延伸，其治疗疾病仍需遵循补虚泻实的原则。一般来说，刺激弱的埋线方式具有补的性质，刺激强的埋线方式具有泻的性质，也就是说，刺激较强的扎埋法、割埋法及切埋法属于泻法范畴，刺激性较弱的穿线法、植线法及注线法属于补法范畴。对身强力壮、实证者可用扎埋法、割埋法和切埋法，对体弱多病、虚证者可用穿线法、植线法及注线法。

腧穴不但有归经，还有主治功能及补泻的性质。如足三里，其归经是足阳明胃经，主要功能是健脾益胃、补益气血。此外，三阴交能补阴，气海能补气，血海能补血。具有泻的性质的穴位如太冲能泻肝，大椎能退热，阴陵泉能祛湿等。临证时，可根据穴性选择穴位进行补泻。

线体不同，补泻有别。一般来讲，患者身体强壮，疾病属实证、热证，急性期应使用泻的方法，选用较粗且较长的线体以起到泻实作用。相反，对病属虚证、寒证、缓解期及体弱者，应选用较细的且较短的线体以补虚扶弱。

（5）精神因素：精神因素会导致人体患病，也可导致病情好转。前人对此早有认识，如《三因极一病证方论》载："七情，人之常性，动之则先自脏腑郁发，外形于肢体。"《素问·阴阳应象大论》有"怒伤肝，喜伤心，思伤脾，忧伤肺，恐伤肾"之说。埋线时，精神（七情）影响疗效主要有患者与医者两方面因素。患者如对自己的病情感到焦虑，思之惧之，可能加重病情而影响疗效；在埋线操作时，患者如紧张、恐惧，则会导致晕针，影响医者操作；或缺乏对医者的信任，不能坚持治疗，同样会影响疗效。医者在埋线前，也应先向患者做好解释工作，消除其恐惧心理，正如华佗所言："是以善医者先医其心，而后医其身。"埋线操作时，医者应全神贯注，手如握虎，属意病者，才能正确地完成操作。因此，医患的精神因素也是影响疗效的关键。

（6）个体差异因素：包括患者生理、心理、病理、遗传等，不同的功能状态对同一治法会呈现出不同的反应。所以，同样用补法，有些患者会产生补的效应，有些患者则不能产生补的效应。因为有个体差异的存在，所以埋线的方法及手法、选穴均有着较大的灵活性和相对性，在临床上，根据特殊的功能状态和个体的差异制订适宜的治疗方案，是提高穴位埋线疗效的又一环节。

6. 线体植入形式多样，埋线行针手法创新

埋线后，线体会在体内排列出许多形式。温木生认为，线体在穴内的排列形式与刺激量、病情、病变部位等因素有关。如治腱鞘囊肿和斑秃，即在穴位一侧埋入线体后，又在与之垂直的另一侧再埋入一根线体，使之呈"十"字交叉形排列。此多用于注线法，也可用于穿线法、切埋法和割埋法。再如肝俞透胆俞透脾俞时，用三角针从肝俞透胆俞出针，又从胆俞进针刺向脾俞，将两侧线端拉紧，再剪去皮外线头，皮下线体即形成波浪形连接式。为了发挥一穴多能，扩大刺激面，激动经气，速效而持久，可采用"浮、中、沉"埋线法,即在穴位深部、中部及皮层部针感最强处各留一段线体,在面、背、腹部表层穴位用穿刺针做透穴埋线时由远而近各留一段线体,亦称"远、中、近"法。其他如腕踝针穴、头针穴区等均可用此方法。

对于小儿麻痹后遗症,可以用"Σ"形穿线法。麻痹肌肉往往很薄,线体不能穿得过浅,也不能过深,以穿到筋膜及肌层为度。此法用于膝超伸,效果也很好。轻度可从外直立穴穿至腓肠穴,中度可从殷门穿至腓肠肌或从外直立穴穿至承山,重度的则要从环跳穿至承山,1次不能超过20针,沿下肢后侧正中线左右分别定点,点距2~3cm。操作时,医者先在上端穴位刺激结扎,然后将线体由上而下逐点连续在肌层穿线,最后在下端穴位做刺激结扎。当线体跨过腘窝时,注意避开大血管及神经。

三、学术流派经验

1. 埋线机制——理化效应增疗效

穴位埋线疗法通过针具与线体在穴内产生的刺激信息通过经络传入体内,以达"疏其血气,令其调达"、治疗疾病的目的。温木生通过对穴位埋线过程的认真分析,认识到埋线疗法之所以能治疗如此多的疾病,有如此好的疗效,与埋线过程中各种对机体的刺激因素有很大关系。在埋线操作过程中,最初会产生一系列物理性的机械刺激,这种刺激可产生短期速效的治疗效应,然后产生一系列生物学和化学刺激,这种刺激具有长期续效的治疗效应。这些前后产生的刺激作用加强了中枢对病理刺激传入兴奋的干扰、抑制和替代,再通过神经体液调节来调整脏腑,使疾病达到痊愈的目的。因此,穴位埋线疗法实际上是一种融多种疗法、多种效应于一体的复合性治疗方法。

2. 埋线选穴——运用夹脊显神功

华佗夹脊穴位于脊柱两侧,处于重要的解剖位置,内与大脑、五脏六腑,外与体表皮肤、四肢百骸均有着密切联系。其依附于督脉和足太阳膀胱经,借助气街、四海的横向联系,起到了包括背俞穴在内的其他腧穴起不到的调节枢纽作用。《素问·缪刺论》曰:"邪客于足太阳之络,令人拘挛背急,引胁而痛,内引心而痛,刺之从项始数脊椎夹脊,疾按之应手如痛,刺之,旁三痏,立已。"杨上善注:"脊有二十一椎,以两手夹脊当推按之,痛处即是足太阳络,其输两旁,各刺三痏也。"由此可见,夹脊穴在临床上具有重要作用。温木生在埋线选穴上十分重视华佗夹脊穴的运用,将夹脊穴与其他取穴方法相配合进行埋线,具有显著效果。其治疗范围包括运动系统、神经系统、泌尿系统、生殖系统、消化系统、呼吸系统和血液系统等多系统疾病,因此,有人将夹脊穴称为病根穴和神脊穴,并广泛运用于埋线临床。温木生一般根据两方面来运用夹脊穴:一是根据脊髓与神经的节段分布选穴,具体为用第1~4颈夹脊穴治疗头部疾患,第1~7颈夹脊穴治疗颈部疾病,第4~7颈夹脊穴治疗上肢疾病,第5颈夹脊穴至第5腰夹脊穴治疗胸腹腔内脏疾病,第11胸夹脊穴至第2骶夹脊穴治疗腰骶部疾病，第1腰夹脊穴至第4骶夹脊穴治疗盆腔内脏疾病，第1腰夹脊穴至第2骶夹脊穴治疗下肢疾病。二是根据夹脊穴与背俞穴的关系选穴，由于背俞穴与夹脊穴位置相近，同一节段背俞穴与华佗夹脊穴的神经支来自同一脊神经后支，故主治也相近，治疗中可以用与背俞穴相应的夹脊穴代替背俞穴，一方面可以提高其安全系数，另一方面可以通过脏腑理论选穴来提高疗效。可间隔选穴，隔一椎取一穴，分为两组，交替运用；也可在相应夹脊穴寻找压痛点及阳性反应点取穴。

3. 行针手法——手法创新疗效好

《灵枢·九针十二原》云："气至而有效，效之信，若风之吹云，明乎若见苍天。"由此可知，得气是穴位埋线疗法取得疗效的重要条件，而取得得气效果的重要手段是使用针刺手法。由于种种原因，临床上大多只将埋线针作为线体的传输媒介，而忽视针具在治疗上的作用，温木生则十分重视埋线针在穴位中行针手法的运用，不管是何种疾病，埋线时均可以利用各种行针手法达到毫针刺激和小针刀的治疗作用，再加上线体的作用，可起到事半功倍的效果。温木生通过对埋线整个操作过程的观察，发现穴位埋线疗法的刺激源有埋线针和线体两种，临床上利用针具对穴位进行刺激是产生疗效的重要条件。其目的：一是加强针感；二是催气；三是使之产生循经感传；四是进行补泻手法。一般来说，穴位埋线疗法的行针基本手法有提插法、摇摆法、牵拉法、弹拨法、扫散法、捻转法、旋转法等几种。①提插：当针具进入一定深度后，施行上下进退的动作，反复上提下插。在埋线与小针刀法结合时，进行切割和纵行切开法也属提插法范畴。在切埋法、扎埋法中，用血管钳刺激时部分可用提插法。②摇摆法：将针体刺入穴位后，上下或左右摇动针体，以加强针感，或使针感向一定方向传导。③牵拉法：主要用于穿线法，用三角针将羊肠线从穴位两侧穿过后，双手拉住两侧羊肠线，左右来回牵拉，使之产生针感。④弹拨法：主要用于切埋法、割埋法，用血管钳或探针左右弹拨，使之产生酸胀感，注线法和植线法也可用弹拨法，与小针刀法结合时可使软组织的粘连及挛缩得到解除。⑤扫散法：主要用于皮下埋线法，将埋线针刺入穴位皮下，沿皮下进针到需要的深度，再以针眼为中心左右摇摆，使针体进行扇形扫散。⑥旋转法：以针尖为中心，将针体和针柄进行环形旋转，以加大刺激量，扩大松解范围。⑦捻转法：进针后，右手拇指和食指拿住针柄，进行前后搓动，将针体进行左右环形捻转，使之产生针刺得气的感觉。

4. 埋线技巧——临床应用方法多

《灵枢·官能》曰："针所不为，灸之所宜。"这说明针灸疗法不是只有一种方法，可以根据病情对治疗方法做出选择。同样，穴位埋线疗法也有许多方法和技巧，可根据病情需要选取不同方法进行治疗。温木生通过几十年的探索，总结出了许多埋线技巧，丰富了穴位埋线疗法的临床运用，使穴位埋线疗法日益显示出百花齐放的美好前景。其中，透穴刺法、皮下刺法、一针多线法等为其代表。①透穴刺法：指埋线时将针具从一个腧穴向另一个腧穴透刺埋线的方法，主要有平透法、斜透法、对透法和弯透法，这样一穴透几穴，可达到提高疗效的目的。②皮下刺法：指埋线时针具平刺并埋线于皮下的方法，主要用于痛症的止痛和治疗。③一针多线法：指将多根线体放置在埋线针中再多层埋入的方法，多用于注线法，根据进针角度可分为直刺法、平刺法和斜刺法3种。④浮沉埋线法：即将深层的皮下埋线和表浅的皮下埋线相结合的方法，先在痛点深处埋入线体，再在痛点旁2寸处使用浮埋法，可以提高疗效。⑤电针法：即埋线后，在埋线针上加上脉冲电流以治疗疾病的方法，通以脉冲电，刺激10分钟左右，注入线体出针。⑥注射埋线法：用一次性注射器抽取生理盐水或药液5mL，针头置入00号羊肠线，将针快速刺入穴内，推注肠线和药液。

5. 埋线活用——效集多法见神功

《针灸资生经》曰："若针而不灸，灸而不针，非良医也。"针和灸有机结合起来，才能更好地疗病健身，千万不能偏废。同样，穴位埋线也提倡多种治疗方法的有机结合。温木生十分重视将穴位埋线疗法与其他疗法相结合，即在一些疗法所特有的穴位上进行埋线，或将埋线针运用到其他疗法上进行综合治疗，利用持久柔和刺激和相关特定穴位互取其长，可以取得意想不到的效果。他在临床上常用全息埋线法和针具活用法两种。全息埋线法即利用埋线线体对人体的全息穴位进行持久刺激来治疗疾病的方法，其可以利用穴位埋线疗法的长效刺激和全息穴位的速效特点以提高疗效、缩短疗程。其中，最常见的有头针埋线法、耳针埋线法、董氏奇穴埋线法、项针埋线法、第二掌骨侧穴埋线法、脊针穴埋线法等。针具活用法指用埋线针代替其他针具实施治疗手法以治疗疾病的方法，临床主要有小针刀疗法、水针刀疗法和浮针疗法。这些疗法既吸取相应疗法的优点，又发挥穴位埋线疗法的优点，二者相得益彰，可取得较好疗效。

四、学术流派传承概况

1. 传承脉络

第一代：温木生。

第二代：周定伟、刘莉。

第三代：韩鹏艳、谭飞、潘志翔、李章华、肖安波、李润、邓强、郑曾真、钟荣亮、刘橙橙、陈波翰。

2. 传承模式

温木生全国基层名老中医药专家传承工作室、师带徒、继续教育培训、进修学习、学术交流。

3. 主要科研课题

（1）浅论穴位埋线疗法的综合效应及治疗机理。

（2）穴位埋线治疗腰肌劳损疗效观察。

（3）浮沉埋线治疗颈腰椎病的临床疗效。

（4）穴位埋线在腹腔镜阑尾切除术后快速康复的临床研究。

4. 主要论文

（1）《穴位埋线治疗支气管炎、支气管哮喘 310 例疗效观察》发表于《中国针灸》1987 年第 5 期。

（2）《敏感穴位埋线法治疗慢性胃炎和溃疡病 388 例疗效观察》发表于《中国针灸》1988 年第 4 期。

（3）《试论穴位埋线疗法的综合性效应及治疗机理》发表于《针灸临床杂志》1991 年第 4 期。

（4）《论埋线针行小针刀手法的具体应用》发表于《中医外治杂志》2013 年第 5 期。

（5）《名老中医温木生埋线学术思想浅识》发表于《按摩与康复医学》2019 年第 1 期。

（6）《名老中医温木生埋线治疗胃痛经验浅析》发表于《按摩与康复医学》2019 年第 18 期。

5. 主要著作

（1）《实用穴位埋线疗法》，1991 年 12 月出版。

（2）《埋线疗法治百病》，2002 年 6 月出版。

（3）《中国埋线疗法大全》，2017 年 1 月出版。

第四节　单氏穴位埋线流派

单顺，1940 年出生于河南省郏县，药线排毒疗法发明人，历任河南省郏县人民医院检验员，中国人民解放军第一军第一师第三团卫生队军医，河南省漯河市中医院主治医师，河南省漯河市中心医院副院长，北京高等中医药培训学校客座教授，中华传统医学会埋线医学专业委员会名誉会长。单顺自 1967 年开始研究穴位埋线技术，投身于穴位埋线医疗和教学、传播工作，培养中外学员 5000 余名，为穴位埋线疗法的传播与发展作出了卓越贡献。他在偏头痛、三叉神经痛、颈椎病、腰椎间盘突出症、股骨头缺血性坏死、类风湿关节炎、消化性溃疡、溃疡性结肠炎、癫痫、中风后遗症等常见疾病的治疗方面有独到造诣，临床经验丰富，治疗效果显著，深受国内外广大患者的好评。单顺发表论文 20 余篇，著有《微创穴位埋线疗法》和《微创穴位埋线实用技术》。

一、学术流派起源

单氏穴位埋线疗法又称为单氏药线排毒疗法。单氏药线排毒疗法的发展史如下。

20世纪60年代，毛主席的"六二六"指示发布后，部队积极响应，派医疗队去农村为农民治病。由于农村地区缺少药品，解放军就发挥"一根针、一把草"的作用，想方设法积极为农民服务。单顺所在部队由他领队，另由2名军医和3名卫生员组成医疗队前往林县（今河南省林州市）太行山区。他到林县联系工作时，林县县委非常重视，分析了林县的医疗现状和亟待解决的医疗问题。县委书记杨贵告诉他，林县有60000多名小儿麻痹后遗症患者，45000多名听力障碍患者，解放军的新医疗法开展得比较好，建议在当地继续发挥作用。所以单顺决定，在交通方便的地方设立医疗站，便于患者看病就医。

当时的新医疗法包括针灸疗法、割治疗法、穴位埋植疗法等。其中，穴位埋线疗法就是穴位埋线疗法的前身。起初，埋植物五花八门，有对症埋药片的，依靠药物的缓释及对穴位的刺激治疗疾病。但药片埋藏量大，一次8～10片，虽经高压消毒，但药内的有机成分太多，不好吸收，经常产生无菌性炎症或局部感染，有的甚至形成溃疡，长期不愈，经临床观察发现，疗效很不理想；也有埋植动物组织（如猪、羊、马、鸡的脑垂体、肾上腺，以及兔脑）的，这些埋植物不便于取材，疗效也不好；还有埋植不锈钢避孕环的，它属金属物，无论有效无效，最终都要做手术取出，给患者带来不必要的痛苦，更不便于普及推广。

单顺所在的部队在1967年开始使用羊肠线做埋植物。这种方法以线代针，效集多法，创造性地将人体可吸收的载体——羊肠线植入相应穴位，对穴位产生舒缓、柔和、持久的长效针感效应，疏通经络，达到施治的目的。从穴位埋线的全过程来看，它是一个小手术，实际包含了穴位封闭疗法、针刺疗法、刺血疗法、组织疗法等，通过产生物理刺激反应来调节人体神经、内分泌、免疫系统及脏腑功能，以平衡阴阳，达到有病治病、无病健身的目的，使人体恢复到自然的原样（即无病状态）。单顺虽只在林县医疗站工作了几个月，但治愈小儿麻痹后遗症4600余例，听力障碍1000余例。同时，单顺对治疗其他疾病也进行了探索，如慢性支气管炎、哮喘、胃及十二指肠溃疡、溃疡性结肠炎、偏头痛、癫痫、中风后遗症等。1968—1969年，他曾在河南省新乡市、山西省长治市、山西省侯马市举办多期新医疗法及穴位埋线学习班，并组建新医疗法门诊部。

长期以来，单顺不断总结实践经验，与全国中西医同道共同努力，把穴位埋线疗法的应用扩展到各个系统，治疗病种达140多种，不但能治疗常见病、多发病，而且能解决一些罕见的临床顽症。

二、学术流派特点

单氏穴位埋线流派的学术特点是五香排毒液的配制与应用。

（一）药物

1. 麝香

麝香又名寸香、元寸、当门子。野生麝香质柔而松，油润光亮，多呈酱褐色块状颗粒，微具弹性，断面棕黄色；粉末状者多呈棕黄色或紫褐色，并杂有少量银皮和细毛；气香烈。家麝香呈颗粒状、短条形或块状，紫黑色或深棕色，显油性，微有光泽，并杂有银皮及细毛，质硬脆，气香烈，味微辣，苦带咸。以油润光亮、香气浓烈者为佳。麝香主要含麝香酮（$C_{16}H_{30}O$），还含有降麝香酮、麝香吡啶、11 种雄烷衍生物、蛋白质、脂肪、氨基酸、尿素、无机盐等。麝香对中枢神经系统的作用为双向性的，小剂量兴奋，大剂量抑制。麝香能使动物心脏收缩振幅增加，心肌功能亢进，但对心率一般没有影响。麝香及精提物对炎症各期均有作用，但对初期、中期炎症的作用最为明显。5% 麝香乙醇浸出液对大鼠、豚鼠及兔已孕和未孕离体子宫，以及对兔在体子宫有明显的兴奋作用。本品能行血分之滞，有活血散结、消肿止痛、解毒之效，开经络之壅滞以止痛，具有催生下胎的作用。现代研究报道，本品可用于血管性头痛、儿童智力障碍、尿潴留、慢性前列腺炎、痛经、慢性肝炎及早期肝硬化、白癜风等。使用注意事项：孕妇忌用。

2. 檀香

檀香木质致密而坚实，具异香，燃烧时香味更为浓烈，味微苦。黄檀香色深，味较浓；白檀香质坚，色稍淡。檀香含挥发油、檀香色素及去氧檀香色素，用于寒凝而致胸腹疼痛、胸痹胸痛、气短等。

3. 木香

木香包括广木香、云木香、川木香。木香质坚硬，呈黄棕色、暗棕色或白色，味苦，以色白、质坚实、香浓者为佳。木香含挥发油、木香内酯、木香酸、木香醇、云木香碱等。挥发油及总生物碱能对抗组胺与乙酰胆碱对支气管的致痉作用，且扩张支气管平滑肌的作用与罂粟碱相似。云木香的有效成分对肠道运动的影响类似罂粟碱，有直接松弛肠道平滑肌的作用。云木香挥发油中的各种内酯类物质有不同程度的抑制心脏作用，对心血管有明显的扩张作用。挥发油 1 ：3000 浓度可抑制链球菌、金黄色葡萄球菌及白色葡萄球菌的生长，对大肠杆菌与白喉杆菌的作用微弱。总生物碱无抗菌作用。木香用于脾胃气滞、脘腹胀痛、肠鸣泄泻、食少便溏、里急后重，以及湿热郁结肝胆，胁肋胀痛或绞痛，呕吐酸苦，或黄疸寒热等。

4. 沉香

沉香又名沉香屑、沉香片。沉香呈褐色，含有树脂部分和黄色木部相间，形成斑纹。沉香质较轻，大多不能沉水，有特殊香气，味苦。燃烧时有油渗出，发浓烟，香气浓烈。沉香内含挥发油及氢化桂皮酸等，对抗组胺、乙酰胆碱引起的痉挛性收缩，对平滑肌有解痉作用，对电休克引起的痉挛亦有抑制作用。其挥发油尚有麻醉、止痛、松弛肌肉、镇静、止喘等作用。沉香用于寒凝气滞、胸腹胀满、攻冲作痛、胃寒气逆呕吐、呃逆经久不愈、下元虚冷、肾不纳气之虚喘及痰饮咳喘的治疗。现代研究报道，本品对胃病、痫证、老年性肠梗阻、新生儿便秘、股骨头缺血性坏死有较好疗效。

5. 降香

降香又名紫降香、降真香。降香质重而坚，入水下降，富油性，气香味淡稍苦，焚烧香气浓郁，以红褐色、结实、烧之有浓郁香气、表面无黄白色外皮者为佳。降香主要含挥发油和黄酮类化合物。降香的桂皮醛酚、异黄烷类等对前列腺素生物合成有显著的抑制作用。降香提取物可提高镇痛阈值，延缓惊厥发生，延长睡眠时间，有镇静、镇痛、抗惊厥作用。降香的山油柑碱有抗癌作用，显著增加冠脉血流量，减慢心率，增加心跳振幅。降香温通行滞，散瘀止血定痛，用于气滞血瘀所致的胸胁作痛等，对冠心病心绞痛有一定疗效。

（二）配制

1. 处方

麝香 3 克，檀香 3 克，木香 6 克，降香 6 克，沉香 3 克。

2. 制作

（1）将麝香用塑料袋装好并密封，经环氧乙烷灭菌（麝香极易挥发，切记不能用高压蒸汽灭菌）。环氧乙烷为烷基化气体消毒剂，用 1%～5% 环氧乙烷溶液作用数小时可杀灭各种微生物。麝香消毒时用塑料袋消毒法，用药剂量为 1.5 毫升，室温高于 15℃，作用时间 16～24 小时。

（2）将已灭菌的麝香粉末，置于 100 毫升玻璃瓶内，加无水乙醇 100 毫升浸泡 7 天提纯。

（3）将檀香 3 克，木香 6 克，降香 6 克，沉香 3 克用清水洗净，置于 500 毫升大口径杯子内，高压灭菌（注意不能加盖），待冷却后加 400 毫升无水乙醇浸泡 7 天。

（4）用无菌漏斗及高密度滤纸过滤麝香浸出液，接着过滤檀香等浸出液。将过滤所得混合液加入无水乙醇至 1000 毫升密封备用。

（5）选择广口密封玻璃瓶洗净，高压灭菌，待冷却后倒入五香排毒液 10～20 毫升，根据工作量和使用情况可分别将 00 号、1～4 号羊肠线或胶原蛋白线泡入其内，3 天后便可以使用。一般 2 个月更换 1 次五香排毒液，并将瓶子重新消毒。

注：五香排毒液有很强的抑菌作用，不用经高压灭菌，只要按照规范灭菌操作，可长期使用。

（三）五香排毒液的作用

1. 保存羊肠线

将羊肠线放入五香排毒液内可长期使用，避免了一次一包线用不完无法处理的情况。

2. 增强疗效

使用五香排毒液的药线，可增强经络穴位走窜通经的作用，作用时间长，提高疗效。普通羊肠线埋线的有效率一般在 71% ～ 80%，经五香排毒液浸泡的药线埋线有效率可达 94%。

3. 舒筋活血，行气止痛

治疗实践中发现，经五香排毒液浸泡的药线埋线对血管性头痛、颈肩腰腿痛及痛经患者有很好的疗效。

4. 理气调中，祛瘀散结

经五香排毒液浸泡的药线埋线对甲状腺肿大、乳腺增生、前列腺增生等有很好的治疗作用。

5. 扩张血管，改善循环

经五香排毒液浸泡的药线埋线能增加冠状动脉血流量，对心肌缺血及冠心病引起的心绞痛有明显改善作用。

6. 抗菌消炎，预防感染

有研究者从 20 世纪 80 年代开始使用经五香排毒液浸泡的药线埋线至今，无一例感染病例。因麝香提取物对各期炎症都有治疗作用。

7. 抗过敏

有研究者使用经五香排毒液浸泡的药线埋线 30 余年，无一例过敏者。

三、学术流派传承概况

20 世纪 60 年代，单氏埋线传承代表人物：何建章、吕合梅。

20 世纪 70 年代，单氏埋线传承代表人物：吴春阳、孙相汝。

20 世纪 80 年代，单氏埋线传承代表人物：吴建华，副主任医师，某部队医院院长，主编《单氏埋线经验精粹》。吴建华多次参加单顺埋线学习班，2007 年又请单顺去某部队医院开设埋线门诊。

20 世纪 90 年代，单氏埋线传承代表人物：赵莲英，参编《单氏埋线经验精粹》《穴位疗法精要》。

21 世纪以来，单氏埋线传承代表人物：赵淑英、张国平、许姿妙（中国台湾）、邱自琴、姚志国、张翰卿、沈富杰、程德忠、丁永、吕慧芳、闫平东、李景茹（美国）、章宁（新西兰）等。

第五节　杨氏穴位埋线流派

杨氏埋线流派，亦称埋线针刀流派，是第一批被同行认可和中国中医药研究促进会埋线分会确认的穴位埋线学术流派，代表性人物是杨才德。

杨才德，主任医师，中医针灸学专家，穴位埋线疗法专家，埋线针刀疗法专家，经络调衡疗法专家，我国穴位埋线疗法优秀科技人才、领军人才，兰州大学第一医院东岗院区中西医结合科主任。杨才德是穴位埋线特色疗法之一——手卡指压式星状神经节埋线术的代表性人物，他首次通过创新教材把埋线疗法引入高校教育，领导中国中医药研究促进会埋线分会开展大规模的埋线科研，并获得多项科学技术进步奖和学术著作奖。杨才德现任中国中医药研究促进会埋线分会会长，中华中医药学会中医传承技术创新平台委员会副主任，世界中医药学会联合会中医外治操作安全研究专业委员会副会长，中国针灸学会穴位埋线专业委员会副主任委员，俄罗斯人民友谊大学东方医学院客座教授。杨才德是国家卫生技术重点推广项目——埋线针刀疗法的发明人，国家卫生健康委员会批准的第一批卫生健康适宜技术项目——手卡指压式星状神经节埋线术的发明人，团体标准《埋线针刀技术操作规范》《手卡指压式星状神经节埋线技术操作规范》的牵头制定者。手卡指压式星状神经节埋线术获中国中医药研究促进会技术发明奖一等奖、全国中医药科普短视频大赛优秀奖，埋线针刀疗法获得中国中医药研究促进会技术发明奖二等奖、甘肃省首届中医药产业创业创新大赛三等奖。杨才德拥有埋线相关专利 9 项，出版穴位埋线系列专著和高校创新教材 18 部，其中 3 部获得中华中医药学会等学术著作奖二等奖、三等奖，主持参与科研项目 23 项，获奖 13 项，发表核心期刊论文、SCI 论文 170 余篇，建设埋线基地 56 家，培训医师累计 57000 人次。他擅长应用穴位埋线技术治疗颈椎病、肩周炎、腰椎间盘突出、膝关节炎、骨质增生、头痛、眩晕、胃溃疡、鼻炎、荨麻疹、过敏、心律失常、痛经、内科杂病等。

杨才德对埋线行业的贡献，开创了我国埋线疗法新局面。

解难题——首次总结并提出线体对折旋转埋线法，彻底解决了胶原蛋白线的排斥反应和 PGA、PGLA 等线软的难题。

破禁区——首次总结并推出手卡指压式星状神经节埋线术、三点一线式蝶腭神经节埋线术、分筋拨脉式颈动脉窦埋线术、推寰循经式迷走神经埋线术，彻底降低了在神经、血管等特殊部位的操作风险。

拓范围——发明埋线针刀，从埋线的角度引入即刻松解的机制，从针刀的角度引入长效针灸机制，将埋线治疗痛症的疗效提升到新的高度，将埋线治疗痛症的范围拓展到新的广度。

创流派——整理推出了埋线针刀疗法和一系列神经节埋线术，形成了以西医诊断方法、中医治疗思维、中西医结合治疗技术为特征的杨氏穴位埋线流派。

做标准——牵头制定并发布了团体标准《埋线针刀技术操作规范》《手卡指压式星状神经节埋线技术操作规范》《迷走神经下神经节埋线技术操作规范》。

入国库——2022年10月25日，国家卫生健康委流动人口服务中心发布《关于国家卫生健康技术推广应用信息服务平台技术备选库入选技术的通告》，埋线针刀疗法成功入选（证书编号：RKJS-20220096）。2024年12月17日，手卡指压式星状神经节埋线术被纳入卫生健康适宜技术项目储备库〔详见国家卫生健康委医药科技发展研究中心《关于第一批卫生健康适宜技术项目的复函》（卫科成果函〔2024〕332号）〕。

一、学术流派起源

杨才德自幼随外祖父潘竹山学习潘氏穴位埋针疗法，后先后跟师郑魁山、孟昭敏，交流于单顺、温木生、马立昌，师从何天有、石学敏。他集众家之所长，著书立传，自成体系，广收门徒，发展埋线，开辟了穴位埋线历史新的里程碑。

二、学术流派特点

杨氏穴位埋线流派注重穴位埋线疗法理论渊源的传承与现代医学成果的创新应用。该流派在针具的发展中，具有留针、埋针的传承和微创埋线针具的融合创新；在线体的选择上，具有羊肠线、胶原蛋白线的传承和高分子聚合物的创新；在操作技术上，具有传统刺法、改良刺法的传承和特殊术式的改进创新。

1. 理论渊源的传承和现代医学成果的创新，是杨氏穴位埋线流派历久弥新的源泉

中医学、针灸学及其留针理论是穴位埋线疗法的理论基础。杨氏穴位埋线流派认为，穴位埋线是针灸的发展和延伸，作为中医学体系的一部分，中医学整体观、恒动观和辨证观是指导穴位埋线临床实践的基础理论之一。穴位埋线是在留针的基础上发展而来的，具有留针的作用，以线代针则保持了针刺的持续作用，加强了治疗效果。

现代医学成果如解剖学、生物力学、脊椎病因治疗学、软组织外科学、周围神经受卡压的理论等都是穴位埋线疗法的理论基础之一。杨氏穴位埋线流派传承了传统的针灸理论，又创新性地与现代医疗成果相结合，把现代医学的成果作为穴位埋线的临床支撑，新老理论互相印证、互相补充，为临床实践打开了广阔的思路。

2. 在针具的应用中，具有留针、埋针的传承和微创埋线针具的融合创新

杨氏穴位埋线流派发明的实用新型专利针具是在继承和发扬上一代产品的优点的

基础上，经过反复的临床实践和操作而创新出来的。

3. 在线体的选择上，具有羊肠线、胶原蛋白线的传承和高分子聚合物的创新

杨氏埋线流派结合现代科技的成果，推荐使用高分子聚合物线体，解决了过敏等难题。

4. 在操作技术上，具有传统刺法、改良刺法的传承和特殊术式的改进创新

传统刺法主要有切开埋线法、缝合埋线法、注线法，线体对折旋转埋线法是对传统刺法的传承和创新。

近几年来，杨才德等研究者在埋线针具上进行了改进，提出了埋线针刀整合医学的思路，也就是说，在穴位埋线的同时，引入了针刀松解的思路，虽然只是在埋线的操作过程中，有意识地增加了几个"刺""切""摆"的动作，却让穴位埋线疗法跳出了纯粹作为"长效针感"的桎梏，进入了一个全新的阶段，并且，杨才德等总结出了线体对折旋转埋线术、手卡指压式星状神经节埋线术、分筋拨脉式颈动脉窦埋线术、三点一线式蝶腭神经节埋线术、推寰循经式迷走神经穿刺技术等术式，突破了传统操作中不得在血管、神经附近埋线的禁区，让穴位埋线疗法达到了全新的高度。

三、学术流派经验

埋线针刀疗法是以调节自主神经系统与长效针灸结合针刀松解为核心思想，以实用新型专利"一种专用埋线针刀"为主要工具，以枕五针、椎五针、糖五针等杨五针为主要处方，以线体对折旋转埋线术和"刺""切""摆"为主要手法，以颈肩腰腿痛和慢性病为主要优势病种，集西医诊断方法、中医治疗思维、中西医结合治疗技术为一体的学术流派。杨氏穴位埋线流派的特征主要体现在解决胶原蛋白线的排斥反应和聚乙交酯、聚乙丙交酯等线软的难题，打破或者降低神经与血管等特殊部位的操作风险，拓展埋线治疗范围和提高疗效，科研与临床相辅相成、教学与推广共同进步等几个方面。

杨氏穴位埋线流派的学术经验主要体现在以下五个方面：调节自主神经系统和长效针灸、速效针刀的完美结合为其核心思想；以杨五针为处方核心；线体对折旋转埋线术彻底解决了埋线线体过软和过敏的难题；神经节和阳性点是杨氏穴位埋线流派打破禁区的最大亮点；埋线针刀与神经节的完美结合是杨氏穴位埋线流派拓展疾病谱的特殊方式。

1. 调节自主神经系统和长效针灸、速效针刀的完美结合为其核心思想

（1）调节自主神经系统贯穿杨氏穴位埋线疗法的始终：自主神经系统是外周传出神经系统的一部分，能调节内脏和血管平滑肌、心肌和腺体的活动，又称植物神经系统、不随意神经系统。由于内脏反射通常是不能随意控制的，故名自主神经系统。自主神经系统由交感神经系统和副交感神经系统两部分组成，支配和调节机体各器官、血管、平滑肌和腺体的活动和分泌，并参与内分泌调节糖、脂肪、水和电解质代谢，以及调节体温、睡眠和血压等。两个分系统会在大脑皮质及下丘脑的支配下，既拮抗又协调地调节器官的生理活动。

星状神经节埋线是调节自主神经系统之交感神经系统的主要手段之一。手卡指压式星状神经节埋线术是杨氏穴位埋线流派特色技术之一。星状神经节虽然是众多交感神经节之一，但其承上启下的位置决定了它的重要性，一是星状神经节不仅具有一般交感神经节对分布区域的支配作用即周围作用，还具有对自主神经系统、内分泌系统、免疫系统调节的作用即中枢作用，星状神经节的中枢作用常被用来调节复杂的内科疾病，往往会起到立竿见影和拨云见日的疗效，杨五针的 50 个常用处方中，62% 以上应用到了星状神经节。杨才德主编的《星状神经节埋线治百病》一书系统地论述了星状神经节的生理病理、应用解剖、穿刺技巧、临床实践、优势病种等，尤其在调节自主神经系统方面具有抛砖引玉的作用。

2020 年 6 月，手卡指压式星状神经节埋线术获得全国中医药科普短视频大赛优秀奖。2021 年 5 月 26 日，中国中医药研究促进会《关于公布穴位埋线疗法学术流派、优秀科技成果、突出人才的通知》（中医促会〔2021〕48 号）认证：手卡指压式星状神经节埋线术（代表性人物：杨才德）为首批穴位埋线特色疗法之一。

迷走神经节埋线是调节自主神经系统之副交感神经系统的主要手段之一。推寰循经式迷走神经埋线术是杨氏穴位埋线流派的特色技术之一。迷走神经节为混合神经，含有 4 种纤维成分。一般内脏运动纤维起于延髓的迷走神经背核，此核发出的副交感节前神经纤维，在脏器内或其附近的副交感神经节内换神经元后，发出副交感节后神经纤维分布到胸腹腔的脏器，控制平滑肌、心肌和腺体的活动。迷走神经是脑神经中行程最长、分布范围最广的神经，于舌咽神经根丝的下方自延髓橄榄的后方出入脑，经颈静脉孔出颅腔（此处有迷走神经上神经节），之后下行于颈内动脉、颈总动脉与颈内静脉之间的后方入胸腔及腹腔，在寰椎横突前缘的高度处，有迷走神经下神经节，迷走神经节埋线即在此处。

内脏器官的功能和活动均依靠交感神经和副交感神经的双重支配，星状神经节和迷走神经节如同天平的两端，互相依存、互相对立、互相协调、互根互用，缺一不可。星状神经节可调节交感神经系统，而对副交感神经系统的调节同样不可或缺，故杨才德通过对迷走神经的解剖学研究和迷走神经下神经节位置的 CT 等放射学研究，确立了推寰循经式迷走神经埋线术，使调节自主神经系统的埋线手段趋于完整。杨五针的 50 个常用处方中，36% 以上的处方应用到了迷走神经节。

蝶腭神经节是混合神经节，也是全身最大的以副交感神经为主的神经节，三点一线式蝶腭神经节埋线术是杨氏穴位埋线流派中的特色技术之一，主治变应性鼻炎、咽炎、扁桃体炎、面神经炎、面肌痉挛、痤疮等疾病。

（2）长效针灸与速效针刀无缝结合是杨氏埋线流派的核心思想之一：穴位埋线的核心思想就是长效针灸，杨氏穴位埋线流派秉承了这一学术思想，不仅在普通穴位和疾病中体现了长效的理念，还在特殊部位如星状神经节、迷走神经节、蝶腭神经节的刺激中，体现了长效针灸的思想。对星状神经节的干预，在传统的方法中，以星状神经节阻滞术最为多见，但因药物过敏、操作并发症等因素限制其临床应用。杨才德等改进术式，摒弃药物，制定标准，减少穿刺次数，提高安全系数，延长刺激时间，增加临床疗效，让星状神经节阻滞术焕发了新的生机和活力。目前，该方法已经过数以亿次的穿刺实践，在临床上得到了广泛的应用。

长效是埋线的长处，速效是针刀的长处，如何强强结合，即将长效与速效结合是杨氏穴位埋线流派一直努力的方向。实用新型专利"一种专用埋线针刀"的使用，完美地实现了埋线与针刀的结合。埋线针刀针具是在一次性使用埋线针的基础上，将针尖进行了特殊处理，改变极端尖锐锋利的埋线针尖为扇形，这样既保留了埋线针的功能，又具备了针刀的功能，使埋线、针刀的操作可以一次性完成。除此之外，杨氏穴位埋线流派的专家团队还在这一工具中融入了长效针灸和速效针刀松解的思想与理念，尤其是在颈肩腰腿痛疾病的治疗中，首先用线体对折旋转埋线术完成埋线的动作，然后回提针具，再开始进行切摆的针刀动作，即先埋后切。长效埋线将速效针刀的作用进行了有效的延伸。项五针、冈五针、突五针、膝五针等处方的主穴定点和操作，就充分体现了长效与速效结合的特点。

杨氏穴位埋线流派的学术成果充分体现出了长效针灸与速效针刀无缝结合的思想。《穴位埋线疗法》是由杨氏埋线流派代表性人物杨才德主编的早期著作，曾经获得中华中医药学会学术著作奖二等奖。该书详细论述了长效针灸的历史渊源和理论基础，并开创性地提出了埋线针刀这一专利工具和发明的历史意义。《星状神经节埋线治百病》是杨才德主编的创新教材之一。该书不仅详细介绍了星状神经节的解剖、功能、穿刺技术和优势病种，还创造性地介绍了应用埋线针刀进行手卡指压式星状神经节埋线术的技术要领。《中国中医药研究促进会团体标准：埋线针刀技术操作规范》由中国标准出版社出版，是杨氏穴位埋线流派专家团队的心血，其中规定了埋线针刀技术操作的适用范围、术语和定义、操作步骤与要求、注意事项、适宜病证、禁忌、质量控制，以及施术过程中可能出现的不良反应及处理措施。该规范的出版为埋线针刀的临床操作提供了技术规范，使埋线针刀疗法的临床应用更加规范、安全，促进了埋线针刀疗法的推广应用，是杨氏穴位埋线流派的奠基著作之一。《埋线针刀治疗学》一书的出版是标志埋线针刀疗法成熟的里程碑。该书"基础篇"详细阐述了埋线针刀疗法的传承、创新、理论基础、作用机制、作用原理和发展趋势等内容，特别重点介绍了埋线针刀疗法中常用的杨五针50大处方、埋线针刀术后的18大手法、线体对折旋转埋线术和手卡指压式星状神经节埋线术等5大特色埋线手法。该书"临床篇"着重介绍了埋线针刀治疗学的核心内容，即40种疼痛类运动系统疾病、26种其他系统疾病及6种中医病证的综合治疗临床路径。石学敏院士为本书题词"长效针灸与速效针刀的完美结合"。

（3）颈肩腰腿痛类疾病的埋线针刀治疗中注重自主神经的调节：痛则不通，通则不痛。局部的缺血状态存在于绝大多数的疼痛类疾病中，医者常使用活血化瘀药物对症治疗。血管的舒张和舒缩运动由交感神经支配。杨氏穴位埋线疗法在治疗颈肩腰腿痛疾病时，通常会在埋线针刀后增加星状神经节埋线。这就是发挥了星状神经节调节血管的作用，其效果显著，甚至能完全替代活血化瘀药物。

《素问·至真要大论》中的"病机十九条"云："诸痛痒疮，皆属于心。"意思是疼痛、瘙痒、疮疡肿毒等病证，大多与心有关。临床上常有患者出现经络气血方面的病证，却没有痛感。这说明经、络、气、血方面的病变如果没有牵扯到心神的痛觉性功能，也就无所谓疼痛，故心神对疼痛刺激因素的反应也是形成疼痛的重要条件。人类的精神和心理在中医学上属于心神范畴，其不同的状态对痛觉的产生有一定的影响，如人在催眠状态下进行手术，疼痛感可以降到很低的程度，使患者不需要麻醉而完成手术。星状神经节可以调节自主神经系统的功能，对患者心神具有针对性调节作用。这是杨氏穴位埋线流派的又一特点。

2. 杨五针是杨氏穴位埋线流派的核心处方

（1）杨五针的组成及取穴思路：杨五针是由枕五针、椎五针、脂五针、糖五针等组成的系列处方，每一个处方由5个穴位或者阳性点构成，故称为杨五针。杨五针由手卡指压式星状神经节埋线术、推寰循经式迷走神经埋线术、三点一线式蝶腭神经节埋线术、分经拨脉式颈动脉窦埋线术4个单独的特殊穿刺术，以治疗疼痛类疾病为主的23个处方，以刺激神经节治疗内科疾病为主的27个处方组成。

以治疗疼痛类疾病为主的23个处方：枕五针（枕大神经痛、失眠）、椎五针（椎动脉型颈椎病）、项五针（项韧带钙化、颈型颈椎病）、颈五针（神经根型颈椎病）、冈五针＋峰一针＋喙一针（肩周炎）、菱五针（菱形肌损伤）、突五针（腰椎间盘突出症）、损五针（腰肌劳损）、臀五针（臀肌损伤）、膝五针（骨性关节炎）、肘五针（网球肘）、腘五针（关节炎）、足五针（跟骨骨刺）、掌五针（腕管综合征）、股五针（股骨头坏死）、强五针（强直性脊柱炎）、湿五针（类风湿关节炎）、疱五针（带状疱疹）、齿五针（牙痛）、胃五针（胃炎、胃溃疡）、腹五针（结肠炎）、经五针（痛经）、痛风五针（痛风）。

以刺激神经节治疗内科疾病为主的27个处方：压五针（高血压）、脂五针（高脂血症）、糖五针（糖尿病）、风五针（中风后遗症）、胖五针（肥胖症）、眠五针（失眠）、喘五针（哮喘）、癣五针（牛皮癣）、荨五针（荨麻疹）、痘五针（痤疮）、疹五针（湿疹）、褐五针（黄褐斑）、鼻五针（鼻炎）、咽五针（咽炎）、咳五针（慢性支气管炎）、挛五针（面肌痉挛）、痹五针（面神经炎）、癫五针（癫痫）、眩五针（眩晕）、郁五针（抑郁症）、性五针（性功能障碍）、劳五针（慢性疲劳综合征）、更五针（更年期综合征）、列五针（前列腺病）、养五针（养生保健）、泄五针（早泄）、痔五针（痔疮）。

杨五针的选穴原则包括近部选穴、远部选穴和辨证对症选穴。

近部选穴和远部选穴是主要针对病变部位而确定穴位的选穴原则，辨证对症选穴是针对疾病表现出的证候或症状而选取穴位的原则。例如，近部选穴时，胃痛选中脘，面瘫选颊车等；远部选穴时，根据"经络所过，主治所及"的治疗原则，胃痛选足阳明胃经的足三里等；辨证对症选穴时，就是根据疾病的证候特点，分析病因病机而辨证选取穴位，如哮喘选定喘穴等。

杨五针的配穴方法就是在选穴原则的指导下，针对疾病的病位、病因、病机等，选取主治作用相同或相近，或对于治疗疾病具有协同作用的腧穴进行配伍应用的方法。按经脉配穴，包括本经配穴法、表里经配穴法、原络配穴法、同名经配穴法等。例如，胃经与脾经相表里，选用足三里与公孙相配治疗胃肠病等就是胃五针中的表里经配穴法。按部位配穴法主要包括上下配穴法、八脉交会穴配穴法、前后配穴法、左右配穴法、远近配穴法、俞募配穴法等。例如，牙五针中取合谷，胃五针中上取内关、下取足三里，就是上下配穴法的体现；咳五针中取膻中、肺俞，就是前后配穴法的典型实例；痹五针中左侧面瘫选同侧颊车和对侧的合谷，就是左右配穴法的体现；胃五针取中脘等是近取法，取足三里等是远取法，取背俞穴胃俞和胃募穴中脘则是俞募配穴法。

特定穴在杨五针处方中的作用：特定穴包括在四肢肘、膝关节以下的五输穴，原穴，络穴，郄穴，八脉交会穴，下合穴，在胸腹、背腰部的背俞穴、募穴，在四肢、躯干部的八会穴及全身经脉的交会穴。在埋线处方的构成中，特定穴占据了绝对的优势。例如，五输穴是十二经脉分布在肘、膝关节以下的井、荥、输、经、合 5 个腧穴；原穴是十二经脉在腕、踝关节附近各有 1 个腧穴，是脏腑原气经过和留止的部位，合称十二原；络脉在由经脉分出的部位各有 1 个腧穴，十二经在四肢肘、膝关节以下各有一络穴，加上任脉之络穴鸠尾位于腹，督脉之络穴长强位于尾骶，脾之大络大包穴布于胸胁，共有 15 穴，故称为十五络穴；八会穴是脏、腑、气、血、筋、脉、骨、髓八者精气会聚的腧穴，在临床上，凡与脏、腑、气、血、筋、脉、骨、髓八者有关的病证均可选用相关的八会穴来治疗；八脉交会穴是奇经八脉与十二经脉之气相通的 8 个腧穴，又称交经八穴、八脉八穴、流注八穴，均分布在肘、膝关节以下，在临床上，公孙配内关治疗胃、心、胸部病证和疟疾，后溪配申脉治内眼角、耳、项、肩胛部病证及发热恶寒等表证，外关配足临泣治疗外眼角、耳、颊、颈、肩部病证及寒热往来证，列缺配照海治咽喉、胸膈、肺病和阴虚内热证等；背俞穴是脏腑经气输注于背部的部位；募穴是脏腑经气结聚于胸腹部的腧穴；郄穴是各经脉在四肢部经气深集的部位；下合穴是六腑之气下合于足三阳经的 6 个腧穴。

在以治疗疼痛类疾病为主的处方中，颈肩腰腿痛类疾病的处方思路是依据现代医学成果，如系统解剖学、局部解剖学、运动解剖学、精细解剖学、筋膜学、脊柱相关疾病、疼痛学、针刀医学、穴位埋线疗法理论等；痛经、痛风、牙痛和胃痛等疾病的处方侧重传统针灸的特效穴位和经验要穴。由此可见，中西医结合是杨五针的取穴思路之一。以刺激神经节治疗内科疾病为主的处方中，主要治疗的病证是慢性病和疑难杂症，62% 以上的处方以星状神经节为主穴，36% 以上的处方以迷走神经节为主穴，32% 以上的处方以星状神经节和迷走神经节同时为主穴，12% 以上的处方以迷走神经节和蝶腭神经节同时为主穴。由此可见，调节自主神经系统是杨五针的取穴思路之一。在以治疗疼痛类疾病为主的处方和以刺激神经节治疗内科疾病为主的处方中，大多同时出现近部选穴、远部选穴和辨证对症选穴方法，以及表里配穴法、俞募配穴法、前后配穴法、特定穴等配穴方法。由此可见，开放性、包容性思维也是杨五针的取穴思路之一。

（2）杨五针的疗效：具体如下。

以治疗疼痛类疾病为主的处方的疗效：笔者通过对杨氏穴位埋线流派团队发表的论文进行统计，发现枕五针治疗颈性头痛，项五针治疗项韧带钙化、肩胛提肌损伤，菱五针治疗背肌筋膜炎、菱形肌损伤，损五针治疗腰肌劳损，臀五针治疗臀中肌损伤，椎五针治疗枢椎棘突综合征、颈性眩晕、椎动脉型颈椎病，冈五针治疗肩周炎，颈五针治疗神经根型颈椎病，膝五针治疗膝骨关节炎、髌下脂肪垫损伤，枕五针治疗枕大神经痛及枕小神经痛，突五针治疗腰椎间盘突出症，掌五针治疗狭窄性腱鞘炎，肘五针治疗肘管综合征、尺骨鹰嘴滑囊炎、旋前圆肌综合征、肱骨外上髁炎，臀五针治疗臀肌筋膜炎，腘五针治疗腓肠肌损伤、腘肌损伤，足五针治疗跟骨骨刺、跖管综合征等，均获得了良好的疗效。

以刺激神经节治疗内科疾病为主的处方的疗效：笔者通过对杨氏穴位埋线流派团队发表的论文进行统计，发现压五针治疗原发性高血压，糖五针治疗 2 型糖尿病，风五针治疗中风后遗症，脂五针治疗高脂血症，胖五针治疗单纯性肥胖，经五针治疗原发性痛经，眠五针治疗失眠等，均获得了良好的疗效。

（3）杨五针的技术操作标准：2018 年 6 月，《甘肃省针灸学会标准：埋线针刀技术操作规范》在中国中医药出版社出版。2020 年 5 月 1 日，《埋线针刀技术操作规范》正式在全国团体标准信息平台发布并开始实施，其文本由中国标准出版社出版，标志着杨五针经过数年的临床实践和专家论证已经趋于成熟。这也是杨氏穴位埋线流派形成的标志之一。2024 年 1 月 4 日，《手卡指压式星状神经节埋线技术操作规范》正式在全国团体标准信息平台发布并开始实施，标志着杨五针更加成熟和完善。2025 年 2 月，《推寰循经式迷走神经埋线技术操作规范》进入专家评审阶段，即将在全国团体标准信息平台发布并开始实施。

3. 线体对折旋转埋线术彻底解决了埋线线体过软和过敏的难题

（1）杨氏埋线流派促进了埋线行业的三大飞跃：穴位埋线疗法是长效针灸，是针灸技术的发展和延伸，是在传统针具和针法基础上建立和发展起来的。穴位埋线的难点在于埋，用什么埋？埋什么？怎么埋？此一是工具问题，二是埋藏物问题，三是操作技术问题。穴位埋线的发展受到这三大问题的影响，三者之间互相促进、互相制约。埋线工具、埋藏物、操作技术，其中一个发生变化，就会引起另外两个发生相应的改变。其中最早开始变革的是埋线工具，接着操作技术随之变化，同时，埋藏物的变化也会影响埋线工具和操作技术的改进，三者形成了螺旋式前进的态势，每一次变化都会带动埋线疗法的一次巨大飞跃、巨大进步。所以，埋线工具的改进被称为穴位埋线疗法的第一次飞跃，埋藏物的改进被称为穴位埋线疗法的第二次飞跃，操作技术的改进被称为穴位埋线疗法的第三次飞跃。

羊肠线、胶原蛋白线在体内的分解，必须依靠酶的作用。这就是说，它们分解时，必须启动免疫系统。这也是二者出现排斥反应的根本原因，不同的人体、相同人体的不同部位埋线后出现不同的排斥反应或者结节等现象，也是酶的多少和分布不均之故。这种反应也成为穴位埋线被诟病的缘由之一，加上其他因素，制约了穴位埋线疗法的健康快速发展。高分子聚合物有效地避免了排斥反应的问题，因为它在体内的分解方式不是酶解，而是水解，故更加适合穴位埋线疗法。从羊肠线到胶原蛋白线再到高分子聚合物线，埋藏物的改进使穴位埋线疗法实现了第二次飞跃。

自羊肠线、胶原蛋白线应用于临床后，埋线的方法被称作注线法。操作时，医者将一段2cm长的线段放入一支后接针芯的埋线针前端，刺入穴位，待患者获得针感后，边退针管、边推针芯，将线体埋入穴位。注线法的前提是羊肠线、胶原蛋白线均具有一定的强度，能使注线的动作顺利完成。但是，高分子聚合物线比较软，做注线操作时，常因线体被卡在针膛内而失败。为了解决线软的难题，杨才德进行了不懈的努力，最后在"缝衣服"动作的启发下，将一段长3cm的线放在去掉针芯的埋线针前端，线体一半在针孔内，一半在针孔外，刺入时，线体被带进皮肤，到达穴位并使患者获得针感后，出针。为了便于观察，孔内外的线体必须等长，刺入时，线体被压成对折状进入皮肤；为了避免出针时线体被带出，增加一个旋转针具的动作，使针具和周围组织产生紧密的摩擦力而留下线体，因此，杨才德将其命名为线体对折旋转埋线术。

线体对折旋转埋线术彻底解决了高分子聚合物线软的难题，让埋藏物正式跨入了高分子聚合物线时代，即无过敏线时代，这也使埋线方法由注线法转变为线体对折旋转埋线术，使穴位埋线疗法实现了第三次飞跃。

（2）神经节埋线术是杨氏穴位埋线流派对穴位埋线领域的特殊贡献：手卡指压式星状神经节埋线术、三点一线式蝶腭神经节埋线术、推寰循经式迷走神经埋线术，都是以线体对折旋转埋线术为基础针法而产生的。神经节埋线术在临床上被广泛应用，已经成为我国穴位埋线领域的特殊疗法，也是杨氏穴位埋线流派的核心内容之一，因此，神经节埋线术是杨氏埋线流派对埋线领域的特殊贡献。

4. 神经节和阳性点是杨氏穴位埋线流派打破禁区的最大亮点

（1）神经节：杨氏穴位埋线流派的独特技术就是在线体对折旋转埋线术基础上的神经节和颈动脉窦埋线术。

手卡指压式星状神经节埋线术：手卡是为了提高押手与颈部之间的稳定性，指压是为了拨开颈总动脉，提高穿刺的安全性。星状神经节是交感神经节，可以调节免疫系统、内分泌系统、自主神经系统、心血管系统，在临床应用广泛，但因其穿刺术式、注射药物过敏和抢救条件限制等因素制约了它的应用。手卡指压式星状神经节埋线术，完美地解决了上述问题，打开了神经节埋线的"禁区"，使之焕发了新的生机和活力。2020 年 6 月，手卡指压式星状神经节埋线术获得全国中医药科普短视频大赛优秀奖。同时，手卡指压式星状神经节埋线术是第一批被同行公认的穴位埋线特色疗法之一。

推寰循经式迷走神经埋线术：以穿刺右侧为例，医者立于患者右侧，左手四指握于患者项部，左手拇指紧压患者寰椎横突尖，右手持埋线针刀，刃口线与人体纵轴平行，针体与冠状面平行，快速突破皮肤，到达寰椎横突尖后，再向前缓慢推进 5 ～ 7mm，旋转埋线针刀，留线，缓慢出针。迷走神经节的主要成分是副交感神经，可以调节全身及各脏腑阴阳失衡等各种病证。推寰循经式迷走神经埋线术是穴位埋线领域的奇葩之一，填补了微创迷走神经节穿刺技术的空白。

手卡指压式星状神经节埋线术和推寰循经式迷走神经埋线术，可以完整、有效地对人体自主神经系统进行调节，为治疗内科系统的慢性病和疑难杂症打开了希望之门和新的思路。

三点一线式蝶腭神经节埋线术：穿刺点在颧弓下缘与下颌骨冠突后缘交界处。操作时，医者拇指按在下颌骨乙状切迹内，指尖处即为进针点，相当于下关穴前下方。医者刺手持针，针刺方向与额状面呈 15°，与矢状面呈 75°，与水平面呈 15°，总的进针方向为前内上。同时，让患者头向对侧适当倾斜，并稍许向后仰，此时神经节、进针点、医者视线三点连成一线。医者缓慢提插，探索进针，当到达蝶腭神经节后，旋转出针。蝶腭神经节是全身最大的以副交感神经为主的混合神经节，对变应性鼻炎、慢性鼻炎、咽炎、扁桃体炎、面神经麻痹、三叉神经痛等具有良好的疗效。

分经拨脉式颈动脉窦埋线术：医者押手四指紧靠患者颈部，平甲状软骨上缘，做卡颈状动作，拇指指腹感受颈动脉搏动，用指腹及指尖分开胸锁乳突肌，将颈动脉搏动控制于指腹一侧；右手持针，针斜口面对拇指，针尖触及皮肤，拇指与针尖同时向下移动，拇指将胸锁乳突肌、颈动脉、颈内静脉推向外侧，当到达第 4 颈椎横突前结节时有明显的抵抗感，稍作停顿后，继续向外侧移动并越过第 4 颈椎横突前结节，右手向下快速突破，旋转埋线。

（2）阳性点：指异常点，如患者自身感觉到的痛点，医生查体时医患双方或者一方感受到的痛点、异常点，以及医患双方观察到的异常点等。阳性点是人体功能失常的外在表现。例如，肩胛提肌损伤后，肩胛骨内上角常会出现痛点或压痛点，此即阳性点，因为此处是肩胛提肌的附着点。再例如，肩周炎中大圆肌、小圆肌损伤后，在肩胛骨外侧缘就会找到阳性点，因为此处是大圆肌和小圆肌的附着点。由此可以看出，阳性点往往出现在肌肉或者神经的起始处、穿出处、附着处等。再例如，颈椎病中，拇指麻木可能是第 5 颈神经有问题，食指麻木可能是第 6 颈神经有问题，中指麻木可能是第 7 颈神经有问题，无名指麻木可能是第 8 颈神经有问题，小指麻木可能是第 1 胸神经有问题，因为臂丛神经的分布是有规律的，由此可以根据症状推测病变的部位而寻找阳性点。阳性点是有规律的，疾病常在阳性点上表现出来，故可以通过干预阳性点进行疾病的治疗。因此，阳性点对于疾病的诊断、治疗和预后的判断极为重要。尤其在颈肩腰腿痛疾病的治疗中，阳性点是诊治的枢机。寻找阳性点的思路：根据症状定范围，例如头痛、头晕应在颈椎上部定点，肩背痛应在颈椎下部找阳性点；根据特征找节段，例如根据手指麻木不适的特征，就可以大致推断出阳性点的位置；根据影像资料定部位，例如项韧带钙化等，就必须根据影像报告确定阳性点的部位；根据体格检查辨性质，例如麻木、眩晕等症状，我们可以通过体格检查确定是否为椎动脉型颈椎病或者神经根型颈椎病，再确定阳性点的位置。

（3）神经节和阳性点在杨五针中的作用：杨五针是杨氏穴位埋线流派的核心处方，62% 以上的处方以星状神经节为主穴，36% 以上的处方以迷走神经节为主穴，在治疗疼痛类疾病的处方中，有 14 个处方以阳性点为主穴。其定点之经典、疗效之显著，在数以万计的病例中得到了验证。

5. 埋线针刀与神经节的完美结合是杨氏穴位埋线流派拓展疾病谱的特殊方式

（1）穴位埋线的疾病谱特征：20 世纪 60 年代至 20 世纪 70 年代后期，穴位埋线疾病谱由小儿麻痹症逐步扩大到哮喘、胃炎、十二指肠溃疡、慢性肠炎、癫痫、中风、偏瘫等慢性、顽固性、免疫力低下性疾病等。除用于治疗慢性病和虚证外，穴位埋线还可治疗急症、实证等各种疾病，治疗病种已达 100 余种，涉及传染、内、外、妇、儿、皮肤、五官等各科。当时，在各级刊物上报道的治疗病种有 50 种之多，病例已达万例。穴位埋线疗法发展至今，已可治疗传染、内、外、妇、儿、皮肤、五官等科 140 余种疾病，其中优势病种主要有呼吸系统疾病、消化系统疾病和皮肤病。

（2）针刀的疾病谱特征：针刀是近几十年兴起的疗法，可治疗狭窄性腱鞘炎、腰腿痛等，也可治疗部分内科疾病。针刀疗法最擅长治疗软组织损伤，尤其对颈椎病、肩周炎、腰痛、关节炎、骨质增生等具有特殊疗效，故深受患者的喜爱。

（3）埋线针刀的疾病谱特征：埋线针刀疗法从埋线的角度引入即刻松解的机制，

从针刀的角度引入长效针灸机制，把埋线治疗痛症的疗效推向新的高度，把埋线治疗痛症的范围拓展到了新的广度。目前，该疗法以杨五针处方的形式整理出了枕五针（枕大神经痛、失眠）、椎五针（椎动脉型颈椎病）、项五针（项韧带钙化、颈型颈椎病）、颈五针（神经根型颈椎病）、冈五针＋峰一针＋喙一针（肩周炎）、菱五针（菱形肌损伤）、突五针（腰椎间盘突出症）、损五针（腰肌劳损）、臀五针（臀肌损伤）、膝五针（骨性关节炎）、肘五针（网球肘）、腘五针（关节炎）、足五针（跟骨骨刺）、掌五针（腕管综合征）、股五针（股骨头坏死）、强五针（强直性脊柱炎）、湿五针（类风湿关节炎）、疱五针（带状疱疹）、齿五针（牙痛）、胃五针（胃炎、胃溃疡）、腹五针（结肠炎）、经五针（痛经）、痛风五针（痛风）等处方，以星状神经节、蝶腭神经节、迷走神经节、颈动脉窦埋线术为主，整理出了治疗中风后遗症、肥胖症、荨麻疹、鼻炎、咽炎、面肌痉挛等慢性疑难病症的特效疗法。其疾病谱既包含了埋线的疾病谱，又包含了针刀的疾病谱，还具备了二者未具备的疾病谱特征，那就是神经节疾病谱的特征。从总体上讲，埋线针刀疗法的优势病种主要有心血管系统疾病、呼吸系统疾病、消化系统疾病、免疫系统疾病、内分泌系统疾病、运动系统疾病和内科疑难杂症。

（4）神经节埋线的疾病谱特征：神经节埋线以调节自主神经系统疾病居多。

（5）埋线针刀与神经节埋线的结合：埋线针刀的操作技术以线体对折旋转埋线术为基础手法，即重视押手的作用以确保安全性，简化刺手的动作以确保埋线过程的完成。星状神经节、蝶腭神经节、迷走神经节的埋线操作过程均需要押手、刺手的密切配合，但又具有相对的独立性，如果用注线法是不可能完成的。星状神经节埋线时，既要穿刺到横突前面，又不可以刺激到骨膜以免留下强烈的酸胀等不适感，即"到而不达"；既要避免针尖过尖穿透横突前结节损伤到脊神经和椎动脉，又要把线体尽量靠近神经节以免影响疗效。类似于注射器一样的普通埋线针就难以达到这个要求，需要把针尖截去一部分来适应这个要求，这时候，普通埋线针的针尖就变化为扇形，不仅符合了上述要求，还具有了针刀样的功能。手卡指压式星状神经节埋线术就是应用这种针具来完成的，杨才德把此工具命名为埋线针刀，并申请了实用新型专利。从这个意义上来说，先有手卡指压式星状神经节埋线术，后有埋线针刀疗法。

线体对折旋转埋线术把复杂的、需要双手同时配合的注线法操作过程简化为单手即可操作，使医者能腾出另外一只手强化押手的作用以确保安全性。这样就使很多复杂的穿刺技术动作的问题得到了解决，也使精确度要求极高的神经节埋线具有了可能性。埋线针刀针具本身的针尖特点，同时解决了距离、并发症、后遗症等问题，使星状神经节穿刺后的舒适度提高具有了可能性。因此，埋线针刀作为埋线针的一种，比较完美地解决了神经节尤其是星状神经节埋线的风险问题。从这个意义上说，没有埋线针刀工具的改进，就不可能有对星状神经节埋线术的探索、研究；没有线体对折旋转埋线术，就没有手卡指压式星状神经节埋线术的成熟和普及。

穴位埋线疗法因为具有长效针灸的作用，故擅长慢性病的治疗。虽然针灸疾病谱中疼痛类疾病居多，但普通针灸的疗效往往不够持久，需要反复多次地进行治疗才可以达到积累效果，而穴位埋线解决了长效的问题。速效的问题也是普通针灸、长效针灸关注的主要问题之一。针刀疗法擅长速效，在一定程度上解决了上述问题，似乎有取代穴位埋线的趋势。但是，针刀疗法也面临疗效持久性的问题。个别学者同时使用了针刀疗法和埋线疗法，使长效和速效问题同时得到解决。然而，患者并不能接受 2 次针刺的痛苦和费用，这让临床工作陷入了两难的境地。2014 年，实用新型专利"一种专用埋线针刀"的问世，让上述问题一次性得到了解决。埋线针刀作为一种埋线工具，兼顾了埋线和针刀及穴位注射的功能，从埋线的角度引入针刀的思路，从针刀的角度引入埋线的理念，将痛症的疗效提升到了新的高度，将疾病谱拓展到了新的广度。埋线针刀疗法是长效针灸与速效针刀的完美结合，针灸侧重于慢性病的治疗，针刀擅长软组织损伤的疼痛类疾病，二者完美结合，诞生出的埋线针刀疗法效果显著，而星状神经节、迷走神经节、蝶腭神经节等神经节特色埋线疗法的融入，又使埋线针刀疗法发生了质的飞跃。长效针灸擅长治疗慢性病，速效针刀适合治疗疼痛类疾病，神经节擅长调节自主神经系统而治疗疑难杂症。埋线和针刀的完美结合提升了疗效，扩展了疾病谱。神经节埋线调节自主神经系统、免疫系统、内分泌系统等功能，反过来又强化了埋线针刀对疾病的疗效，故催生出了全新意义上的埋线针刀疗法。这才是埋线针刀与神经节完美结合的精华所在。

埋线针刀疗法以调节自主神经系统与埋线针刀结合为核心思想，以埋线针刀为主要工具，以杨五针为主要处方，以线体对折旋转埋线术为基础术式，主要解决了胶原蛋白线的过敏和过软的难题，打破或降低神经与血管等特殊部位的操作风险，以颈肩腰腿痛和慢性病为主要优势病种，是当代穴位埋线集大成者。

四、学术流派经典处方

杨五穴是杨氏穴位埋线流派的核心处方。

1. 枕五针

项中点：头后正中线上，枕外隆凸正中向下（2.0±0.5cm）处。

项 A 点：枕外隆凸正中向下（2.0±0.5）cm，旁开（2.0±0.5）cm 处，左右各一点。

项 B 点：枕外隆凸正中向下（2.0±0.5）cm，旁开（4.0±0.5）cm 处，左右各一点。

简便取点：枕外隆凸与乳突的弧形连线即为上项线，向下平移（2.5±0.5）cm 即为下项线，将一侧的上下项线形成的区域分 3 等份，中、内 1/3 点即为项 A 点，中、外 1/3 点即为项 B 点。项 A 点及项 B 点左右各一点。枕五针均应在上项线和下项线之间的区域内。

主治：头晕、头痛等。

2. 椎五针

项A点：枕外隆凸正中向下（2.0±0.5）cm，旁开（2.0±0.5）cm处，左右各一点。

枢中点：枢椎棘突中间。

枢外点：枢椎棘突左右各一点。

主治：椎动脉型颈椎病及交感神经型颈椎病等。

3. 项五针

项中点：头后正中线上，枕外隆凸正中向下（2.0±0.5）cm处。

枢外点：枢椎棘突左右各一点。

肩胛点：肩胛骨内上角左右各一点。

主治：颈型颈椎病、项韧带钙化及肩胛提肌损伤等。

4. 颈五针

颈中点：第4、第5颈椎棘突之间。

关节柱点：第4、第5颈椎棘突旁开2cm各一点。

主治：神经根型颈椎病等。

5. 冈五针 + 峰一针 + 喙一针

冈上肌点：位于冈上窝内阳性点处，相当于秉风处，故也称秉风点。

冈下肌点：位于冈下窝内阳性点处，相当于天宗处，故也称天宗点。

大圆肌点：位于肩胛骨外侧缘大圆肌阳性点处。

小圆肌点：位于肩胛骨外侧缘小圆肌阳性点处。

巨骨点：位于肩胛冈与锁骨肩峰端之间凹陷处，相当于巨骨处。

肩峰点：位于肩峰最外侧端与肱骨大结节之间的缝隙，其深层为肩峰下滑囊。

喙突点：位于喙突之阳性点处。

主治：肩周炎、冈上肌损伤、冈下肌损伤、大圆肌损伤、小圆肌损伤、肩胛上神经卡压综合征、肩峰下滑囊炎等。

6. 菱五针

大椎点：第7颈椎棘突和第1胸椎棘突的中点凹陷中。

小菱点：第6、第7颈椎棘突两侧阳性点，左右各一点。

大菱点：第1～4胸椎棘突两侧阳性点，左右各一点。

主治：菱形肌损伤、背肌筋膜炎等。

7. 突五针

腰中点：后正中线上，病变腰椎间盘棘突之间为一点，或者阳性点。

关节突关节点：病变腰椎间盘上下棘突旁开2.5～3cm（或阳性点）。

主治：腰椎间盘突出症等。

8. 损五针

腰中点：后正中线上，病变腰椎间盘棘突之间为一点，或者阳性点。

横突点：腰椎横突尖端压痛最明显处，多见于第 3、第 5 腰椎横突。

主治：腰肌劳损、第 3 腰椎横突综合征、髂腰韧带损伤等。

9. 臀五针

髂前点：髂前上棘后缘约 2cm 附近的阳性点。

臀上点：髂前上棘与髂后上棘之间的髂嵴上缘下方约 3cm 的阳性点。

臀中点：髂前上棘、髂后上棘连线中点附近的阳性点。

环跳点：在股外侧部，侧卧屈股，股骨大转子最凸点与骶管裂孔连线的外 1/3 与中 1/3 交点附近处的阳性点。

转子上点：股骨大转子尖上方凹陷中的阳性点（股骨转子尖上 2～3cm 处）。

主治：臀上皮神经卡压综合征、臀中肌损伤、梨状肌综合征、膝骨关节炎、坐骨神经痛等。

10. 膝五针

血海点：屈膝，在大腿内侧，髌底内侧端上（3.5±0.5）cm，当股四头肌内侧头的隆起处。

梁丘点：屈膝，在大腿前面，当髂前上棘与髌底外侧端的连线上，髌底上（3.5±0.5）cm。

内膝眼点：屈膝，在髌骨与髌韧带内侧凹陷处。

外膝眼点：屈膝，在髌骨与髌韧带外侧凹陷处。

阳陵泉点：在小腿外侧，当腓骨头前下方凹陷处。

主治：膝骨关节炎、膝痛症等。

11. 肘五针

外上髁点：肱骨外上髁处的阳性点。

内上髁点：肱骨内上髁处的阳性点。

旋前圆肌点：旋前圆肌走行处的阳性点。

鹰嘴点：尺骨鹰嘴处的阳性点。

肘管点：肱骨内上髁后方及尺骨鹰嘴间（尺神经沟）的内侧缘。

主治：肱骨外上髁炎、肱骨内上髁炎、旋前圆肌综合征、尺骨鹰嘴滑囊炎、肘管综合征、尺管综合征。

12. 腘五针

腓内点：腓肠肌内侧头起点处的阳性点。

腓外点：腓肠肌外侧头、跖肌起点处的阳性点。

腘肌点：腘肌起止点之间的阳性点。

腓骨头点：比目鱼肌起点或者股二头肌止点或膝外侧副韧带处的阳性点。

鹅足点：缝匠肌、股薄肌、半膜肌、半腱肌止点、膝内侧副韧带处的阳性点。

主治：膝骨关节炎、膝痛症等。

13. 足五针

内踝后上点、内踝后下点：内踝后缘上下各一点（相距约 1cm）。跗管内神经等各内容物为后上、前下斜线方向走行，与小腿纵轴线前下方约呈 30°，即在胫后动脉搏动的前上部。

跗骨窦口点：外踝前下方凹陷中，相当于丘墟的位置，穿刺针可到达内踝下缘处的照海。

足底内侧点、足底外侧点：做足内踝及外踝的垂线，并在足底连线，把足底的线段平均分成 3 等份，内侧的等分点为足底内侧点，外侧的等分点为足底外侧点。

主治：跗管综合征、跗骨窦高压综合征、跟骨骨刺等。

14. 掌五针

腕近点：掌长肌腱尺侧缘掌指端延长线上，距离远端腕横纹 0.5cm 处。

腕远点：掌长肌腱尺侧缘掌指端延长线上，距离远端腕横纹 1.5cm 处。

列缺点：桡骨茎突最高点或阳性点。

拇指点：拇掌指横纹近侧缘凹陷处（骨沟）阳性点。

四指点：掌指关节掌侧阳性点。

主治：腕管综合征、桡骨茎突狭窄性腱鞘炎、腱鞘炎等。

15. 股五针

转子上点：股骨大转子尖上方凹陷中的阳性点（股骨转子尖上 2～3cm 处）。

转子前点：腹股沟韧带中点（股动脉搏动处）垂直向下 2～3cm，再平行向外 2～3cm 处。

转子后点：髂后下棘与股骨大转子最外侧点连线的中、外 1/3 点处。

小转子点：股骨小转子处。

耻长薄短大点：耻骨支下方和坐骨支前方之内收肌附着处的阳性点。

主治：股骨头坏死等。

16. 强五针

星状神经节点：第 6 颈椎横突前结节略下方处。

迷走神经点：乳突尖下方、寰椎横突前缘处。

脊中点：脊椎棘突之间点。

关节突点：脊椎关节突点，或后正中线旁开 2.5～3cm 处（或阳性点）。

横突点：脊椎横突尖点及脊椎横突之间的阳性点。

主治：强直性脊柱炎等。

17. 湿五针

星状神经节点：第 6 颈椎横突前结节略下方处。

迷走神经点：乳突尖下方、寰椎横突前缘处。

膈俞点：第 7 胸椎棘突下旁开 1.5 寸。

脾俞点：第 11 胸椎棘突下旁开 1.5 寸。

肾俞点：第 2 腰椎棘突下旁开 1.5 寸。

主治：类风湿关节炎等。

18. 疱五针

星状神经节点：第 6 颈椎横突前结节略下方处。

夹脊穴点：脊柱各椎棘突下两侧，后正中线旁开 0.5 寸。

脾俞点：第 11 胸椎棘突下旁开 1.5 寸。

肾俞点：第 2 腰椎棘突下旁开 1.5 寸。

天应穴点：疱疹局部。

主治：带状疱疹等。

19. 齿五针

蝶腭神经节点：颧弓下缘，下颌骨乙状切迹内，髁突与冠突之间略下方 1～2cm 处。

颊车点：下颌角前上方，耳下大约一横指处，咀嚼时肌肉隆起时出现的凹陷处。

合谷点：在手背第 1、第 2 掌骨间，当第 2 掌骨桡侧的中点处。

太冲点：位于足背侧，第 1、第 2 跖骨结合部之前凹陷处。

牙痛点：耳垂正前方正中间处，在耳前下颌骨外缘凹陷处。

主治：各类牙痛等。

20. 胃五针

星状神经节点：第 6 颈椎横突前结节略下方处。

迷走神经点：乳突尖下方，寰椎横突前缘处。

足三里点：在小腿前外侧，当犊鼻下 3 寸，距胫骨前缘一横指（中指）。

内关点：当曲泽与大陵的连线上，腕横纹上 2 寸，掌长肌腱与桡侧腕屈肌腱之间。

胃俞点：第 12 胸椎棘突下旁开 1.5 寸。

主治：胃痛等。

21. 腹五针

星状神经节点：第 6 颈椎横突前结节略下方处。

迷走神经点：乳突尖下方，寰椎横突前缘处。

公孙点：足内侧缘，当第 1 跖骨基底部的前下方。

脾俞点：第 11 胸椎棘突下旁开 1.5 寸。

足三里点：在小腿前外侧，当犊鼻下 3 寸，距胫骨前缘一横指（中指）。

主治：腹痛等。

22. 经五针

星状神经节点：第 6 颈椎横突前结节略下方处。

迷走神经点：乳突尖下方，寰椎横突前缘处。

次髎点：髂后上棘与后正中线之间，适对第 2 骶后孔。

十七椎下点：在腰部，当后正中线上，第 5 腰椎棘突下，俯卧位取之。

三阴交点：在小腿内侧，当足内踝尖上 3 寸，胫骨内侧缘后方。

主治：月经不调、痛经等。

23. 痛风五针

星状神经节点：第 6 颈椎横突前结节略下方处。

迷走神经点：乳突尖下方，寰椎横突前缘处。

脾俞点：第 11 胸椎棘突下旁开 1.5 寸。

肾俞点：第 2 腰椎棘突下旁开 1.5 寸。

丰隆点：位于小腿前外侧，外踝尖上 8 寸，胫骨前缘外二横指（中指）处。内与条口相平，当外膝眼（犊鼻）与外踝尖连线的中点。

主治：痛风等。

24. 压五针

颈动脉窦点：甲状软骨上缘，第 4 颈椎横突前结节，相当于人迎处。

降压点：第 6、第 7 颈椎棘突之间旁开 2 寸。

曲池点：曲肘成直角，肘横纹桡侧端与肱骨外上髁连线的中点。

太冲点：位于足背侧，第 1、第 2 跖骨结合部之前凹陷处。

足三里点：在小腿前外侧，当犊鼻下 3 寸，距胫骨前缘一横指（中指）。

主治：高血压等。

25. 脂五针

星状神经节点：第 6 颈椎横突前结节略下方处。

丰隆点：位于小腿前外侧，外踝尖上 8 寸，胫骨前缘外二横指（中指）处。内与条口相平，当外膝眼（犊鼻）与外踝尖连线的中点。

足三里点：在小腿前外侧，当犊鼻下 3 寸，距胫骨前缘一横指（中指）。

三阴交点：在小腿内侧，当足内踝尖上 3 寸，胫骨内侧缘后方。

内关点：当曲泽与大陵的连线上，腕横纹上 2 寸，掌长肌腱与桡侧腕屈肌腱之间。

主治：高脂血症等。

26. 糖五针

星状神经节点：第 6 颈椎横突前结节略下方处。

胰俞点：第 8 胸椎棘突下旁开 1.5 寸。

地机点：小腿内侧，当内踝尖与阴陵泉穴的连线上，阴陵泉下3寸。

关元点：在下腹部，前正中线上，当脐下3寸。

内关上点：当曲泽与大陵的连线上，腕横纹上4寸，掌长肌腱与桡侧腕屈肌腱之间。

主治：糖尿病等。

27. 风五针

星状神经节点：第6颈椎横突前结节略下方处。

颈动脉窦点：甲状软骨上缘，第4颈椎横突前结节，相当于人迎处。

丰隆点：位于小腿前外侧，外踝尖上8寸，胫骨前缘外二横指（中指）处。内与条口相平，当外膝眼（犊鼻）与外踝尖连线的中点。

内关点：当曲泽与大陵的连线上，腕横纹上2寸，掌长肌腱与桡侧腕屈肌腱之间。

三焦俞点：第1腰椎棘突下旁开1.5寸。

主治：中风等。

28. 胖五针

星状神经节点：第6颈椎横突前结节略下方处。

迷走神经点：乳突尖下方，寰椎横突前缘处。

丰隆点：位于小腿前外侧，外踝尖上8寸，胫骨前缘外二横指（中指）处。内与条口相平，当外膝眼（犊鼻）与外踝尖连线的中点。

足三里点：在小腿前外侧，当犊鼻下3寸，距胫骨前缘一横指（中指）。

内关点：当曲泽与大陵的连线上，腕横纹上2寸，掌长肌腱与桡侧腕屈肌腱之间。

主治：肥胖症等。

29. 眠五针

星状神经节点：第6颈椎横突前结节略下方处。

安眠点：位于项部，当翳风和风池连线的中点。

内关点：当曲泽与大陵的连线上，腕横纹上2寸，掌长肌腱与桡侧腕屈肌腱之间。

心俞点：第5胸椎棘突下旁开1.5寸。

三阴交点：在小腿内侧，当足内踝尖上3寸，胫骨内侧缘后方。

主治：失眠等。

30. 喘五针

星状神经节点：第6颈椎横突前结节略下方处。

膻中点：前正中线，平第4肋间，两乳头连线的中点。

定喘点：俯卧位或正坐低头，第7颈椎棘突下，旁开0.5寸处。

肺俞点：第3胸椎棘突下旁开1.5寸。

肾俞点：第2腰椎棘突下旁开1.5寸。

主治：哮喘等。

31. 癣五针

星状神经节点：第 6 颈椎横突前结节略下方处。

迷走神经点：乳突尖下方，寰椎横突前缘处。

膈俞点：第 7 胸椎棘突下旁开 1.5 寸。

肺俞点：第 3 胸椎棘突下旁开 1.5 寸。

风市前点：风市前 3 寸。

主治：牛皮癣等。

32. 荨五针

星状神经节点：第 6 颈椎横突前结节略下方处。

迷走神经点：乳突尖下方，寰椎横突前缘处。

风门点：第 2 胸椎棘突下旁开 1.5 寸。

风市点：在大腿外侧部的中线上，当腘横纹上 7 寸；或直立垂手时，中指尖处。

风市前点：风市前 3 寸。

主治：荨麻疹等。

33. 痘五针

星状神经节点：第 6 颈椎横突前结节略下方处。

蝶腭神经节点：颧弓下缘，下颌骨乙状切迹内，髁突与冠突之间略下方 1～2cm 处。

痤疮点：第 7 颈椎棘突下凹陷处。

肺俞点：第 3 胸椎棘突下旁开 1.5 寸。

血海点：在股前区，髌底内侧端上 2 寸，股内侧肌隆起处。

主治：痤疮等。

34. 疹五针

星状神经节点：第 6 颈椎横突前结节略下方处。

迷走神经点：乳突尖下方，寰椎横突前缘处。

血海点：在股前区，髌底内侧端上 2 寸，股内侧肌隆起处。

丰隆点：位于小腿前外侧，外踝尖上 8 寸，胫骨前缘外二横指（中指）处。内与条口相平，当外膝眼（犊鼻）与外踝尖连线的中点。

风市前点：风市前 3 寸。

主治：湿疹等。

35. 褐五针

星状神经节点：第 6 颈椎横突前结节略下方处。

蝶腭神经节点：颧弓下缘，下颌骨乙状切迹内，髁突与冠突之间略下方 1～2cm 处。

迷走神经点：乳突尖下方，寰椎横突前缘处。

肾俞点：第 2 腰椎棘突下旁开 1.5 寸。

太冲点：位于足背侧，第 1、第 2 跖骨结合部之前凹陷处。

主治：黄褐斑等。

36. 鼻五针

蝶腭神经节点：颧弓下缘，下颌骨乙状切迹内，髁突与冠突之间略下方 1～2cm 处。

星状神经节点：第 6 颈椎横突前结节略下方处。

印堂点：在人体前额部，当两眉头间连线与前正中线之交点处。仰靠或仰卧位取穴。

迎香点：鼻翼外缘中点旁，当鼻唇沟中。

肺俞点：第 3 胸椎棘突下旁开 1.5 寸。

主治：鼻炎等。

37. 咽五针

蝶腭神经节点：颧弓下缘，下颌骨乙状切迹内，髁突与冠突之间略下方 1～2cm 处。

星状神经节点：第 6 颈椎横突前结节略下方处。

廉泉点：颈部，当前正中线上，结喉上方，舌骨上缘凹陷处。

天突点：当前正中线上，胸骨上窝中央。

少商点：在拇指桡侧指甲角旁 0.1 寸。

主治：咽炎等。

38. 咳五针

星状神经节点：第 6 颈椎横突前结节略下方处。

肺俞点：第 3 胸椎棘突下旁开 1.5 寸。

天突点：当前正中线上，胸骨上窝中央。

膻中点：前正中线，平第 4 肋间隙，两乳头连线的中点。

八华点：在背部，以不易伸缩的绳子，取两乳间 3/4 的长度为边，作一等边三角形，照样剪成等边三角形的纸片，将其一角置于大椎上，使其两下角同等高，两下角处为穴；再将此三角形纸片之一角置于上述两下角的中央，则其下端两角亦是穴。照样依次再量两次，共计在脊柱两侧得八穴，即八华点。

主治：慢性支气管炎等。

39. 挛五针

蝶腭神经节点：颧弓下缘，下颌骨乙状切迹内，髁突与冠突之间略下方 1～2cm 处。

星状神经节点：第 6 颈椎横突前结节略下方处。

翳风点：在颈部，耳垂后方，乳突下端前方凹陷中。

颊车点：下颌角前上方，耳下大约一横指处，咀嚼时肌肉隆起时出现的凹陷处。

扳机点：面肌痉挛发作时的激发点。

主治：面肌痉挛等。

40. 痹五针

蝶腭神经节点：颧弓下缘，下颌骨乙状切迹内，髁突与冠突之间略下方 1～2cm 处。

星状神经节点：第 6 颈椎横突前结节略下方处。

翳风点：在颈部，耳垂后方，乳突下端前方凹陷中。

颊车点：下颌角前上方，耳下大约一横指处，咀嚼时肌肉隆起时出现的凹陷处。

合谷点：在手背第 1、第 2 掌骨间，当第 2 掌骨桡侧的中点处。

主治：面神经麻痹等。

41. 癫五针

迷走神经点：乳突尖下方，寰椎横突前缘处。

星状神经节点：第 6 颈椎横突前结节略下方处。

癫痫点：背部正中线，第 1 胸椎棘突与尾骨端连线的中点，相当于第 9 或第 11 胸椎棘突尖处。

鸠尾点：脐上 7 寸，剑突下 0.5 寸。

丰隆点：位于小腿前外侧，外踝尖上 8 寸，胫骨前缘外二横指（中指）处。内与条口相平，当外膝眼（犊鼻）与外踝尖连线的中点。

主治：癫痫等。

42. 眩五针

星状神经节点：第 6 颈椎横突前结节略下方处。

定晕点：风池上 1 寸。

内关点：当曲泽与大陵的连线上，腕横纹上 2 寸，掌长肌腱与桡侧腕屈肌腱之间。

肝俞点：第 9 胸椎棘突下旁开 1.5 寸。

丰隆点：位于小腿前外侧，外踝尖上 8 寸，胫骨前缘外二横指（中指）处。内与条口相平，当外膝眼（犊鼻）与外踝尖连线的中点。

主治：眩晕等。

43. 郁五针

迷走神经点：乳突尖下方，寰椎横突前缘处。

星状神经节点：第 6 颈椎横突前结节略下方处。

膻中点：前正中线，平第 4 肋间隙，两乳头连线的中点。

太冲点：位于足背侧，第 1、第 2 跖骨结合部之前凹陷处。

内关点：当曲泽与大陵的连线上，腕横纹上 2 寸，掌长肌腱与桡侧腕屈肌腱之间。

主治：抑郁症等。

44. 性五针

迷走神经点：乳突尖下方，寰椎横突前缘处。

星状神经节点：第 6 颈椎横突前结节略下方处。

次髎点：髂后上棘与后正中线之间，适对第 2 骶后孔。

举阳点：秩边与环跳连线中点（约当梨状肌下口处）。

阳痿点：肾俞上 2.5 寸，后正中线旁开 1 寸。

主治：性功能障碍等。

45. 劳五针

迷走神经点：乳突尖下方，寰椎横突前缘处。

星状神经节点：第 6 颈椎横突前结节略下方处。

足三里点：在小腿前外侧，当犊鼻下 3 寸，距胫骨前缘一横指（中指）。

脾俞点：第 11 胸椎棘突下旁开 1.5 寸。

肾俞点：第 2 腰椎棘突下旁开 1.5 寸。

主治：慢性疲劳综合征等。

46. 更五针

迷走神经点：乳突尖下方，寰椎横突前缘处。

星状神经节点：第 6 颈椎横突前结节略下方处。

次髎点：髂后上棘与后正中线之间，适对第 2 骶后孔。

内关点：当曲泽与大陵的连线上，腕横纹上 2 寸，掌长肌腱与桡侧腕屈肌腱之间。

肾俞点：第 2 腰椎棘突下旁开 1.5 寸。

主治：更年期综合征等。

47. 列五针

迷走神经点：乳突尖下方，寰椎横突前缘处。

星状神经节点：第 6 颈椎横突前结节略下方处。

会阴点：阴囊根部与肛门连线的中点。

中极点：在下腹部，前正中线上，当脐中下 4 寸。

次髎点：髂后上棘与后正中线之间，适对第 2 骶后孔。

主治：前列腺疾病等。

48. 养五针

迷走神经点：乳突尖下方，寰椎横突前缘处。

星状神经节点：第 6 颈椎横突前结节略下方处。

足三里点：在小腿前外侧，当犊鼻下 3 寸，距胫骨前缘一横指（中指）。

三阴交点：在小腿内侧，当足内踝尖上 3 寸，胫骨内侧缘后方。

肾俞点：第 2 腰椎棘突下旁开 1.5 寸。

主治：常用于养生保健等。

49. 泻五针

星状神经节点：第 6 颈椎横突前结节略下方处。

天枢点：腹部，肚脐旁开 2 寸。

曲池点：曲肘成直角，肘横纹桡侧端与肱骨外上髁连线的中点。

足三里点：在小腿前外侧，当犊鼻下 3 寸，距胫骨前缘一横指（中指）。

上巨虚点：在小腿前外侧，当犊鼻下 6 寸，距胫骨前缘一横指（中指）。

主治：泄泻等。

50. 痔五针

星状神经节点：第 6 颈椎横突前结节略下方处。

二白点：在前臂区，腕掌侧远端横纹上 4 寸，桡侧腕屈肌腱的两侧。

足三里点：在小腿前外侧，当犊鼻下 3 寸，距胫骨前缘一横指（中指）。

上巨虚点：在小腿前外侧，当犊鼻下 6 寸，距胫骨前缘一横指（中指）。

承山点：在小腿后区，腓肠肌两肌腹与肌腱交角处。

主治：痔疮等。

五、学术流派传承概况

杨氏穴位埋线流派是由杨才德为代表的穴位埋线团队形成的，以研究埋线针刀、神经节特色埋线为主的学术流派，其代表性著作有《穴位埋线疗法》《星状神经节埋线治百病》《埋线针刀治疗学》，以及团体标准《埋线针刀技术操作规范》《手卡指压式星状神经节埋线技术操作规范》《迷走神经下神经节埋线技术操作规范》。2021 年 5 月 26 日，中国中医药研究促进会《关于公布穴位埋线疗法学术流派、优秀科技成果、突出人才的通知》（中医促会〔2021〕48 号），认证埋线针刀疗法（代表性人物：杨才德）为首批穴位埋线学术流派。

2022 年 10 月 25 日，国家卫生健康委流动人口服务中心发文确认：埋线针刀疗法入选国家卫生健康技术推广应用信息服务平台技术备选库（证书编号：RKJS-20220096）。

杨才德团队以一系列专利技术实现了穴位埋线疗法的三大飞跃。杨才德是当代中国埋线行业的领军人物，影响力巨大，是当代穴位埋线的开拓者、创新者。其在全国建立了 56 个埋线临床示范基地，已培训 57000 余人次，收徒 400 余人，其中亲传弟子 20 人，弟子遍及国内外，担任多个国家级学会埋线分会的会长。北京、陕西、宁夏、甘肃等地的关于埋线的非物质文化遗产代表性项目的申报和认定均以杨氏穴位埋线流派弟子为核心成员。此外，杨氏穴位埋线流派的代表性人物还有李登科、李源、曲强、杨永香、侯淑平、杨泽林等。

（主要撰稿人：李登科、常林海、杨才德等）

第三章　穴位埋线特色疗法

根据中国中医药研究促进会《关于在会内开展挖掘、收集、遴选穴位埋线疗法学术流派、科技成果、突出人才活动的通知》（中医促会〔2021〕25号）的文件精神，中国中医药研究促进会埋线分会连续在2021年、2022年、2023年抢救性挖掘、收集、遴选穴位埋线疗法学术流派、科技成果、突出人才，并经过全国专家的审定和筛选，先后公布了3批成果。现将目前已经挖掘和整理完整的特色疗法收录如下。

第一节　手卡指压式星状神经节埋线术

手卡指压式星状神经节埋线术是中国中医药研究促进会公布的第一批穴位埋线特色疗法之一，代表性人物是杨才德［详见中国中医药研究促进会《关于公布穴位埋线疗法学术流派、优秀科技成果、突出人才的通知》（中医促会〔2021〕48号）］。

2024年1月4日，中国标准化委员会发布《中国国际科技促进会团体标准：手卡指压式星状神经节埋线技术操作规范》。2024年12月17日，国家卫生健康委医药卫生科技发展研究中心发布《关于第一批卫生健康适宜技术项目的复函》（卫科成果函〔2024〕332号），将手卡指压式星状神经节埋线术纳入第一批卫生健康适宜技术项目储备库。

下面以医者左手为押手、右手为刺手为例，说明手卡指压式星状神经节埋线术的操作方法。

1. **定点**

患者取仰卧位。医者押手拇指在星状神经节体表投影处轻轻按压，以患者可耐受为度，触及颈动脉搏动时，把颈动脉控制在指腹下，将胸锁乳突肌、颈动脉鞘同时推向外侧，使之与气管分开，继续向下按压，当触及明显的抵抗感时，感受指下抵抗感的位置，靠近头部为第6颈椎横突前结节，靠近足部为第7颈椎横突前结节，标记之，此为进针点（生手选择第6颈椎，熟手选择第7颈椎）。

2. 操作

患者取仰卧位。医者立于患者右侧（操作左侧时，医者应立于患者头侧），在患者颈枕部放一薄枕，使头尽量后仰，以充分暴露操作区域。患者口微张开以减小颈前肌张力。术区常规消毒，医者戴无菌手套。手卡：医者押手四指与拇指分开，四指紧靠于患者颈部，做卡颈状动作，以确保操作时押手的相对稳定。指压：拇指在进针点处再次做定点的动作，以确保操作的准确性，然后保持初始状态，刺手持针，针尖触及进针点皮肤，押手拇指与针尖同时向下移动，并同时确认已经把颈动脉鞘处于押手外侧。穿刺：押手拇指与针尖继续向下移动，当到达第 6 颈椎或第 7 颈椎横突前结节时，押手停止移动，刺手持针快速突破后立即停止；押手拇指轻轻抬起，幅度以不离开皮肤为度；之后，进行下一步操作（注射、埋线或者松解），出针，按压片刻，用创可贴贴敷针孔即可。

关于手卡指压式星状神经节埋线术更加详细的资料，请查阅杨才德主编的《星状神经节埋线治百病》一书。

第二节　三点一线式蝶腭神经节埋线法

三点一线式蝶腭神经节埋线术是中国中医药研究促进会公布的第二批穴位埋线特色疗法之一，代表性人物是杨才德［详见中国中医药研究促进会《关于公布第四届全国埋线传承创新技能大赛结果的通知》（中医促会〔2022〕76 号）〕。

下面以医者左手为押手、右手为刺手为例，说明三点一线式蝶腭神经节埋线术的操作方法。

1. 定点

颧弓下缘与下颌骨冠突后缘交界处为蝶腭神经节的体表投影点。医者拇指按在下颌骨乙状切迹内，指尖处即为进针点。

2. 操作

患者取仰卧位或侧卧位或端坐位。术区常规消毒，医者戴无菌手套。医者在触摸进针点的同时，让患者头向对侧适当倾斜，并稍向后仰，将神经节、进针点、医者视线三点连成一线，即可使进针点抬高至与蝶腭神经节位置等高，此时只需向前平行刺进，更易命中。医者刺手持针，针刺方向与额状面呈 15°，与矢状面呈 75°，与水平面呈 15°，总的进针方向为前内上。快速突破皮肤，缓慢探索进针。当针到达蝶腭神经节时，患者可获得明显的针感：同侧目内眦下至口角有麻木、胀、重感，齿痛或有放电样酸胀感，同侧面部产生剧烈电击感，鼻内有喷水样感，鼻腔紧缩感，鼻内吹风样感。上述针感可单独出现，亦可同时出现。

第三节　推寰循经式迷走神经埋线术

推寰循经式迷走神经埋线术是中国中医药研究促进会公布的第三批穴位埋线特色疗法之一，代表性人物是杨才德［详见中国中医药研究促进会《关于公布第五届全国埋线传承创新技能大赛结果的通知》］。

2024 年，迷走神经埋线术的团体标准获得立项。2025 年 2 月，《推寰循经式迷走神经埋线技术操作规范》进入专家评审阶段，即将在全国团体标准信息平台发布并开始实施。

下面以穿刺右侧为例，说明推寰循经式迷走神经埋线术的操作方法。

1. 定点

乳突尖下方，寰椎横突前缘处为进针点。

2. 操作

患者取仰卧位。术区常规消毒，医者戴无菌手套。医者立于患者右侧，左手四指握于患者项部，左手拇指紧压寰椎横突尖，右手持埋线针刀，刃口线与人体纵轴平行，针体与冠状面平行，快速突破皮肤，向前方调整针尾，使针体与冠状面呈 15°，与矢状面呈 75°，缓慢推进 5 ～ 7mm，旋转埋线针刀，留线，缓慢出针，按压针孔片刻。

第四节　分筋拨脉式颈动脉窦埋线术

下面以医者左手为押手、右手为刺手为例，说明分筋拨脉式颈动脉窦埋线术的操作方法。

1. 定点

颈动脉窦平甲状软骨上缘，位于胸锁乳突肌前缘，颈动脉搏动处。

2. 操作

患者取仰卧位。术区消毒，医者戴无菌手套。医者押手四指与拇指分开，四指紧靠于患者颈部，做卡颈状动作，以确保操作时押手的相对稳定。分筋拨脉：押手拇指指腹感受颈动脉搏动，用指腹及指尖分开胸锁乳突肌，将颈动脉搏动控制于指腹外侧。刺入：刺手持针，针尖触及皮肤，押手拇指与针尖同时向下移动，押手拇指触及颈静脉搏动，确认已经把颈动脉控制在指腹外侧；押手拇指与针尖继续向下移动，当到达第 4 颈椎横突前结节时稍作停顿后，押手拇指与针具同时向外侧轻微移动，确保针尖处于第 4 颈椎横突前结节外侧，快速突破，针尖越过第 4 颈椎横突前结节时，刺手停住，持针固定不动，押手拇指轻轻抬起，以不离开皮肤为度，旋转针体，回提针具，出针，按压片刻，用创可贴贴敷针孔即可。

第五节 龙虎五刺埋线疗法

龙虎五刺埋线疗法是中国中医药研究促进会公布的第一批穴位埋线特色疗法之一，代表性人物是杨颖［详见中国中医药研究促进会《关于公布穴位埋线疗法学术流派、优秀科技成果、突出人才的通知》（中医促会〔2021〕48号）］。

龙虎五刺埋线疗法是杨颖多年临床实践的经验总结，集传统补泻手法、线体改良、刺法、现代解剖及生理学为一体，侧重"五刺"，即针具的选择、线体的选择、针刺深度的选择、针刺手法的选择、针刺反应的掌控，从医者角度提高埋线技术操作水平，使埋线治疗效果达到最理想状态。

龙虎五刺埋线疗法重点强调医者埋线时的操作技巧，以及达到埋线最佳效果的全面综合把控，将医者、埋线针具和操作技巧相统一，使针到气应，络通病除。其流派的核心思想为医者、针具、线体、手法一体化，通过补泻、选针、用线及手法的不同，最大程度地提高穴位效应，达到针至、络通、病除的目的。其特征主要体现在中医学"辨证施治"的"辨"上，即辨证、辨治、辨针、辨线、辨深浅，针对不同患者、不同疾病、不同部位选择合适的操作方案，针到气至，直达病所，以期达到最佳治疗效果。龙虎五刺埋线法是龙虎交战手法的延伸。该法在传统龙虎交战的基础上更重视对虚实的辨别，再根据患者病机及实际情况选择合适的补泻方式，对刺法（针具、线体材料、针刺深度、针刺手法及针刺反应）的要求更高，最后强调治病必求于本。

一、龙虎交战法是龙虎五刺埋线疗法的灵魂所在

龙虎交战法是指在医者针刺得气后，在行针过程中所施行的反复交替的左转、右转，并配合九六频次的一种补泻兼施的复式针刺手法，首载于明代医家徐凤《针灸大全》，后世医家对其理论和临床应用进行了发展。

龙虎交战的名称源于《抱朴子》："左有十二青龙，右有二十六白虎。"《山海经》等作品中也寓有"左青龙，右白虎"之义，可见古人以龙虎分守左右，并将青龙作为东方星象之征，白虎作为西方星象之征。明代徐凤将"左青龙、右白虎"思想与捻转针柄相结合，提出进针得气后以左捻转针柄为龙、右捻转针柄为虎之说。所谓交战，是以龙虎分代左右，而将一左一右的捻转操作手法形象化。龙虎交战法是暗喻龙从火里出，虎向水边生之龙虎争斗声势，指在针刺得气后以交替操作达到补泻兼施的复式手法。

明代徐凤《针灸大全》载："龙虎交战，左捻九而右捻六，是亦住痛之针。"其所提龙虎交战法是指得气后施左转九次达九阳数足为青龙行，再行右转六次达六阴数足而为白虎行，两者交替反复进行的一种"住痛"针法，临床可用于治疗各种身体痛症。明代高武《针灸聚英》附"龙虎交战歌"："天降真龙从此起，克木白虎真全体，反复

离宫向北飞，消息阴阳九六里。"这指出本法操作是以捻转和九六补泻相结合进行的。这首歌诀使后世学者对此手法有了更加深刻的了解。明代汪机《针灸问对》载："龙虎交战……悖理者多，错杂紊乱，繁冗重复。"此可见其并不赞同徐氏对龙虎交战法的论述。汪机于"十四法"一节中详述龙虎交战法操作："先于天部施青龙摆尾……后于地部行白虎摇头……此乃阴阳升降之理，住痛移疼之法也。"由此可见，汪机对本法做了补充发展，将青龙摆尾、白虎摇头与龙虎交战法相结合，论述也较详细。明代李梴《医学入门》载："治疟疾先寒后热……龙虎交战法也，俾阳中有阴，阴中有阳也。"此为用本法治疟疾，扩大了本法的临床应用。李梴根据患者寒热虚实而定行龙、行虎（左转、右转）及浅深的顺序与针转度数，以患者自身感觉（凉、热）为临床疗效参考标准，亦可见其对本理论的发展。明代杨继洲《针灸大成》载："龙虎交战手法，三部俱一补一泻。龙虎交争战，虎龙左右施，阴阳互相隐，九六住疼时。""乃先龙后虎而战之……号曰龙虎交战……"杨氏对本法操作进行了详细描述，提出分层的观点，将针刺深度分为天、人、地，即上、中、下三层，操作时天、人、地三部位置分别再行一补一泻的手法，使龙虎交战法有了进一步的发展。

　　龙虎交战法虽有九六之数和天、人、地的层次，但用九六之数时要灵活，不能拘泥于固定数，而是有多少、大小、轻重之别。临床操作时可不拘于天、人、地三层，必要时可只做深、浅两层操作。因此，行龙虎交战法时不能机械地执行数，其刺激量的大小除要适应患者的接受程度外，还应考虑医者的手法轻重。

　　龙虎交战法刺激较为强烈，可宣通气血，疏通经络，调和阴阳，住痛移疼。故运用龙虎交战法能调节气血，平衡阴阳，从而达到扶正祛邪的目的。在埋线操作中，运用龙虎交战法，能够更加强烈地刺激穴位，较快地使穴位产生"得气"效应。

　　现代医家在继承龙虎交战理论基础上结合自身临床实践对其进行总结补充和发展发挥，使龙虎交战法得到更进一步的完善。著名针灸医家陆瘦燕先生提出，龙虎交战法可对气血产生双向调节作用，通过手法操作可以推动壅滞气血，使之行散，进而产生较好的止痛作用。由此可知，其对徐氏之法进行发展，并在书中初步阐述了龙虎交战针法的止痛机制。陆寿康把龙虎交战法的操作方法总结为得气后先使九阳数足，再使六阴数足，如欲先补后泻，可先左转后右转，反之，则先右转后左转，并提出左右手交替捻针以促使经气运行、气至病所。由此可见，其对徐氏之法有所发展。管遵惠使用的龙虎交战法操作是分天、人、地三部分行九阳数足，再使六阴数足，操作后视病情而定先补后泻或先泻后补，反复交替进行操作。由此可见，其在明代徐氏和汪氏之法的基础上进行了发展。奚永江认为，龙虎交战法是得气后先向左捻转九数，再以大指向后用力捻转六数；也可分浅、中、深三层重复进行。由此可见，其对明代杨氏手法进行了发展。李志明认为，龙虎交战法的手法操作应使患者产生热凉感觉，并提出针对先寒后热证及先热后寒证的相关操作步骤，并且在前人的基础上提出施行龙虎交战手法时应注意的相关事项。从相关描述中可见，其亦宗杨氏手法并进行发展。朱明清提出简化龙虎交战手法，将龙虎交战法与病性相结合，临床操作以凉热感觉为度，且指出上述手法操作若一次不产生凉或热感，可重复施行手法，直到产生凉、热感为止。

龙虎交战是一种刺激较为强烈的针刺方法，能调和阴阳，宣通气血，有效疏通经络，有住痛移疼的效果，可治疗各种痛症及瘫痪。成汝梅观察傍针刺环跳施龙虎交战法治疗梨状肌综合征获得了很好的临床疗效。邝慧玲等认为，龙虎交战法治疗原发性坐骨神经痛较电针具有治愈率高、症状体征改善快、不易复发等特点，是较好的针灸方法。贾红玲对龙虎交战法与平补平泻法在治疗腰椎间盘突出症的疗效方面进行对比，结果显示龙虎交战法的疗效明显优于平补平泻法。李阳运用龙虎交战法治疗第3腰椎横突综合征获得了较好疗效，认为龙虎交战法能较好地松解粘连的软组织并解除肌筋膜的痉挛。温雁云等发现，龙虎交战法是治疗非特异性下背痛的有效镇痛针法，其镇痛机制可能与降低血浆中的P物质有关。成旭辉运用龙虎交战法配合温针灸治疗腰椎间盘突出症获得了满意的临床疗效。王井泉等认为，龙虎交战法治疗腰椎间盘突出症具有较好的临床效果。张永臣对阿是穴、曲池采用龙虎交战法治疗肱骨外上髁炎46例，取得了满意疗效，认为本法取穴少、见效快、疗程短，是治疗肱骨外上髁炎的较好方法。

二、五刺法是龙虎五刺埋线疗法的核心

五刺法即埋线时所做出的对于针具、线体材料、针刺深度、针刺手法及针刺反应的辨证选择，以期获得最佳的治疗效果。

《灵枢·官针》曰："凡刺有五，以应五脏。"五刺法（半刺、豹文刺、关刺、合谷刺、输刺）是按照五脏（肺、心、肝、脾、肾）合五体（皮、脉、筋、肉、骨）的关系分成5种刺法的总称。五刺法也是针灸局部取穴的总纲，对于不同的病情进针到不同的层次。其实，五刺法不仅局限于五体病的治疗，还可以延伸至治疗其他组织器官。随着对五刺法的深入研究及广泛运用，很多医家在应用五刺法治疗五体病的基础上，将其扩展至内、外、妇、儿各科疾病的治疗上。

1. 半刺

半刺最早见于《灵枢》。《灵枢·官针》曰："半刺者，浅内而疾发针，无针伤肉，如拔毛状，以取皮气，此肺之应也。"《灵枢·终始》在论及浅刺时提道："一方虚，浅刺之，以养其脉，疾按其痏，无使邪气得入。"浅刺又有防病邪深入之意，半刺和浅刺实有异曲同工之妙。隋代杨上善在《黄帝内经太素》中注解道："凡刺不减一分，今言半刺，当是半分。"这简要地指出了半刺的进针深度。明代张景岳在《类经》中道："此即前章毛刺之义，浅入而疾发，故可取皮分以应肺。"清代张志聪在《黄帝内经灵

枢经集注》中虽然仅论及毛刺，但所论甚好。其曰："邪闭于皮毛之间，浮浅取之，所谓刺毫毛无伤皮，刺皮无伤肉也。"现代针灸名家贺普仁在《针具针法》一书中写道："半刺……这种刺法是浅入针而急速出针，仅刺皮毛而不伤肌肉，比浮刺要深些，虽属于浅刺法，但不像梅花针那样浅。"因此，笔者结合《灵枢》经文及历代注解认为，半刺是指浅刺快出、不伤肌肉的刺法。这种刺法浅刺于皮肤，刺得浅，出针快，好像拔去毫毛一样，而肺为呼吸出入之门，主一身之表，六淫外邪犯人，不管从口鼻而入还是从皮毛而入，均先犯于肺，故对于外邪入侵所引起的肺系疾病，可以采用半刺的手法施针。

朱璇璇等用毫火针半刺联合刺络法治疗蛇串疮 30 例，治疗总有效率为 93.33%。张玉美用半刺结合拔罐治疗带状疱疹 17 例，全部痊愈。半刺还可应用在儿科、神经内科、妇科疾病等。例如，牛明明等用半刺治疗小儿面瘫，治疗组总有效率为 97.5%，对照组为 85.0%，两组疗效比较有显著差异（$P < 0.05$）；刘佳昕等用透刺配合半刺治疗动眼神经麻痹，治疗组总有效率为 93.5%，对照组总有效率为 70.9%，两组疗效比较有显著差异（$P < 0.05$）；魏洪用半刺结合推拿手法治疗小儿腹泻，治疗组总有效率为 97.1%，对照组为 88.2%，两组疗效比较有显著差异（$P < 0.05$）；孙梦娟等用锓针巨刺配合半刺治疗孕妇周围性面瘫急性期，发现锓针巨刺配合半刺，不但临床疗效显著，而且由于刺激轻，容易被患者接受；肖红玲用半刺配合按摩治疗产后缺乳 138 例，其中 1 个疗程（3 次）治愈 115 例（1 次治愈 10 例，2 次治愈 11 例，3 次治愈 94 例），2 个疗程治愈 12 例，好转（乳汁分泌增多，或乳汁分泌正常，但量少不够喂养婴儿）计 11 例，占 8.0%，总有效率达到了 100.0%。

由上述文献可见，半刺在临床中的应用范围逐渐增大，为临床医生提供了参考。

2. 豹文刺

豹文刺最早见于《灵枢》。《灵枢·官针》曰："豹文刺者，左右前后针之，中脉为故，以取经络之血者，此心之应也。"隋代杨上善在《黄帝内经太素》中注解道："左右前后，针痏状若豹文，故曰豹文刺。"明代张景岳在《类经》中道："豹文者，言其多也。"现代医家陈群益在《灵枢商注》中的注解详细，更加贴合经文，其曰："详此乃是刺结络，必去其留血，左右前后尽取之，血著于痏上，则斑斓若豹文，故以命名，杨注差得之，张则未也。"因此，笔者结合《灵枢》经文及历代注解认为，豹文刺是指以穴位为中心，左右前后都刺，以刺中血络，使之出血的方法。因其刺后出血点多，所留痕迹斑斑似豹纹，故称为豹文刺。

豹文刺法直中血脉，而心主血脉，故和心相应，临床上多用于疔痈肿、带状疱疹、关节韧带损伤。例如，刘辉等用豹文刺结合解毒化瘀丸治疗臁疮 208 例，治愈 198 例，好转 10 例，无效 0 例；高黎明用豹文刺加拔火罐治疗疔痈肿，126 例疔痈肿患者中，117 例痊愈，9 例好转，总有效率 100%；徐展琼等用豹文刺联合拔罐治疗带状疱疹，治疗组总有效率100%，对照组总有效率92.0%，两组疗效比较有显著差异（$P < 0.05$）；吴锡强等用豹文刺加拔罐治疗膝关节内侧副韧带损伤，46 例患者中，痊愈 24 例，显效 15 例，有效 5 例，无效 2 例；有研究者将半刺用于失眠，如范月友等以大椎为主进行豹文刺治疗失眠2个疗程（8次），经过 3 个月以上随访，结果为痊愈 63 例，显效 12 例，好转 1 例，无效 2 例。

3. 关刺

关刺最早见于《灵枢》。《灵枢·官针》曰："关刺者，直刺左右，尽筋上，以取筋痹，慎无出血，此肝之应也，或曰渊刺，一曰岂刺。"临床上对于其他 4 种刺法很少有争议，但对于关刺，众医家则有不同的解释。虽然《刺法灸法学》教材参考《类经》认为："这种刺法多在关节附近的肌腱上进行针刺，因为筋会于节，四肢筋肉的尽端都在关节附近，故名关刺。"但纵观古代针灸文献对关刺法的解释，笔者发现，《黄帝内经》以后的文献大多为照抄《黄帝内经》原文，解释较少，然也有不同。除去重复的论述，历代文献对关刺法的解释可以分为 3 类。其一，隋代杨上善在《黄帝内经太素》中解释关刺为："刺关身之左右，尽至筋上，以去筋痹，故曰关刺，或曰开刺也。"其二，明代张景岳在《类经》中解释关刺为："关，关节也。左右，四肢也。尽筋，即关节之处也。"其三，清代周学海在《内经评文》中解释关刺为："谓直刺又左右之其深尽筋上也。"张义等参考对比《黄帝内经太素》《灵枢》认为，《内经评文》中的解释最为合理，关刺是一种多向刺法，先直刺然后将针提至皮下朝各个方向斜刺，深度应达到筋的层次，用于治疗筋痹。

临床上关刺多用于治疗膝关节痛，现在部分医家扩展了关刺的治疗范围，其可用于治疗中风后肌张力增高、枕神经痛等疾病。例如，董春璇用温针关刺治疗中风后痉挛性偏瘫，与普通针灸组比较，温针关刺组能有效降低痉挛量表分级（$P < 0.05$），能有效减轻患者痉挛症状（$P < 0.05$）；王流云等用透灸法配合短刺关刺治疗不宁腿综合征，治疗组总有效率为 95.6%，对照组为 42.2%，两组比较，差异具有统计学意义（$P < 0.05$）；周立武用关刺治疗原发性枕神经痛，关刺治疗组有效率为 94.82%，对照组有效率为 72.73%，两组疗效比较有显著差异（$P < 0.05$）。

4. 合谷刺

合谷刺最早见于《灵枢》。《灵枢·官针》曰："合谷刺者，左右鸡足针于分肉之间，以取肌痹，此脾之应也。"隋代杨上善在《黄帝内经太素》中注解道："刺身左右分肉之间，痏如鸡足之迹，以合分肉间之气，故曰合谷刺也。"明代张景岳在《类经》中道："合谷刺者，言三四攒合，如鸡足也。"日本著名中医针灸名家丹波元简在《灵枢识》中提道："张戴人治郾城梁贾麻痹，针用鸡足法，向上卧针，三进三引，复向下卧针送入。"现代医家陈群益在《灵枢商注》中的解释比较全面，其曰："《卫气失常篇》：重者鸡足取之，鸡足之义，盖即上文之齐刺也。肉之大会为溪，肉之小会为谷，谷亦穴之意也，三针合刺其穴，故名曰合谷刺。"因此，笔者结合《灵枢》经文、历代注解及临床实践认为，合谷刺是指将针深刺入分肉之间，左右各斜刺一针，形如鸡足，用以治疗肌痹。

例如，陆清清等用筋结点合谷刺配合康复训练治疗痉挛型脑瘫，发现合谷刺治疗组在改善患者痉挛方面优于对照组（$P < 0.05$），在改善患者运动功能方面优于对照组（$P < 0.01$）；王东岩等基于表面肌电评价合谷刺电针疗法对脑卒中后腕背伸功能恢复，发现治疗后两组患者的腕背伸功能均有恢复，但合谷刺治疗组腕背伸主动肌表面肌电信号最大值、积分肌电值、福格尔-迈耶运动功能分值和日常生活活动能力值提高较明显（$P < 0.05$）。

5. 输刺

输刺最早见于《灵枢》。《灵枢·官针》曰："输刺者，直入直出，深内之至骨，以取骨痹，此肾之应也。"明代医家马莳在《黄帝内经素问灵枢注证发微》中道："按此输刺，乃上文十二节刺之第八刺法也。"明代张景岳在《类经》中认为，输刺是十二节刺法中的第七刺法。现代医家陈群益在《灵枢商注》中论述道："上文之第八刺法即是短刺，亦治骨痹，马莳故云尔。然，短刺内针，乃稍摇而深之，此言直入直出，可疑，张景岳以为第七刺法，亦似未恰，盖第七刺法乃用铍针，治气盛而热之痈肿，今取骨痹，乃致针于骨所，以上下揩摩之，岂铍锋之所宜耶？"因此，笔者结合《灵枢》经文、历代注解及临床实践认为，输刺是指直进针，直出针，深刺至骨，以治疗骨痹的针刺方法。

因肾主骨，故输刺与肾相应，临床上多用于治疗颈肩腰腿痛和病变较深的病证。例如，王希琳等用 CT 定位输刺治疗神经根型颈椎病 30 例，治疗组和对照组总有效率分别为 93.3% 和 80.0%，两组对比有统计学意义（$P < 0.05$）；李光海等用傍针输刺配合拔罐治疗臀上皮神经卡压综合征 36 例，临床效果明显，临床治愈 29 例，好转 7 例，有效率 100%；罗开民等用改良输刺治疗骨折术后膝关节功能障碍 34 例，2 组治疗后美国特种外科医院（HSS）膝关节疼痛评分、活动度评分及吕斯霍尔姆（Lysholm）膝关节评分均高于本组治疗前（$P < 0.05$），且输刺治疗组升高明显（$P < 0.05$）；罗开民等用康复训练联合改良输刺治疗半月板缝合修复术后关节功能障碍，发现治疗后观察组有效率为 91.7%（33/36），优于对照组的 80.0%（28/35），差异有统计学意义（$P < 0.05$），康复训练联合改良输刺治疗半月板缝合修复术后的临床疗效优于单纯康复训练治疗；龙庆媚等用输刺法配合温针灸治疗原发性三叉神经痛，结果发现观察组总有效率为 93.33%，对照组为 76.67%，两组疗效比较有显著性差异（$P < 0.05$），观察组疗效优于对照组。

五刺法实际上是针灸局部取穴的大法，提示我们在临床实践中，应用局部取穴治疗疾病时，应当注意针具的选用、针刺的层次深度。这种治疗方法的原则就是针至病所，并且中的即可，过犹不及。这正如针灸大师周楣声所云："穴不在多，贵在中的，乱矢加身，有害无益。"

三、龙虎五刺埋线疗法的作用原理

龙虎五刺埋线疗法的整个操作过程包括了穴位封闭疗法、针刺疗法、刺血疗法、组织疗法、割治疗法，同时包含埋针效应及后作用效应。多种方法、效应集中整合起来，起到了穴位埋线的独特治疗效果。归结起来，龙虎五刺埋线疗法的作用原理大致体现在以下几个方面。

（1）复合刺激作用：可吸收医用缝合线埋入机体后，线体逐渐液化、吸收的过程为化学刺激，类似组织疗法，有增强免疫功能的效应；埋线时针眼处少量出血或渗血，有时瘀于皮下，又增加了穴位的刺激量，进一步激发经气，辅助线体发挥长效作用。埋线是一种融多种疗法、多种效应于一体的复合性治疗方法，其机制为多种刺激同时发挥作用，形成一种复杂的持久而柔和的非特异性刺激冲动，一部分经传入神经到相应节段的脊髓后角后，内传脏腑起调节作用，另一部分经脊髓后角上传至大脑皮层，加强中枢对病理刺激传入兴奋的干扰、抑制和替代，再通过神经－体液的调节来调整脏器功能状态，促进机体新陈代谢，提高免疫防御能力。

（2）提高机体的营养代谢：可吸收医用缝合线埋入穴位后，肌肉合成代谢增高，分解代谢降低，肌蛋白、糖类合成增高，乳酸、肌酸分解代谢降低，从而提高机体的营养代谢。

（3）促进血液循环，加速炎症吸收：可吸收医用缝合线入穴后，能提高机体的应激能力，促进病灶部位血管床增加，血管新生，使血流量增大，血管通透性和血液循环得到改善，从而加快炎症的吸收，减少渗出、粘连。

（4）产生良性诱导：可吸收医用缝合线能对穴位、神经及整个中枢神经系统产生一种综合作用，使组织器官的活动能力加强，血液循环及淋巴回流加快，局部新陈代谢增强，其营养状态得到改善。产生的疼痛信号传到相应的脊髓后角内，可以引起脊髓水平的抑制效应，调节其所支配的内脏器官。

四、龙虎五刺埋线疗法的特点

龙虎五刺埋线疗法是在龙虎交战法和五刺法的基础上融合演变而来的，具有鲜明的理论特色和临床特点。其主要特点体现在中医"辨证施治"的"辨"。

1. 辨证

辨证论治是中医学理论的核心。证候是人体对疾病病理生理变化整体反应的概括，是辨证的结果和论治的依据，是中医学诊治疾病的基础，体现了中医学理论的特色与优势。龙虎五刺埋线疗法根据四诊搜集到的材料，以中医学理论为指导，详细辨证。

2. 辨治

辨证方法体系应包括证候的名称、分类、诊断、辨证的程序与辨证行为等内容。古往今来，辨证方法大多以八纲辨证为基础。伤寒学派推崇六经辨证，温病学派创立发展了卫气营血与三焦辨证，针灸学提倡经络辨证，中医内科学则汇合脏腑辨证、外感六淫、气血津液等多种辨证方法。龙虎五刺埋线疗法根据辨证的结果来准确施治，以起到良好的临床效果。

3. 辨针

辨针即根据病情需要和操作部位选择不同种类和型号的埋线工具和医用线。套管针一般可由一次性使用无菌注射针配合适当粗细的磨平针尖的针灸针改造而成，或用适当型号的腰椎穿刺针代替，也可以选用一次性埋线针或其他合适的替代物。龙虎五刺埋线疗法根据辨证施治的结果，灵活选择合适的针具，辨针论治。

4. 辨线

龙虎五刺埋线疗法在辨证施治的基础上，选择合适的针具，再配合合适的埋线线材，辨线治疗。

5. 辨深浅

龙虎五刺埋线疗法针对不同患者、不同疾病、不同部位选择合适的操作方案，针到气至，直达病所，以期达到最佳治疗效果。

五、龙虎五刺埋线疗法的发展方向

想要掌握龙虎五刺埋线疗法，医者必须辨虚实、行补泻、精刺法、求根本、重精神。

龙虎五刺法实际上是医者在临床实践中，应用局部取穴治疗疾病时，临证需精研的五部分内容，希望能在精准诊治的流程下，达到针至病所、病却身安的目的。但是，目前龙虎五刺法的临床应用研究，大多设计不够严谨，操作不够严格，且缺少客观分析的相关临床经验总结，也没有做进一步的作用机制相关实验，希望未来在建立规范化、标准化研究的基础上，进一步研究其作用机制，找到刺法的效治规律，这样龙虎五刺法的研究结果才可能有重复性和继承性。因此，临证治疗时，要求我们在辨证准确的基础上，掌握病邪所在之处脏腑盛衰情况，考虑季节所应、体质差异，了解疾病本质，灵活应用与之相应的、有效的治疗方法，并要善于厘清古法之特点，去伪存真，师古而不泥古，方能取得满意的临床疗效。

第六节 曲氏奇穴埋线疗法

曲氏奇穴埋线疗法是中国中医药研究促进会公布的第一批穴位埋线特色疗法之一，

代表性人物是曲强［详见中国中医药研究促进会《关于公布穴位埋线疗法学术流派、优秀科技成果、突出人才的通知》（中医促会〔2021〕48号）〕。

曲强继承发扬中华优秀民族传统文化精华及外来文化实践和研究成果，多年来扎根基层，致力于穴位埋线的临床、研究，参与发明国家专利3项，创建成立"曲氏奇穴埋线疗法"红色文化传承工作室、甘肃省穴位埋线临床基地（陇西）。2022年，曲氏奇穴疗法已成为陇西县第七批非物质文化遗产代表性项目。目前，曲强正在筹建我国首家埋线疗法博物馆。

一、曲氏奇穴埋线疗法的适应证

曲氏奇穴埋线疗法集千家之精华，成一家之风骨，以传统经络理论为基础，结合现代生物材料发展，应用埋线针将人体可吸收的各类生物材料注入穴位内，借助材料对穴位的长期刺激替代每日的针灸刺激，实现传统针灸的长期留针效应，从而发挥治疗疾病的作用。目前，曲氏奇穴埋线疗法的临床适宜病证已有200余种。

1. 临床特效病证

曲氏奇穴埋线疗法对下述疾病有独特疗效，单独应用穴位埋线治疗即可：慢性胃炎、胃溃疡、胃下垂、便秘、慢性肠炎、肠易激综合征、偏头痛、神经血管性头痛、三叉神经痛、面瘫、失眠、腿痛、膝关节炎、乳腺增生、痛经、月经不调、经前期综合征、更年期综合征、颈椎病、肩周炎、颈肩肌筋膜炎、冈上肌腱炎、肱骨外上髁炎、腰肌筋膜炎、腰肌劳损、腰椎间盘突出症、椎管狭窄、椎体滑脱、腰椎骨质增生、坐骨神经痛、骨质增生、单纯性肥胖等。

2. 临床有效病证

曲氏奇穴埋线疗法对下述疾病疗效明显，但需要配合药物或其他疗法：哮喘、慢性支气管炎、慢性阻塞性肺疾病、冠心病、阵发性心动过速、鼻炎、鼻窦炎、咽炎、风湿性关节炎、强直性脊柱炎、肋间神经痛、高血压、糖尿病、高脂血症、低血压、痛风、甲状腺功能亢进症、遗尿症、慢性前列腺炎、前列腺增生、性功能障碍、痤疮、黄褐斑、荨麻疹、湿疹、带状疱疹后遗症、癫痫、脑卒中后遗症、肿瘤放化疗后的消化道症状、顽固性呃逆、溃疡性结肠炎、脱肛。

目前，曲氏奇穴埋线疗法对焦虑症、抑郁症、帕金森病、小儿脑瘫、癌症等疑难病症应用较少，相关经验有待总结。

二、曲氏奇穴埋线疗法的特色

1. 治病重在治神，强调心理疏导

曲氏奇穴埋线疗法强调治神为先，而后医其身。曲强重视审察形神，形是指体质、形态，神是指精神、气质，而"形神合一"是中医学的基本指导思想之一。《素问·宝

命全形论》载："凡刺之真，必先治神。"这说明了治神为先，而后医其身的重要性。临床中，医者需让患者"多懂"，让其尽可能地多了解一些疾病的基本知识，让其学会自我监测，了解治疗方案和服用药物的注意事项。医者应重视对患者的心理疏导，在埋线之前先调节患者的情志，增强患者的信心，使其放松心情，乐观向上，积极配合治疗。

2. 施针（以线代针）旨在得气

曲强总结有关文献，结合个人临床体会认为，穴位埋线疗法取得疗效的关键在于得气。曲强认为，线材的硬度不同会产生不同性质的得气感；线材的粗细不同，得气感的强度亦不同；线材在体内发挥作用、吸收降解时间不同，与穴位埋线的深度等有关。

3. 革新配穴法

曲强注重整体与局部、上部与下部、远端与近处、病根穴与奇穴、主穴与配穴等的衔接关联，创新发明曲氏新三才配穴法。该法是以天、人、地三才理论为纲，遵循子午流注的配穴原则，融合现代平衡针灸学，并在西医学理论基础上创新的一种新配穴法。曲强结合具体的临床实践，灵活运用，使临床疗效进一步提高。该法具有取穴少而精（多用病根穴、特效穴，注重敏感穴，用好经验穴、奇穴和透穴）、简便、高效、安全、无不良反应等特点。

4. 创新穴位埋线技术

曲强受到陆健U形埋线针法的启发，创新发明线体反折注线法。这种注线方法使线体对穴位的刺激量增加了一倍，线体在穴位中不易移位，提高了线体长时间刺激穴位的准确性。曲强还发明了一穴多线法，即1个穴位埋1～3根线。这样可使线体对穴位的刺激量成倍增加，切实有效地弥补了小针细线的不足。

5. 依据病情准确把握穴位埋线深度和刺激量

曲强基于超声技术、人体系统解剖学、局部解剖学和穴位解剖学的理论，准确把握每个穴位的埋线深度和刺激量。埋线深度一般以埋植在皮下组织与肌肉之间较佳，肢端穴可再深点，埋植在肌肉层内或肌肉层与骨膜之间。关于刺激量，慢性病、顽疾等可用一穴多线法，加强刺激量。

6. 创新运用埋线行针新手法

曲强注重埋线操作手法，在任树森中医穴位埋线"两快一慢"手法的基础上，创新运用埋线行针新手法。这种新手法具有进针快、注线慢（稳定）、出针快的特点，不但缩短了埋线时间，而且减轻了患者的痛苦。曲强还重视埋线操作的补泻手法，对于身体虚弱者，选穴少而精，埋植细线，实施弱刺激，施行补法；对于身体功能亢进者，运用新三才配穴法，埋植粗线或用一穴多线法，实施强刺激，施行泻法；其他则选择平补平泻法。

7. 创新疗法的选择

曲强在临床上以曲氏奇穴埋线疗法为主，配合其他辅助疗法，因病而选择最佳的特色疗法，如割治、挑治、刺血、中药保留灌肠等。例如，对痔疮，配合割治疗法、口服中药；对小儿疳积，选择挑治疗法、口服中成药；对单纯性下肢浅静脉曲张，配合刺血疗法、弹性绷带包扎等；对慢性溃疡性结肠炎，配合中药水针剂保留灌肠；对慢性萎缩性胃炎，配合口服中成药摩罗丹。

8. 诊疗次数少

曲氏奇穴埋线疗法采用新型生物蛋白线（已获得国家专利）进行埋线操作。这种线体具有较好的生物相容性、较好的柔韧性和强度，无人体排异性，无不良反应，不产生瘢痕，在体内可完全降解并充分吸收、代谢，最终产物为二氧化碳和水。有研究表明，埋1次新型生物蛋白线的功效相当于针灸60次。因此，曲氏奇穴埋线疗法具有更长效、持久的刺激作用，有效地减少了患者的诊疗次数。

9. 长期跟踪观察临床疗效，总结穴位埋线机制

曲强团队长期跟踪随访患者，观察穴位埋线疗法的临床疗效，探索研究总结穴位埋线作用机制。例如，曲强等对支气管哮喘患者进行长期跟踪观察，并结合相关临床报道，总结穴位埋线疗法的作用机制如下。

（1）抗变态反应，提高免疫功能：临床实践证明，穴位埋线疗法有抗过敏、增强人体免疫力的作用。

（2）抗炎，降低气道高反应性：有研究证明，穴位埋线后，白细胞黏附抑制试验阳转阴率达74%，说明穴位埋线有抑制白细胞三烯 D_4 的作用，从而达到抗炎、降低气道高反应性的作用。

（3）改善肺功能：有研究证明，穴位埋线疗法能改善肺功能，缓解和预防哮喘的发作。

（4）调节自主神经功能：有研究证明，穴位埋线具有调节自主神经功能的作用。

（5）改善血液循环：有研究观察穴位埋线前后甲皱微循环和血液流变学的各项指标，发现穴位埋线疗法对血液黏稠度有不同程度的改善。

（6）穴位特异性：不同的穴位在功能作用上有不同的特点，如肺俞及肺经腧穴有较好的平喘效果。

10. 发明诊疗系统

1998年，曲强以中医辨证理论和三才理论为基础，结合西医生理学、病理学知识，运用现代科技网络"大数据"，发明电脑辅助诊疗系统，对疾病进行规律性分析检索，显著提高了临床疾病治愈率，切实有效地避免了误诊的发生。

第七节　安康非遗埋线

安康非遗埋线是中国中医药研究促进会公布的第一批穴位埋线特色疗法之一，代表性人物是高伟玲 [详见中国中医药研究促进会《关于公布穴位埋线疗法学术流派、优秀科技成果、突出人才的通知》（中医促会〔2021〕48 号）]。该特色疗法已入选陕西省安康市汉滨区非物质文化遗产代表性项目名录，杨才德、高伟玲分别是第 3 代、第 4 代代表性传承人。

高伟玲作为安康非遗埋线的第 4 代主要传承人，继承了杨才德埋线针刀疗法的特点，充分运用线体对折旋转埋线术、手卡指压式星状神经节埋线术、三点一线式蝶腭神经节埋线术、分筋拨脉式颈动脉窦埋线术，在皮肤科方面形成了一套行之有效的临床路径，用神经节埋线配合外用药，在安康一带独具特色，因疗效独特而患者云集。

第八节　陈氏六联疗法

陈氏六联疗法是中国中医药研究促进会公布的第二批穴位埋线特色疗法，代表性人物是陈明涛 [详见中国中医药研究促进会《关于公布第四届全国埋线传承创新技能大赛结果的通知》（中医促会〔2022〕76 号）]。

陈明涛在 20 世纪 60 年代中期高中毕业后，成了一名赤脚医生。在此期间，陈明涛发现农村基层有大量的骨伤、痛症患者，有时采用传统方法无法解除他们的病痛。他汲取新医疗法中的长针深刺透刺、穿线、割治等临床实践经验，并拜师学习针刀疗法、银质针疗法、脊椎矫正术等特色疗法，经过 50 余年的执业实践，逾 10 万次的操作，终将其融会贯通，形成了陈氏六联疗法。陈氏六联疗法是非药物的绿色疗法，能起绝大部分骨伤疑难痛症之沉疴，且对人体无害，值得推广。

陈氏六联疗法包含针刀疗法、银质针疗法、穴位埋线疗法、脊柱矫正法、刺络排瘀疗法、陈氏整体大灸疗法。

1. 针刀疗法

针刀疗法是陈氏六联疗法之首。针刀疗法又称为针刀松解术，是非直视条件下进行的闭合性松解术。其治疗原理是通过切开瘢痕，分离粘连与挛缩，疏通堵塞，从而恢复软组织的动态平衡，使疾病得以治愈。

2. 银质针疗法

银质针具有良好的导热性。临床操作时，皮肤进针点针体温度多在 43 ～ 51℃，因人体组织温度为 36℃左右，存在温度差，所以当针刺入人体组织后，骨骼肌细胞会由于轻度热损伤出现炎性改变、细胞凋亡、再生修复的病理过程。临床观察表明，银质针疗法的功效有 3 种：①消除炎症反应；②增加局部血供；③松解肌肉痉挛。

3. 穴位埋线疗法

穴位埋线疗法具有复合刺激作用，可以调节力的平衡，提高人体免疫功能，促进血液循环，加速炎症吸收而产生良性诱导，达到消除疾病的目的。

穴位埋线疗法作为一种穴位刺激疗法，埋线时，需用针具刺入穴内埋入线体，此时即可产生酸、麻、胀、重等感觉。这与针刺产生的针感是一致的。它通过经络和神经调节作用于机体，起到协调脏腑、调和气血、疏通经络的作用。

4. 脊柱矫正术

脊椎矫正术是一种手法治疗。脊柱矫正手法在国外被称作"无血的手术"，在国内称为脊柱手法调衡疗法，也称为"无痛不见血疗法"。脊柱矫正术费用较低，患者无痛苦。在进行脊柱矫正术前，患者必须拍摄 X 射线片，医者在经过详细的观察、力学测量并做出诊断后，才能开始治疗。这种手法直接作用于椎体关节，效果快速、显著，是一种非常符合现代医学所追求的无痛、无创、安全有效的自然疗法。

操作时，患者仰卧或俯卧于治疗床上，摆放好某一特定的体位。医者将手作用于脊柱的某一点上，通过一个瞬间爆发力，使椎体在特定的方向上产生一定程度的活动，纠正位置偏歪的椎体，达到解除神经血管压迫、消除脊椎相关症状的目的。

5. 刺络排瘀疗法

刺络排瘀疗法又称为刺络放血疗法，古称启脉、刺络脉、刺络穴、刺血络等，是用三棱针、梅花针，或用化验用刺血针等工具刺破人体某些腧穴、病灶处、病理反应点或浅表小静脉等部位，放出适量血液而治疗疾病的方法，是针灸的传统技术方法之一。

刺络排瘀疗法操作简便、不良反应少、疗效显著，近年来其适应证范围不断扩大。有研究者收集了 1960—2003 年公开发表的 327 篇有关文献，发现刺络排瘀疗法治疗的疾病涵盖内、外、妇、儿、伤科、眼科和耳鼻喉各科，可治疗病种达 120 余种。

刺络排瘀疗法被列入陈氏六联疗法之中，在临床中治疗颈肩腰腿痛症、高血压、糖尿病、高脂血症、牛皮癣等。特别是对于颈腰椎间盘突出症，各种方法无效时，可先用针刀进行局部松解后，再配合刺络排瘀疗法，往往有较好疗效。

6. 陈氏整体大灸疗法

陈氏整体大灸疗法是陈明涛在中医学经络理论指导下，结合人体弓弦力学解剖系统等相关理论研发的治疗方法。该疗法于 2020 年被郑州市卫生健康委员会中医特色疗法专家评为"中医特色疗法项目"。

陈氏整体大灸疗法治疗方案如下。

选主穴：根据经络学理论和弓弦力学系统辨证取穴。任脉：从曲骨至膻中 16 个穴位中，据症选取应用；督脉：从长强至大椎 14 个穴位加百会中，据症选取应用；足太阳膀胱经：从天柱至下髎 25 个穴位中，据症选取应用；足阳明胃经：从不容至气冲 12 个穴位加足三里中，据症选取应用。

选辅助穴：涌泉、三阴交、全身各关节周围穴位，据症选取应用。

操作步骤：先使用埋线针刀。医者戴无菌手套，取一段已消毒的羊肠线 2cm 或 PGLA 线 4cm，置入针尖孔内，用对折旋转埋线法或胶原蛋白线注线法，将针刀刺入穴位后施纵横刺切后留线出刀，在创口处贴敷创可贴。之后行大灸，首次选取仰卧位，以任脉神阙上下和两侧胃经穴位为主，可配合百会和双侧涌泉。灸盒外用毛巾覆盖，全身适当加盖毛巾被或棉被，以穴位处发汗为度。连续大灸 3 天为 1 轮，第 2 轮取俯卧位，选用督脉 10～16 个穴位，根据症情选取穴位，埋线针刀术和灸法、灸程与腹侧相同。

疗程：埋线针刀每 2 周 1 次，3 次为 1 个疗程。大灸每次 4～8 小时。每轮连续 3 天，休息 3 天后，进行下一轮治疗，连续治疗 15 次为 1 个疗程。2 个疗程间休息 7～10 天，可根据病情确定总疗程。

治疗反应：全身温热，微微汗出，肠鸣音增强且频排矢气，四肢冷感消失，眼睑浮肿、手足肿胀消退，全身各种不适症状在灸程中明显减轻，食欲增加等。

第九节　喉五穴埋线治疗慢喉痹

喉五穴埋线治疗慢喉痹是中国中医药研究促进会公布的第二批穴位埋线特色疗法之一，代表性人物是王玉明 [详见中国中医药研究促进会《关于公布第四届全国埋线传承创新技能大赛结果的通知》（中医促会〔2022〕76 号）]。

慢喉痹（即慢性咽炎）为咽部黏膜、黏膜下及淋巴组织的弥漫性炎症，以咽喉干燥、痒痛不适，咽部有异物感或干咳少痰为特征。据不完全统计，我国 60% 以上的人群患有不同程度的慢喉痹，教师、歌手等过度用嗓人群尤为常见。患者多有各种咽部不适，如咽部堵塞感、吞咽不利、干燥、咽痒和轻微疼痛等，甚至声音改变，给日常生活和工作带来极大不便。本病病程长，症状易反复发作，治愈难度大，如不及时治疗，还会累及邻近的其他器官，引发其他疾病。王玉明以喉五穴（颈中神经节、人迎、天突）埋线治疗慢喉痹，多途径、多靶点协同作用，扶正祛邪，疗效持久且不良反应小。

一、喉五穴埋线治疗慢喉痹的机制

1. 中医学

中医学认为，咽喉与经络的关系非常密切，直接或间接通过咽喉部的经脉有 12 条之多，可谓是经络循行的"要冲之处"。例如，胃足阳明之脉，循喉咙；脾足太阴之脉，挟咽；心手少阴之脉，上挟咽；小肠手太阳之脉，循咽下膈；肾足少阴之脉，循喉咙；肝足厥阴之脉，循喉咙之后，上入颃颡（喉头部）；任脉者，至咽喉；督脉者，入喉；肺手太阴之脉，从肺系横出腋下；大肠手阳明之脉，入缺盆；三焦手少阳之脉，入缺盆；胆足少阳之脉，入缺盆。因此，依据"经脉所过，主治所及"的原则，选取颈中神经节（相当于阿是穴）配合人迎、天突埋线治疗慢喉痹。

2. 西医学

喉五穴埋线治疗慢喉痹的作用机制主要有中枢作用和外周作用两方面。中枢作用是通过调节下丘脑的功能来维护内环境稳定，使机体的自主神经功能、内分泌功能和免疫功能保持正常。外周作用是由于抑制埋线部位的节前、节后纤维功能，调节和抑制分布区内的交感神经支配的心血管运动、腺体分泌、肌肉紧张、支气管收缩及痛觉传导，从而阻断了疾病的恶性循环。由此可见，两者结合既能充分发挥局部治疗作用，又能从整体调理脏腑功能，标本兼治，理论依据充分，临床疗效显著。

人迎深层为交感神经干，外侧有舌下神经降支及迷走神经。天突深部布有锁骨上神经前支及丰富的交感神经纤维，而交感神经纤维又广泛分布至咽喉、气管、支气管等组织。这是颈中神经节（相当于阿是穴）配合天突埋线治疗慢喉痹的神经生理学基础。三穴同用，针线结合，增强了对穴位的刺激量，提高了咽喉部免疫功能，使慢性炎症得到控制，从而达到治疗目的。

颈交感神经节分为颈上、颈中和颈下神经节，分别位于第2、第6和第7颈椎椎体前侧方。其中80%的情况下，颈下神经节与第1胸神经节融合而称为星状神经节。由于星状神经节与喉返神经、膈神经、臂丛神经、气管、食管、甲状腺和甲状腺下动脉、胸膜顶、颈动脉鞘、锁骨下动脉、椎动脉等重要神经、组织、血管毗邻，故穿刺风险高。有研究者报道，星状神经节存在解剖变异的问题，7%～10%人群的椎动脉在第6颈椎横突孔之外走行，50%～70%人群的食管位于气管后方偏左位置，尚有部分人群存在食管憩室等情况，误穿均可能导致严重并发症。另有研究者用超声测量了从皮肤到第5颈椎横突的进针深度，结果显示，此深度平均值为男性（9.5±2.7）mm（左侧）和（9.7±2.5）mm（右侧），女性（8.0±2.2）mm（左侧）和（8.2±2.0）mm（右侧）。因此，无论男女，其进针深度的平均值不应超过10mm，最大的深度值是16.6mm。颈中神经节定位清晰，穿刺深度在安全范围之内，降低了穿刺过程中损伤毗邻神经及组织、血管的风险，且能够产生与星状神经节相同或相近的临床疗效。

西医学认为，免疫功能水平的高低直接影响慢喉痹的发生发展。免疫功能低下，机体对炎性介质的清除能力较弱。这也是造成慢喉痹反复发作且根治难度大的根本原因。黏膜免疫系统主要通过调节产生分泌型 IgA 和 IgM 发挥作用。IgA 是咽部黏膜抵抗微生物感染的重要因素，对细菌和病毒在咽部黏膜处的侵入和黏附有抑制和清除能力，起到保护咽部的作用。有研究者认为，慢喉痹患者的 IgA 水平明显低于正常人群，而 IgE 则与之相反，IgE 能启动炎症反应，促进炎症细胞在咽部的浸润，造成局部组织细胞的慢性损害。喉五针埋线能通过抑制 IgE 的表达和提高 IgA 的含量来增强机体免疫力，从而抑制咽部炎症的表达，治疗慢喉痹。

二、喉五穴埋线治疗慢喉痹的操作

主穴：颈中神经节、人迎、天突。配穴：肺肾阴虚证加肺俞、肾俞及相对应夹脊穴；脾气虚弱证加脾俞及相对应夹脊穴；脾肾阳虚证加脾俞、肾俞及相对应夹脊穴；痰瘀互结证加脾俞、膈俞及相对应夹脊穴。

穿刺方法及要点：患者取仰卧位，使枕部与背部处于同一高度或将一薄枕置于颈后部，使头尽量后仰，以充分暴露颈部，口微张开以减小颈前肌张力。术区碘伏常规消毒，医者戴无菌手套。颈中神经节：医者左手中指端置于环状软骨外侧缘（胸锁关节向上 2.5cm，中线旁开 1.5cm）加压固定，右手持一次性使用埋线针快速刺破皮肤，从此处沿环状软骨外侧缘与胸锁乳突肌、颈总动脉之间缓慢进针约 1cm 至第 6 颈椎横突前结节，将可吸收性外科缝线植入（边推针芯，边退针管），出针后用消毒干棉球按压片刻，用创可贴固定。人迎：喉结旁 1.5 寸，在胸锁乳突肌前缘，颈总动脉之后。医者左手中指端置于甲状软骨外侧缘加压固定，右手持一次性使用埋线针避开颈总动脉缓慢进针约 1cm。天突：医者左手中指端置于胸骨柄后上缘处，右手持一次性埋线针从此处进针并沿胸骨柄后缘向下刺入 1cm，将可吸收性外科缝线 PGLA 缝线植入，出针后用消毒干棉球按压片刻，用创可贴固定。

第十节　分层浅刺埋线法

分层浅刺埋线法是中国中医药研究促进会公布的第二批穴位埋线特色疗法，代表性人物是张玉忠 [详见中国中医药研究促进会《关于公布第四届全国埋线传承创新技能大赛结果的通知》（中医促会〔2022〕76 号）]。

一、分层浅刺埋线法的学术思想内涵

2019 年，张玉忠在埋线针刀疗法的基础上，根据西医学理论如解剖学、病理学、生理学、组织胚胎学和中医学经典理论，运用十二皮部脉络理论和《灵枢》中的半刺、浮刺，以及穴位的近治理论，在杨才德学术思想影响下，研究并创新了一种新型穴位埋线治疗方法——分层浅刺埋线法。《素问·皮部论》载："皮者脉之部也。邪客于皮则腠理开，开则邪入客于络脉，络脉满则注于经脉，经脉满则入舍于腑脏也。"由此可知，皮—络—经—腑—脏是疾病传变的层次。皮部又是十二经脉在体表的分布范围，皮部不仅是经脉的分区，还是别络的分区，它同别络特别是浮络的关系尤为密切。《素问·皮部论》又载："凡十二经络脉者，皮之部也。"经络是连接人体五脏六腑的桥梁，是机体在生理上运行气血和病理上传导病邪的通路，同时是治疗上发挥药物性能、感受器械等刺激的通道。络脉自经脉分出后又逐层细分，形成别络、系络、缠络等不同分支，阳络循行于皮肤和体表黏膜，阴络循行于体内布散于脏腑区域。从别络系统分支出的孙络和浮络遍布全身，呈网状扩散。据此结构分布特点来看，皮肤的痛觉感觉器是浮络，而深部和内脏的痛觉感觉器则为孙络。因此，经络可以看作是人体痛觉的传导通路。痛是一种生命现象，"通则不痛，痛则不通"。这里的"通"是指经络的畅通，经络畅通则不痛，经络不通则痛。一旦寒邪侵袭经络，机体就会发出痛的信号，募集更多的气血来救援，由于经络集结了很多气血，瘀滞不通，故而产生痛。《灵枢·官针》曰："半刺者，浅内而疾发针，无针伤肉，如拔毛之状，以取皮气。""浮刺者，旁入而浮之，以治肌急而寒者也。"皮肤中有感觉神经及运动神经，丰富的感觉神经末梢能感受各种不同的刺激，并将其转换成神经动作电位传至大脑皮层中央，产生触觉、压觉、冷热觉、复合觉等。同时，皮肤是一个活跃的免疫调节器官。针刀依次通过表皮、真皮，刺入皮下组织，松解皮下粘连组织，使压迫、受损的神经组织得到恢复。分层浅刺穴位埋线法与传统的针刀疗法相比，具有用力均匀、易于操作、刺激量小等特点，既有针刺疏通经络、调和气血的作用，又能发挥埋线持续留针的长效刺激效果，还能起到针刀及时有效地松解、剥离肌肉粘连，阻断神经传导的作用。其作用机制一方面可能为松解粘连组织，保护神经细胞，修复受损神经元，激活受损皮肤免疫系统，发挥抗感染免疫作用，从而促进炎症吸收；另一方面通过针刀分层松解、长效留针，达到疏通经络、活血化瘀的作用，使气血通畅，余毒得清。

分层浅刺埋线法能在辨证论治的基础上，发挥针和刀的双重作用，通过针刀、埋线等法的相互配合而产生独特的治疗效果，既重视针和刀的特异性，又强调发挥整体作用，形成了"针刀结合，协同治病"的诊疗体系，对扩大针灸、针刀特色疗法的治疗范围，提高疗效有着重要的现实意义。

二、分层浅刺埋线法的技术创新

分层浅刺埋线法在进针手法的改进与丰富方面，有很大创新。操作时，针刀依次通过表皮的角质层、透明层、颗粒层、棘层、基底层到真皮，穿过真皮的乳头层和网状层，再刺入皮下组织。这种逐层进针法，可以刺激到皮肤和循行于体表的孙络、浮络等，达到疏通经络、活血化瘀的作用，使气血和调，阴阳平衡，更适合于临床治疗疾病。

三、分层浅刺埋线法的诊疗创新

张玉忠经多年临床实践发现，分层浅刺埋线法对带状疱疹后遗神经痛、面肌痉挛、肋间神经痛、网球肘、中风后遗症口眼㖞斜等疗效显著。

张玉忠针对分层浅刺埋线法的优势病种及疑难杂症的治疗现状进行了广泛研究，

从新的角度辨证论治，拓宽了诊疗思路。例如，对带状疱疹后遗神经痛，可从"脉络"论治，采用分层浅刺埋线法，注重经络、气血、卫气整体调整，效果显著。

分层浅刺埋线法可与手指卡压式星状神经节埋线术相结合治疗面肌痉挛、面神经麻痹等，与推寰循经式迷走神经埋线术相结合治疗慢性消化系统疾病、呼吸系统疾病、内科杂病等。临床实践证明，疗效显著。

四、分层浅刺埋线法的传承与发展

张玉忠从事临床工作 30 余年，先后发表论文 10 余篇，参与出版埋线专著 3 部，参与科研项目 4 项，获中国中医药研究促进会科技进步奖二等奖 2 项。张玉忠现致力于杨才德学术思想的传承和研究工作，对杨氏 3A⁺ 疗法（杨才德利用埋线针刀进行松解、埋线、注射及手法操作治疗颈肩腰腿痛的疗法）、手指卡压式星状神经节埋线术、三点一线式蝶腭神经节埋线术、分筋拨脉式颈动脉窦埋线术、推寰循经式迷走神经埋线术、线体对折旋转法等一系列杨氏穴位埋线疗法进行传承和研究。2016 年，张玉忠在陇南市宕昌县临江铺镇卫生院创建了陇南市首家"甘肃省穴位埋线临床示范基地"。2022 年，张玉忠申报了中国中医药研究促进会中医学术流派特色疗法，分层浅刺埋线法学术流派初步形成。2022 年 4 月，张玉忠撰写的《分层浅刺埋线法治疗带状疱疹后遗神经痛随机对照研究》一文发表，使分层浅刺埋线法学术流派得到了进一步发展。

目前，分层浅刺埋线法已经形成融整体性与特异性为一体，以辨证施针、分层浅刺埋线为主，合理配伍，系统治疗为特色的学术思想。分层浅刺埋线法强调在穴位埋线治疗过程中，根据疾病发展的不同阶段，合理选用不同的进针层次和手法，发挥不同进针层次埋线的特异性、整体性治疗作用，达到整体综合调治的目的。

第十一节　塞上非遗埋线

塞上非遗埋线是中国中医药研究促进会公布的第三批穴位埋线特色疗法，代表性人物是李登科、张萍（详见中国中医药研究促进会《关于公布第五届全国埋线传承创新技能大赛结果的通知》）。

塞上非遗埋线是将可吸收性高分子线体通过针具置入穴位起到长效刺激，可激发经络气血，协调机体功能，调和气血，平衡阴阳，补虚泻实，扶正祛邪，防病治病。该疗法以区级非物质文化遗产代表性项目"穴位埋线疗法"为依托，形成了具有宁夏地域特色的特色疗法。李登科是中国中医药研究促进会埋线分会秘书长兼常务理事，现就职于宁夏医科大学附属中医医院。张萍是杨甲三名家学术经验传承工作室传承人、宁夏中医药学会风湿骨病专业委员会副主任委员。团队成员有宁夏医科大学附属中医医院康复科主治医师刘秀芬、唐越、王恺年、李平、丁梅芳、王瑾、江东鸿。

塞上非遗埋线具有以下特点：① 2 周治疗 1 次，起到长效针灸作用。②对穴位的刺激量大，对慢性病疗效显著。③操作极微创，无须开刀，患者痛苦小。④使用现代科技线体，可在体内水解吸收，绿色安全。⑤优势病种明确，疾病谱广泛，可治疗内、外、妇、儿、皮肤、五官等科 140 余种疾病，其中优势病种主要有呼吸系统疾病、消化系统疾病和皮肤病。⑥符合中医"简便验廉"的特征。⑦普惠性强，操作简单，各级医疗机构人员均可学习。

第十二节 可视化埋线

目前，可视化埋线逐渐成为埋线领域的主流方向。杨才德于 2014 年开展了超声引导下星状神经节埋线的观察研究，并形成了手卡指压式星状神经节埋线术。2017 年，杨才德、马重兵、辛仲宏、李登科等在 CT 引导下完成了迷走神经节埋线技术的研究，并发表了《杨氏埋线针刀直达迷走神经后侧的进针角度深度研究——CT 观察正常人寰椎横突尖与迷走神经及周围组织之距离》一文。2024 年 1 月，团体标准《手卡指压式星状神经节埋线技术操作规范》的发布，开创了可视化埋线操作的范例。

北京中医药大学护国寺中医院李源、宁夏医科大学附属中医医院李登科等在可视化埋线方面已经取得了不俗成绩。"可视化蝶腭神经节埋线针刀治疗过敏性鼻炎的疗效观察"（李登科主持）和"CT 引导下穴位埋线疗法治疗三叉神经第 2、3 支疼痛的临床观察"（李源、陈璐主持）等项目已经获得科研立项，期待更多的成果面世。

第十三节 其他特色埋线疗法

"咽一针""语三针"埋线法（代表性人物：李晓亮）、龙城郝氏埋线疗法（代表性人物：郝宏华）、吞咽障碍埋线术（代表性人物：李霞）是中国中医药研究促进会公布的第三批穴位埋线特色疗法（详见中国中医药研究促进会《关于公布第五届全国埋线传承创新技能大赛结果的通知》）。这些穴位埋线特色疗法已开展了广泛的应用与研究，具体研究结果待整理和总结以飨读者。

（主要撰稿人：李登科、李如平、杨才德等）

第四章　穴位埋线优秀人才

第一节　穴位埋线达人录 *

艾江山

学历：本科。

职称：无。

单位：河北医科大学。

简介：参与《龙虎五刺埋线疗法》《埋线在神经康复中的应用》图书的整理工作。

白舒涵

学历：本科。

职称：主治医师。

单位：山丹县同和医院。

简介：任中国中医药研究促进会埋线分会委员。师从杨才德。从事中医内科临床工作10余年，擅长运用经方、针灸、埋线针刀治疗颈椎病、腰椎间盘突出症、肩周炎、膝关节炎等疼痛类疾病，以及呼吸系统、心脑血管及内分泌系统疾病等。

蔡世乐

学历：本科。

职称：医师。

单位：平凉市崆峒区索罗乡卫生院。

简介：毕业于北京中医药大学。师从杨才德。从事临床工作15年，擅长运用中药、针灸、埋线针刀、宫氏脑针、髓针、J针、PT针、枢针、中医正骨、穴位贴敷等中医

---

* 本书收录穴位埋线达人297位，以姓氏首字母为序，照片见"附录二"。

特色疗法治疗乳腺结节、带状疱疹、鼻炎、面肌痉挛、股骨头坏死、静脉曲张、面瘫、偏瘫、脑瘫、颈肩腰腿痛等。

曹青青

学历：本科。

职称：医师。

单位：永昌县人民医院。

简介：毕业于甘肃中医药大学。擅长针药结合治疗颈肩腰腿痛等脊柱关节病，中西医结合治疗类风湿关节炎、强直性脊柱炎、系统性红斑狼疮、干燥综合征等风湿免疫系统疾病，以及面神经麻痹、带状疱疹、脑梗死后遗症等。

曹想意

学历：本科。

职称：副主任医师。

单位：漳县福泽康复医院。

简介：岷县针灸针刀学科带头人。任甘肃省中医药学会针刀专业委员会委员，甘肃省针灸学会穴位注射埋线专业委员会常务委员，甘肃省针灸学会理事，岷县中医适宜技术培训班带教老师。擅长运用中医传统疗法治疗颈肩腰腿痛、中风后遗症及慢性劳损性疾病。参编《中医穴位埋线疗法秘单验方金典》（副主编）。

柴玉兰

学历：本科。

职称：医师。

单位：山丹县同和医院。

简介：现任山丹同和医院中西医结合科主任。兼任中国中医药研究促进会埋线分会理事，甘肃省针灸学会穴位注射埋线专业委员会常务委员，甘肃省中医药学会疼痛学专业委员会委员。师从杨才德。擅长中西医结合治疗冠心病、高血压、心律失常，以及消化系统、呼吸系统、内分泌系统常见病及多发病；运用中医针灸、埋线针刀、穴位注射等技术治疗颈肩腰腿痛等。2017年获得院内"优秀医师"称号，2018年获得"5·12"国际护士节心肺复苏操作比赛第一名，2019年获得"优秀医师"称号，2020年于兰州大学第一医院进修学习，获得"优秀进修医师"称号。

常峰岭

学历：专科。

职称：医师。

单位：北京市朝阳区八里庄第二社区卫生服务中心。

简介：常派武术气功针灸按摩创始人。幼承家学，八岁习武，广拜名师，师承杨才德、朱秀峰、贺林、冯琪、杨宏星，先后学习了罗氏正骨、贺氏火针、针刀、埋线等针灸推拿临床操作技术，以及心意六合拳、陈氏太极拳、少林内劲一指禅等功法，武医双修，综合应用。擅长治疗颈肩腰腿痛、小关节错位、肌肉劳损、坐骨神经痛、腰椎间盘突出症、网球肘、长短腿、高低肩、骨盆前后倾、脊柱侧弯、腕踝关节损伤、腱鞘炎等。

陈晨

学历：硕士研究生。

职称：主治医师。

单位：河南省洛阳正骨医院（河南省骨科医院）。

简介：毕业于河南中医药大学。师从邵素菊，现为河南邵氏针灸流派传承工作室传承人。兼任中华中医药学会中医康复技术传承创新平台委员，中国中医药研究促进会中西医结合敏化疗法分会理事，河南省中医药学会疼痛分会委员。擅长运用针灸、针刀、臭氧、穴位注射、手法、埋线等疗法治疗脊柱关节病、四肢疼痛及活动障碍类疾病。参与科研项目 2 项。发表论文 4 篇，参编《骨科营养学》（编委）。获 2020 年苏州市中西医结合学会中西医结合医学科学奖三等奖。

陈传平

学历：本科。

职称：副主任医师。

单位：沂源县第二人民医院。

简介：毕业于泰山医学院（现山东第一医科大学）。师从杨才德。现任沂源县第二人民医院中医科主任。兼任山东省老年医学会第一届头痛与头晕专业委员会委员，淄博市医学会第七届神经内科专业委员会委员，淄博市老年医学会眩晕专业委员会委员。从事临床工作 30 余年，擅长应用中医药治疗临床常见病、多发病；应用埋线针刀疗法及星状神经节埋线术治疗肩周炎、网球肘、腱鞘炎、跟骨骨刺、颈肩腰腿痛、头晕、头痛、慢性萎缩性胃炎、慢性鼻炎、慢性溃疡性结肠炎、肥胖症、高血压、高血糖、高脂血症等，并且可以熟练运用颅脑硬通道微创颅内血肿碎吸术、三氧大自血治疗技术、三氧穴位注射疼痛治疗技术、颈动脉灌注疗法治疗相关疾病，疗效确切，深受患者好评。

陈付艳

学历：博士研究生。

职称：副主任医师。

单位：天津中医药大学第一附属医院。

简介：硕士研究生导师。现任天津中医药大学第一附属医院针灸部十一病区主任、党支部书记。兼任中国中医药信息学会睡眠研究分会理事，天津市中医药学会养生康复专业委员会常务委员，天津市医疗健康学会神经内科专业委员会委员。擅长运用针灸治疗脑血管病导致的运动功能障碍、感觉障碍、失语、吞咽障碍、痉挛性瘫痪、排便困难、排尿障碍、认知功能障碍，以及面瘫、颈椎病、肩周炎、腰椎间盘突出症、坐骨神经痛、膝关节炎、肘关节炎、腱鞘炎、跟痛症、风湿性关节炎、干眼症、失眠、焦虑抑郁状态伴躯体痛、习惯性便秘等。主持国家自然科学基金青年科学基金项目 1 项，参与国家自然科学基金项目 3 项，参与省部级课题多项。拥有专利 1 项。参编著作 4 部，发表学术论文 30 余篇，其中以第一或通讯作者发表 SCI 论文 9 篇。

陈海红

学历：本科。

职称：主治医师。

单位：康乐县景古中心卫生院。

简介：毕业于甘肃中医药大学。现任康乐县景古中心卫生院中医科主任。师从杨才德。从事中医临床工作 20 余年，擅长应用埋线治疗颈椎病、腰椎间盘突出症、肩周炎、膝关节炎、痛风等疼痛类疾病，以及胃炎、失眠、肺结节、高血压、高脂血症、糖尿病、冠心病、鼻炎、慢性咽炎、支气管哮喘等内科疾病。曾荣获"康乐县优秀医生""先进个人"等称号。

陈开兴

学历：本科。

职称：主治医师。

单位：陈开兴中医诊所。

简介：毕业于甘肃中医药大学。师从杨才德。从事临床工作 30 余年，擅长运用中药、针灸、埋线针刀、手卡指压式星状神经节埋线术、三点一线式蝶腭神经节埋线术、推寰循经式迷走神经埋线术治疗颈椎病、腰椎间盘突出症、肩周炎、膝关节炎、痛风等疼痛类疾病，以及失眠、高血压、高脂血症、糖尿病、冠心病、鼻炎、慢性咽炎、支气管哮喘等疾病。获首届全国穴位埋线技术能手大赛二等奖。

陈亮胜

学历： 本科。

职称： 主治医师。

单位： 皋兰县石洞镇社区卫生服务中心。

简介： 毕业于兰州大学。师从杨才德。现任皋兰县石洞镇社区卫生服务中心副主任。兼任中国中医药研究促进会埋线分会理事，甘肃省针灸学会穴位注射埋线专业委员会委员，甘肃省中医药学会针刀医学专业委员会委员。从事临床工作 10 余年，擅长应用中医适宜技术，尤其是穴位埋线疗法治疗颈肩腰腿痛、中风、高血压、过敏性鼻炎、糖尿病、痔疮、带状疱疹、痤疮、腱鞘炎等常见病、多发病。获第三届全国穴位埋线技术能手大赛团体三等奖，第三届全国穴位埋线技术能手大赛个人三等奖，第五届全国埋线传承创新技能大赛个人三等奖。

陈伟伟

学历： 本科。

职称： 主治医师。

单位： 海盐邦尔医院。

简介： 曾跟随杨才德、郑宝森、倪家骧、武百山等多位专家系统学习疼痛疾病的治疗技术。任中国中医药研究促进会埋线分会理事，中国民间中医医药研究开发协会宣蛰人银质针疗法专业委员会委员，中国非公立医疗机构协会疼痛专业委员会委员。近年来与大学院校联合举办多期解剖培训班，学员遍布全国各地。擅长慢性头颈肩腰腿痛的诊断与治疗，熟练掌握穴位埋线技术治疗慢性顽固性疼痛疾病、风湿免疫疾病等，擅长在超声引导下进行神经阻滞技术，以及慢性软组织损伤的针刀、银质针治疗。曾获"针刀名家""全国十大镇痛新星"等荣誉称号。

陈永革

学历： 专科。

职称： 医师。

单位： 灵宝市第二人民医院。

简介： 师从杨才德、罗跃东。任北京中针埋线医学研究院学术部学术带头人。从医 30 余年，先后在河南中医药大学第一附属医院、灵宝市第一人民医院、灵宝市中医院进修学习。擅长应用穴位埋线进行减肥、美容，以及治疗各种疼痛类疾病、慢性病。

陈元

学历：本科。

职称：副主任医师。

单位：上海市普陀区中医医院。

简介：毕业于黑龙江中医药大学。师从唐汉钧。任上海市中医药学会第一届、第二届中医乳腺病分会委员，上海市中医药学会第一届、第二届中医周围血管病分会委员，上海市中医药学会第一届、第二届瘿病分会委员，上海市医师协会第三届中医医师分会委员，中国中医药信息学会中医药智库分会第二届理事，上海市中医药学会第九届外科分会委员。长期从事中医外科的医、教、研和科普推广工作。2023年10月被聘为上海中医药大学兼职副教授，为上海中医药大学"百师强基"计划师资，普陀区科普宣讲团团长，普陀区中医药实践培训基地专家组成员。主持区科委课题1项，主要参与市科委项目1项、区科委项目1项。以第一作者发表核心期刊论文10余篇、科普文章4篇，参编《中医外科常见病证辨证思路与方法》（编委）。获普陀区2019年度卫生健康委员会事业单位工作人员嘉奖，2022年度"普陀区最靠谱守护者"荣誉称号，普陀区2022年度人力资源和社会保障局事业单位工作人员记功。

陈占红

学历：本科。

职称：主治医师。

单位：天水市第四人民医院陇西分院。

简介：毕业于石河子大学。现任天水市第四人民医院陇西分院中西医结合科主任。兼任中国中医药研究促进会埋线分会委员。先后跟随杨才德学习埋线针刀技术，跟随王海东、李伟青学习针刀技术。先后在新疆生产建设兵团总医院、甘肃省中医院进修学习。从事中医临床工作10余年，擅长诊治颈肩腰腿痛等疼痛类疾病，以及心脑血管系统疾病、内分泌系统疾病、免疫系统疾病、自主神经功能紊乱等。

陈紫薇

学历：硕士研究生。

职称：医师。

单位：北京中医药大学附属护国寺中医医院。

简介：毕业于北京中医药大学。师从杜琳。擅长应用穴位埋线疗法治疗多种慢性疾病，如月经不调、腰腿痛、消化不良、肥胖症等。发表论文4篇。

程刚

学历：本科。

职称：副主任医师。

单位：嘉峪关市第一人民医院。

简介：全国中医临床特色技术传承骨干人才。参与嘉峪关市中医适宜技术推广 2 次。主持参与科研项目 1 项。发表论文 11 篇，主编《中医临床应用》，参编《外感热病临证金鉴》（编委）。获 2017 年嘉峪关市中医学会优秀论文奖一等奖。

代随元

学历：本科。

职称：医师。

单位：汝南县梁祝镇卫生院。

简介：师从杨才德。擅长应用穴位埋线进行减肥、美容，诊治黄褐斑、颈椎病、头痛、头晕、肩周炎、腰椎间盘突出症、膝关节炎、跟骨骨质增生、腱鞘炎、痛经、月经不调、白带异常、更年期综合征、多囊卵巢综合征、卵巢早衰、过敏性疾病等。

邓杰丹

学历：本科。

职称：医师。

单位：康跃诊所。

简介：埋线针刀疗法学术流派传承人。师从杨才德。任中国中医药研究促进会埋线分会理事。熟练掌握线体对折旋转埋线术、手卡指压式星状神经节埋线术、三点一线式蝶腭神经节埋线术、推寰循经式迷走神经埋线术。擅长应用埋线针刀疗法治疗颈椎病、肩周炎、腰肌劳损、腰椎间盘突出症、膝关节炎、腱鞘炎、网球肘等。

邓可昕

学历：本科。

职称：医师。

简介：师从杨才德。任中国中医药研究促进会埋线分会理事，甘肃省针灸学会穴位注射埋线专业委员会委员，北京中针埋线医学研究院学术部学术带头人。擅长应用针灸、穴位埋线、针刀、自血疗法治疗各种皮肤病、疼痛类疾病及内科疑难杂症。参编《中医穴位埋线疗法秘单验方金典》（编委）。

邓伦彬

学历：专科。

职称：医师。

单位：泸县兆雅镇型家村第一卫生室。

简介：埋线针刀疗法学术流派传承人。师从杨才德。熟练掌握线体对折旋转埋线术、手卡指压式星状神经节埋线术、三点一线式蝶腭神经节埋线术、推寰循经式迷走神经埋线术。擅长应用埋线针刀疗法治疗颈椎间盘突出症、腰椎间盘突出症、骨关节炎、腱鞘炎、网球肘、滑膜炎、半月板损伤等各种痛症，以及妇科病、内科杂病、胃肠道疾病、皮肤病、中风后遗症等。获 2010 年度"全国优秀乡村医生"称号。

邓世光

学历：中专。

职称：助理医师。

单位：保定市唐县都亭乡西口底村卫生室。

简介：师从杨才德。熟练掌握线体对折旋转埋线术、手卡指压式星状神经节埋线术、三点一线式蝶腭神经节埋线术、推寰循经式迷走神经埋线术。擅长应用穴位埋线减肥、美容，治疗黄褐斑、颈椎病、头痛、头晕、肩周炎、腰椎间盘突出症、膝关节炎、腱鞘炎、过敏性鼻炎、哮喘、心律失常、高血压、糖尿病、失眠、抑郁症等。

狄泽俊

学历：本科。

职称：副主任医师。

单位：永昌县人民医院。

简介：毕业于甘肃中医药大学。先后跟随王海东学习风湿骨病治疗及针刀微创术，跟随杨才德学习埋线针刀术。现任永昌县人民医院中医康复科主任。兼任中国中医药研究促进会埋线分会常务理事。擅长采用针刀微创术、埋线针刀术、针灸循经刺络结合中药内服治疗颈肩腰腿痛等关节、肌肉、筋膜、韧带疼痛性疾病，应用手卡指压式星状神经结埋线术结合中西医辨证治疗风湿免疫性疾病、慢性支气管炎、肺源性心脏病、慢性胃炎、胃溃疡、糖尿病及周围神经病变等，应用针灸结合中西药物治疗脑梗死、脑出血后遗症、面神经炎、带状疱疹神经炎等。主持科研项目 2 项。

董金昌

学历：本科。

职称：副主任医师。

单位：甘谷县中医医院。

简介：2016年9月，任兰陵县新兴镇中心卫生院副院长、甘谷县谢家湾乡卫生院院长；2019年12月，任甘谷县妇幼保健院副院长、甘谷县中医医院院长。兼任甘肃省中医药学会常务理事。先后赴甘肃省人民医院、甘肃省中医院进修学习，熟练掌握各种骨折、脱位的手法复位及手术治疗，擅长中西医结合诊治各种骨科常见疾病及外科常见病、多发病。2018年荣获"甘谷县优秀共产党员"称号，2019年荣获天水市卫生健康系统"健康扶贫优秀医师"称号。

董攀

学历：本科。

职称：副主任医师。

单位：阆中市中医医院。

简介：任北京中针埋线医学研究院埋线针刀疗法学术带头人，阆中市中医医院临床外科党支部书记，南充市中医针灸专业医疗质量控制中心专家组成员，南充市中医康复医学质量控制中心专家组成员，阆中市针灸质量控制分中心业务主任，中国中医药研究促进会埋线分会常务理事，四川省中医药学会第九届理事会理事，四川省针灸学会理事，四川省针灸学会脑病专业委员会常务委员，四川省针灸学会刺法灸法专业委员会委员，四川省中医药学会中医适宜技术推广基地主任（阆中），四川省中医药信息学会中医微创分会副主任委员，四川省中医药信息学会针刀专业委员会常务委员，四川省中医药学会风湿病专业委员会委员，南充市中医药学会针灸推拿专业委员会副主任委员，南充市中医药学会针刀医学专业委员会委员，南充市中医药学会疼痛专业委员会委员，南充市医学会第二届理事会理事。擅长肌骨超声引导下星状神经节埋线术、肌骨超声引导下蝶腭神经节埋线术、可视化疼痛治疗技术。参与省级继续教育项目授课12场，四川省中医药适宜技术研究会中医药适宜技术推广项目8场，累计培训基层医师600余人次。主持完成科研项目1项。发表论文8篇，参与起草团体标准《手卡指压式星状神经节埋线技术操作规范》。获2022年中国中医药研究促进会埋线分会学术成果奖二等奖，阆中市卫生健康委员会"优秀共产党员"称号，阆中市第二届"阆苑名医"称号。

董树秀

学历：本科。

职称：主治医师。

单位：宣城市立中医医院。

简介：毕业于安徽中医药大学。任中国中医药研究促进会埋线分会理事，先后在上海中医药大学附属岳阳医院及安徽中医药大学第一附属医院进修。擅长运用针灸、微针刀、埋线等治疗颈肩腰腿痛、中风后遗症、面瘫、漏尿、失眠、耳鸣、耳聋、肥胖症等，并致力于应用中医疗法进行面部痤疮、黄褐斑、面部轮廓提升、抗衰去皱等医学美容的研究。

杜才会

学历：本科。

职称：副主任医师。

单位：永昌县水源镇卫生院。

简介：毕业于甘肃中医药大学。现任永昌县水源镇卫生院院长。从事中西医结合临床工作20余年，擅长穴位埋线结合中西医治疗内科、妇科、儿科等疑难杂症，尤擅长治疗呼吸系统和心血管系统疾患，疗效显著。发表论文3篇。2017年9月被甘肃省人力资源和社会保障厅、甘肃省卫生和计划生育委员会（现甘肃省卫生健康委员会）评为"甘肃省优秀基层医务工作者"，2020年7月被甘肃省人力资源和社会保障厅、甘肃省卫生和计划生育委员会（现甘肃省卫生健康委员会）评为"甘肃省优秀医师"。

杜兴承

学历：本科。

职称：主治医师。

单位：靖远县人民医院。

简介：现任靖远县人民医院疼痛科主任。兼任中国民族医药学会疼痛分会青年委员会委员，甘肃省残疾人康复学会疼痛康复专业委员会委员，甘肃省老年医学会疼痛专业委员会委员。擅长运用埋线针刀等治疗颈椎病、骨关节炎、急慢性肌筋膜炎、瘢痕痛、幻肢痛、中枢性神经痛、痛经、肿瘤相关性疼痛，以及各种不明原因疼痛、顽固性疼痛、非疼痛疾病，如顽固性呃逆、面瘫、神经性耳聋、面肌痉挛等。以第一作者发表论文3篇，参编《龙虎五刺埋线疗法》（副主编）《临床医学麻醉与疼痛治疗》（副主编）。

段东东

学历：本科。

职称：医师。

单位：枣阳厚德康复医院。

简介：现任枣阳厚德康复医院中医康复科治疗组组长。兼任中国中医药研究促进会埋线分会委员。师从杨才德。擅长诊治颈肩腰腿痛、妇科病、过敏性疾病、内科杂病等，以及穴位埋线减肥、中医针灸美容。

段婧婧

学历：硕士研究生。

职称：主治医师。

单位：北京大学第一医院太原医院。

简介：毕业于山西省中医药研究院。擅长治疗颈肩腰腿痛、带状疱疹性神经痛及后遗神经痛、三叉神经痛、头痛等疼痛性疾病，以及眩晕、中风后遗症、月经不调等内科疾病。2024 年申请"电针治疗脊神经后支源性腰痛的机理研究"课题，已立项。发表论文 4 篇。

段艳萍

学历：硕士研究生。

职称：主治医师。

单位：北京大学第一医院太原医院。

简介：毕业于广西中医药大学。山西省第三批优秀中医人才。任山西省针灸学会理事，太原市中医学会理事。从事临床工作 10 余年，擅长治疗偏头痛、腰腿痛、肩周炎、骨质增生、颈椎病、网球肘等各种疼痛类疾病，以及慢性胃炎、中风后遗症、面瘫、癫痫、失眠、月经不调、白细胞减少症、咳嗽、哮喘、荨麻疹、高血压、带状疱疹、黄褐斑等内外科疾病。

樊海红

学历：本科。

职称：医师。

单位：陇南市武都区优抚医院。

简介：现任陇南市武都区优抚医院康复理疗科主任。兼任中国中医药研究促进会埋线分会常务理事，甘肃省针灸学会穴位注射埋线专业委员会常务委员。参编《中医穴位埋线疗法秘单验方金典》（副主编）。

樊康康

学历：本科。

职称：技师。

单位：陇南市武都区优抚医院。

简介： 现任陇南市武都区优抚医院公共卫生科主任。兼任中国中医药研究促进会埋线分会理事。**参编**《中医穴位埋线疗法秘单验方金典》（副主编）。

樊立群

学历： 专科。

职称： 主任医师。

单位： 临猗博爱医院。

简介： 毕业于长治医学院。现任临猗博爱医院院长。先后在各省级医院进修学习，多次参加北京中医药大学、中华医学会等举办的培训班，在中西医结合治疗内科常见病、多发病、疑难病及急危重症抢救方面积累了丰富的临床经验，尤其擅长应用小针刀疗法、药线埋线疗法、穴位注射疗法、神经阻滞疗法、直肠滴入疗法等特色技术治疗肩周炎、网球肘、腱鞘炎、跟骨骨刺、颈肩腰腿痛、慢性胃炎、胃溃疡、胆囊炎、结肠炎。获运城市科研成果奖一等奖，被授予"山西省中西医专科专病骨干"荣誉称号。

樊青松

学历： 本科。

职称： 医师。

单位： 陇南市武都区优抚医院。

简介： 现任陇南市武都区优抚医院院长、陇南市武都区西关社区卫生服务站站长、青松养护院院长。兼任中国中医药研究促进会埋线分会常务理事，甘肃省针灸学会穴位注射埋线专业委员会常务委员，北京中针埋线医学研究院学术部学术带头人。参编《中医穴位埋线疗法秘单验方金典》（副主编）。

范利青

学历： 硕士研究生。

职称： 副主任医师。

单位： 包头市蒙医中医医院。

简介： 现任包头市蒙医中医医院肾病科、肿瘤内科主任。兼任国家远程医疗与互联网医学中心肿瘤专业专家委员会委员，中国中医药研究促进会肿瘤分会委员，中国中医药研究促进会埋线分会常务理事，北京中医疑难病研究会肿瘤协作委员会常务委员，内蒙古自治区中医药学会肾病分会副主任委员，内蒙古抗癌协会精准医学与肿瘤MDT专业委员会常务委员，内蒙古抗癌协会化疗专业委员会委员，包头市医学会肾脏病学专科分会常务委员，包头市中医药学会血液病分会常务委员，包头医学院本科生师承教育导师，包头市第三批老中医药专家师承教育导师，山西门氏杂病流派、燕京伤寒学派传承人才。擅长应用中西医结合方法治疗各种肿瘤、肾病、血液病及其他疑难顽固性疾病。主持及参与科研项目2项。发表论文6篇，主编《实用肿瘤疾病诊疗技术》，参编《名中医肿瘤经方薪传临证绝技》（副主编）。

范乾

学历：本科。

职称：副主任医师。

单位：庆阳市中医医院。

简介：硕士研究生导师。师从吕景山、杨才德。现任庆阳市中医医院针灸康复治未病中心主任、针灸推拿科副主任。兼任中华中医药学会疼痛学分会委员，中国医药教育协会针刀医学专业委员会常务委员，甘肃省针灸学会理事，甘肃省残疾人康复学会理事，甘肃省针灸学会拨针专业工作委员会副主任委员，甘肃省针灸学会小儿推拿专业委员会副主任委员，甘肃省康复医学会骨伤康复专业委员会常务委员，甘肃省健康管理研究会主动健康与运动康复专业委员会常务委员，甘肃省针灸学会针刀专业委员会委员，甘肃省针灸学会针灸康复专业委员会委员，甘肃省中医药学会方药量效研究专业委员会委员，甘肃省中医药学会针刀专业委员会委员，甘肃省老年医学会神经康复专业委员会常务委员，庆阳市运动康复协会副会长，庆阳市针灸专业质量控制中心副主任，甘肃省名老中医药学术经验继承人。擅长应用中药、针灸、推拿、小针刀、拨针、颊针、浮针、穴位埋线、神经阻滞技术、运动康复治疗技术、富血小板血浆（PRP）技术等治疗脑血管病变、脊髓病变、面瘫、颈椎病、腰椎间盘突出症、肩袖损伤、膝关节炎、三叉神经痛、失眠、焦虑症、抑郁症、耳鸣、耳聋、盆底疾患（尿失禁、尿潴留）、内分泌失调等疾病。

方东梅

学历：本科。

职称：副主任医师。

单位：民勤县人民医院。

简介：任中国中医药研究促进会埋线分会青年委员会副秘书长，甘肃省针灸学会穴位注射埋线专业委员会常务委员，甘肃省教育厅埋线科研项目第一梯队骨干人才，世界中医药学会联合会一技之长专业委员会委员。擅长中西医结合治疗呼吸系统疾病、消化系统疾病、血液病，以及颈肩腰腿痛等的针刀松解、穴位埋线等。发表论文3篇。获第三届全国穴位埋线技术能手大赛三等奖，第五届全国埋线传承创新技能大赛个人二等奖。

伏玉祺

学历：本科。

职称：护士。

单位：漳县福泽康复医院。

简介：擅长颈椎病、头痛、头晕、肩周炎、腰椎间盘突出症、膝关节炎、跟骨骨质增生、腱鞘炎、痛经、月经不调、白带异常、更年期综合征、多囊卵巢综合征、卵巢早衰、过敏性鼻炎、哮喘、荨麻疹、湿疹、痤疮、脑梗后遗症、心律失常、高血压、糖尿病、高脂血症、高尿酸血症、心悸、胃脘痛、肺胀、失眠、疲劳综合征、眩晕、抑郁症等疾病的护理。

付志振

学历：专科。

职称：主治医师。

单位：合肥市康复医院大众路分院。

简介：现任合肥市康复医院大众路分院疼痛康复科主任。兼任中国中医药研究促进会埋线分会理事，安徽省针灸学会针刀专业委员会委员。先后跟随王自平学习针刀、刺骨、拨针技术，跟随杨才德学习埋线技术，跟随牟新学习正骨，综合各家所长，整合医技，提倡杂合以治。擅长治疗颈肩腰腿痛、慢性胃肠炎、气管炎、高血压、糖尿病、中风后遗症等疑难杂症。参编《颈腰肩疼痛指南》（编委）。

傅智兴

学历：本科。

职称：医师。

单位：武隆傅智兴诊所。

简介：现任北京中针埋线医学研究院学术部学术带头人。师从杨才德。具有 30 多年的中医临床治疗经验，擅长运用针灸、针刀、穴位埋线治疗各种痛症、慢性病如颈椎病、腰椎病、类风湿关节炎、强直性脊柱炎、股骨头坏死、鼻炎、高血压、糖尿病、心脑血管疾病、中风后遗症等。

甘春生

学历：本科。

职称：副主任医师。

单位：天祝藏族自治县第二人民医院。

简介：任甘肃省中医药学会疼痛学专业委员会委员，政协天祝藏族自治县第十四届委员会常务委员，甘肃省第三批中医药师承教育指导老师，带教继承人 2 人，每年为下级医师专题授课，培养下级医师 3 名。擅长中西医结合治疗消化系统、呼吸系统、心血管系统疾病，擅长用中医适宜技术治疗颈肩腰腿等疼痛类疾病、腹型肥胖等疾病。发表论文 2 篇，参编《现代内科疾病中医诊疗学》（副主编）《消化系统疾病中医诊疗学》（副主编）。2023 年被甘肃省卫生健康委员会评为"优秀医师"，2024 年被评为"天祝藏族自治县名中医"。

高静

学历：本科。

职称：副主任医师。

单位：周至县中医医院。

简介：现任周至县中医医院副院长、针灸科主任、治未病科主任。兼任陕西省人大代表，陕西"白手杖"爱心大使，周至县政协常务委员，周至县党外人士联谊会第二届理事会副理事长，世界中医药学会联合会秦药国际产业分会理事，中国整形美容协会中医美容分会第二届理事会常务理事，中国中医药研究促进会埋线分会常务委员，中国中西医结合学会医学美容专业委员会常务委员，陕西省针灸学会临床专业委员会常务理事，陕西省中医药科技开发研究会电针专业委员会常务委员，陕西省针灸学会第一届埋线专业委员会副主任委员，陕西省医学传播委员会副主任委员，陕西省针灸学会第一届灸法专业委员会常务委员，陕西省针灸学会第一届盆腔专业委员会常务委员，陕西省针灸学会第一届针药结合专业委员会常务委员，西安市针灸学会副会长，西安市老年医养结合学会中医养生委员会常务委员，西安市中医学会中医皮肤及美容专业委员会副主任委员。从事针灸临床、研究工作 20 余年，在面瘫、脑瘫、中风、颈肩腰腿痛、抑郁症、带状疱疹、乳腺增生、子宫肌瘤、小儿自闭症等疾病、亚健康调理及美容等方面有独到见解。拥有专利 22 项。参与科研项目 7 项。发表论文 12 篇。获"巾帼建功标兵""最美医生""五一巾帼标兵""九三英才奖"称号。

高彤

学历：本科。

职称：主治医师。

单位：青海省人民医院。

简介：毕业于北京中医药大学东方学院。师从杨才德。任中国中医药研究促进会埋线分会委员，甘肃省针灸学会穴位注射埋线专业委员会常务委员。擅长应用针灸、神经节埋线、埋线针刀及脑针综合治疗颈肩腰腿痛、头痛、头晕、失眠、突发性耳聋、动眼神经麻痹、癫痫、帕金森病、过敏性鼻炎、咳嗽变异性哮喘，慢性阻塞性肺疾病、心律失常、不稳定型心绞痛、脑卒中后遗症、带状疱疹、湿疹、荨麻疹、痤疮等慢性病及损容性皮肤病的调理，对重症昏迷患者促醒有持续性的研究。参与科研项目1项。发表论文3篇，参编著作1部。

巩鹏飞

学历：专科。

职称：医师。

单位：左权旷神堂医药有限公司宏远街诊所。

简介：高级保健按摩师，国家二级营养师，左权旷神堂医药有限公司宏远街诊所负责人。兼任中国中医药研究促进会埋线分会常务理事。师从杨才德。擅长应用穴位埋线治疗高血压、高脂血症、高血糖、高尿酸血症、肥胖症、脱发、三叉神经痛、面肌痉挛、顽固性失眠、头痛、眩晕、鼻炎、乳腺增生、痛经、月经不调、更年期综合征、男性性功能障碍、慢性胃炎、顽固性便秘、腹泻、颈椎病、腰痛、肩周炎、坐骨神经痛、膝关节痛、足跟痛、类风湿关节炎、强直性脊柱炎、银屑病等。获首届全国穴位埋线技术能手大赛三等奖，第二届全国穴位埋线技术能手大赛二等奖。

苟纯莉

学历：本科。

职称：主治医师。

单位：南明区大南社区医院。

简介：出身于中医世家，毕业于贵州中医药大学。现任南明区大南社区医院负责人、院长。师从孙文善、庞继光、杨才德、唐治安等。擅长运用子午流注针灸、宫氏脑针、神经节埋线、穴位注射、手骨全息疗法、小针刀、拔针等治疗各种疑难杂症。2018年被评为贵阳市"百优医生""杏林高手"，同时荣获"全国敬老爱老助老模范人物"称号，2022年获"贵州省三八红旗手"称号。

谷亚斌

学历：专科。

职称：医师。

单位：湾田菁草堂中医诊所。

简介：毕业于湖南中医药高等专科学校。师从杨才德。工作20余年来扎根基层、服务基层，能熟练并精准地运用中西医药，配合针灸、埋线针刀技术治疗急慢性颈肩腰腿痛、鼻炎、痤疮、痔疮、妇科病、急慢性咳嗽、哮喘、高血压、糖尿病、高脂血症、痛风、带状疱疹、中风后遗症、癫痫等。获首届全国穴位埋线技术能手大赛三等奖。

管铁红

学历：专科。

职称：医师。

单位：嵩县德亭镇卫生院。

简介：任嵩县德亭镇卫生院业务院长。兼任北京中针埋线医学研究院学术部学术带头人。师从杨才德。擅长治疗腰椎间盘突出症、膝关节炎、颈椎病、股骨头坏死、糖尿病、面瘫及三叉神经痛等疑难杂症。2017年获"嵩县最美医师"称号，获第三届全国穴位埋线技术能手大赛一等奖。

郭飞

学历：硕士研究生。

职称：副主任医师。

单位：湖州市中心医院。

简介：毕业于福建中医药大学。现任湖州市中心医院中医（针灸）科主任。兼任澳台港中医师联合促进会埋线针疗学研究专业委员会常务理事，浙江省针灸学会穴位埋线专业委员会常务委员，中国医药教育协会中医药教育促进工作委员会委员，浙江省针灸学会经络腧穴专业委员会委员，浙江省康复医学会中西医结合康复专业委员会委员。师从杨才德、任晓艳、陆红研、马立昌、单顺、赵喜新、唐治安、孙文善。擅长以中医穴位埋线为主治疗常见病和多发病，如颈椎病、肩周炎、腰椎间盘突出症、骨关节炎、强直性脊柱炎、面瘫、头痛、眩晕、失眠、焦虑症、抑郁症、中风后遗症、鼻炎、哮喘、胃炎、肠炎、便秘、痛经、月经不调、更年期综合征、肥胖、湿疹、带状疱疹、耳鸣、耳聋、梅尼埃病、眼部神经麻痹等，在治疗疑难疾病方面也有丰富的经验。获第四届"鸿儒杯"全国埋线之星竞技大奖赛二等奖，中华传统医学会埋线医学专业委员会首届"健康与美丽同行"中医美容抗衰巅峰对决与高峰论坛视频演示赛一等奖及网络评选赛银奖。

郭鹏

学历：本科。

职称：医师、药师。

单位：青海红十字医院。

简介：毕业于宁夏医科大学。任北京中针埋线医学研究院导师团导师。擅长运用穴位埋线、针刀、中医正骨、中药外敷治疗常见病、慢性病及疑难病，如不孕不育、阳痿、早泄、颈椎病、腰椎间盘突出症。曾获"青海省先进医务工作者"称号，2015年获青海省中医医师技能大赛一等奖，2017年获北京中针埋线医学研究院导师团培训班优秀奖。发表论文多篇，其中《穴位埋线治疗腰椎间盘突出症》获优秀论文奖一等奖，《穴位埋线治疗不孕不育》《穴位埋线治疗阳痿、早泄》获优秀论文奖。

郭双田

学历：本科。

职称：医师。

单位：垣曲县郭惠民中医诊所。

简介：师从杨才德。熟练掌握线体对折旋转埋线术、手卡指压式星状神经节埋线术、三点一线式蝶腭神经节埋线术、推寰循经式迷走神经埋线术，先后在多家医院从事埋线针刀治疗工作，擅长治疗黄褐斑、颈肩腰腿痛、妇科病、过敏性疾病、肥胖症等。

郭威堂

学历：本科。

职称：主治医师。

单位：甘肃省和政疗养院。

简介：任中国中医药研究促进会埋线分会理事，甘肃省针灸学会浮针专业委员会委员，甘肃省针灸学会第三届穴位注射埋线专业委员会委员，甘肃省中医药学会疼痛学专业委员会委员。擅长中西医结合治疗颈椎病、腰痛、肩周炎、慢性胃炎、反流性食管炎、胆囊炎、顽固性咳嗽、头痛、耳鸣、小儿感冒、咳嗽、消化不良、厌食、腹痛、月经不调、子宫肌瘤、乳腺增生、宫寒不孕、慢性前列腺炎、遗精、早泄、痤疮、荨麻疹、银屑病、面瘫、中风偏瘫、脑梗死后遗症、眩晕、失眠等。以第一作者在国家级核心期刊发表论文1篇，省级期刊发表论文5篇。2020年获市级推拿按摩大赛三等奖，2021年获市级针刺点穴大赛二等奖，2023年获县级心肺复苏大赛一等奖，2024年获县级穴位贴敷大赛一等奖。

韩晶

学历：硕士研究生。

职称：副主任医师。

单位：中国航天科工集团七三一医院。

简介：任中国中医药研究促进会埋线分会理事。参与科研项目3项。发表论文7篇。

韩龙

学历：本科。

职称：主治医师。

单位：白银市第一人民医院。

简介：毕业于甘肃中医药大学。甘肃省第四批五级中医药师承教育工作继承人。任中华中医药学会长桑君脉法专业委员会委员，中国人口文化促进会首届国医名师学术经验传承工作委员会委员，甘肃省针灸学会拨针专业工作委员会常务委员，甘肃省针灸学会穴位注射埋线专业委员会常务委员，甘肃省针灸学会疼痛专业委员会委员，甘肃省针灸学会传统针法委员会委员，甘肃省针灸学会火针专业委员会委员，何氏灸法学术流派甘肃理事会常务理事。师从雒成林、李树森、刘文郁。从事中医针灸临床工作10余年，擅长运用长桑君脉法、传统针刺手法、龙氏正骨手法、埋线针刀、拨针、刺骨针等技术结合中药治疗颈肩腰腿痛、风湿性关节炎、面瘫、眩晕、耳鸣、失眠、慢性咳嗽、过敏性鼻炎、胃胀、腹泻、便秘、中风后遗症、月经不调等。2021年获甘肃省针灸学会"优秀基层工作者"称号，2023年获"甘肃省技术标兵"称号，2023年获"白银市优秀中青年医师"称号，2023年获白银市第一人民医院"优秀医师"称号，2023年获甘肃省针灸推拿技能大赛腧穴定位三等奖，2023年获白银市首届针灸推拿技能大赛一等奖，2024年获白银市第一人民医院"优秀青年人才"称号。

韩晓芳

学历：本科。

职称：主治医师。

单位：兰州大学第一医院西站院区。

简介：毕业于湖南中医药大学。任甘肃省中医药学会疼痛学专业委员会委员，湖南省国际医学交流促进会常务委员。师从李粉萍、王凌、高林鹏。擅长通过中医辨证论治个性化选穴埋线治疗肥胖症、脂肪肝、代谢综合征、面瘫，以及肩颈病、腰椎病等各种关节疼痛性疾病。发表论文1篇。

韩元昌

学历：本科。

职称：医师。

单位：清平镇卫生院。

简介：毕业于山东中医药大学。师从陈贵斌、汪忠、杨才德。擅长运用杨氏3A$^+$疗法治疗风湿性关节炎、颈腰椎骨质增生、颈腰椎间盘突出症、肩周炎、股骨头坏死、强直性脊柱炎等。

郝宏华

学历：本科。

职称：主任医师。

单位：北京大学第一医院太原医院。

简介：任中国中医药研究促进会埋线分会常务理事及青年委员会副主任委员，山西省针灸学会常务委员，太原市针灸学会常务副会长，太原市中西医结合学会副会长，山西省名老中医药专家学术经验继承工作指导老师。师从杨才德。多次参加全国性埋线针刀会议并进行学术交流，曾赴科米共和国、格鲁吉亚、土耳其进行中医针灸指导工作。擅长诊治神经系统疾病引起的意识障碍、烦躁症、偏瘫、失语、共济失调、运动性神经损伤、顽固性面瘫，三叉神经痛，以及带状疱疹后遗神经痛、不孕不育症、骨关节病、失眠、代谢性疾病、梅杰综合征、过敏性鼻炎、自闭症、多动症等。参与国家级及省级科研项目7项。拥有专利2项。发表论文2篇，参编《埋线等中医适宜技术治疗过敏性鼻炎》（副主编）《埋线在神经康复中的应用》（副主编）《埋线针刀技术操作安全指南》（编委）。2018年获全国穴位埋线技术能手大赛裁判员三等奖，2021年获全国埋线创新技能大赛埋线特色疗法团队优秀奖，2024年获中国老科学技术工作者协会科学技术奖。

何嘉慧

学历：本科。

职称：医师。

单位：新园村卫生室。

简介：毕业于辽宁中医药大学。锦州市非物质文化遗产代表性项目"传统针灸"传承人，何氏传统针灸技法传承人，北京中针埋线医学研究院埋线针刀疗法学术带头人。师从杨才德、李光熙。擅长运用中药、穴位注射疗法、中药经络透皮疗法、中医溻渍法、穴位埋线疗法、传统针灸等治疗各种慢性疾病及疑难杂症。

何琪

学历：中专。

职称：副主任医师。

单位：定西市岷县寺沟镇卫生院。

简介：现任定西市岷县寺沟镇卫生院科主任。兼任北京中针埋线医学研究院学术部学术带头人。师从杨才德。熟练操作硬膜外麻醉技术、浅表肿物切除术、阑尾炎切除术、腹股沟疝修补术、胆囊切除术等腹部手术，擅长应用穴位埋线治疗颈肩腰腿痛、妇科疾病、过敏性疾病、内科杂病等。2012 年被授予"先进个人"称号；2015 年被评为"定西市基层卫生工作先进个人"；在 2018 年度全县卫生计生工作中荣获"好医生"称号；2020 年 8 月被定西市卫生健康委员会评为"定西市第三届中国医师节优秀医师"。

何小川

学历：专科。

职称：医师。

单位：河源绿洲中医医院。

简介：现任河源绿洲中医医院院长。兼任北京中针埋线医学研究院学术部学术带头人。师从杨才德。擅长运用针灸、埋线、穴位注射、中药治疗颈肩腰腿痛、肠胃病、肥胖症、高血压、高血糖、高脂血症、高尿酸血症等。

贺金玲

学历：硕士研究生。

职称：主治医师。

单位：内蒙古自治区中医医院。

简介：包头市第七批市级非物质文化遗产代表性项目"金氏中医拨经疗法"第五代传承人。任北京中针埋线医学研究院学术部学术带头人，中华中医药学会肛肠分会青年委员会委员，中国民族医药学会肛肠科分会理事，中国中医药研究促进会肛肠分会理事，内蒙古自治区中医药学会肛肠分会秘书。拥有专利 2 项。主持内蒙古自治区级课题 2 项，参与省部级课题 8 项。课题"穴位埋线治疗直肠癌低位前切除综合征疗效研究"成果获 2023 年中国民族医药学会科学技术奖一等奖。

洪华

学历：本科。

职称：主治医师。

单位：郑州兹度堂中医研究所。

简介：毕业于河南中医药大学。现任郑州兹度堂中医研究所所长，兹度堂中医研究所针灸科主任。兼任中关村中医药健康产业联盟专家委员，河南省针灸学会穴位埋线专业委员会常务委员，河南省医院协会基层糖尿病管理分会常务委员。师从赵喜新。曾于郑州大学第五附属医院、韩国心美眼整形外科医院、郑州市中医院、郑州市第一人民医院进修。擅长用穴位埋线、针灸、中药治疗糖尿病、高血压、高脂血症、冠心病、肥胖症、睡眠呼吸暂停综合征、中风偏瘫、面瘫、头痛、失眠、泄泻、咳嗽、哮喘、三叉神经痛、颈肩腰腿痛、痛经、月经不调、不孕、带状疱疹、痤疮、湿疹、黄褐斑等，在中医穴位埋线美容美体方面有独特造诣。

侯淑平

学历：本科。

职称：医师。

单位：北京新世纪科创职业技能鉴定中心。

简介：毕业于成都中医药大学。现任北京新世纪科创职业技能鉴定中心学术服务部主任。兼任中国中医药研究促进会埋线分会副秘书长，甘肃省针灸学会穴位注射埋线专业委员会副秘书长，甘肃省中医药学会疼痛学专业委员会副秘书长，甘肃省残疾人康复学会疼痛康复专业委员会委员。熟练掌握手卡指压式星状神经节穿刺术、三点一线式蝶腭神经节穿刺术、分筋拨脉式颈动脉窦穿刺术、推寰循经式迷走神经穿刺术、线体对折旋转埋线术等前沿埋线穿刺术式。擅长诊治颈肩腰腿痛、妇科病、过敏性疾病、内科杂病等。参编《埋线在神经康复中的应用》（编委）《龙虎五刺埋线疗法》（编委）。

胡庆

学历：中专。

职称：医师。

单位：艾仁中医。

简介：埋线针刀疗法流派传承人，贺氏三通法传承人。师从杨才德、贺喜、叶颖华。擅长诊治风湿疼痛类疾病、心肺系疾病、脾胃病、妇科病、皮肤病等。

胡世英

学历：硕士研究生。

职称：主治医师。

单位：北京大学第一医院太原医院。

简介：毕业于天津中医药大学。长期致力于针灸治疗临床疾病的研究，尤擅长应用醒脑开窍针刺法治疗脑出血后遗症、脑梗死后遗症、吞咽障碍、肢体麻木等中风病相关疾患，以及面瘫、带状疱疹、颈椎病、腰椎间盘突出症、膝关节痛、消化不良、腹痛、腹胀、便秘、呃逆、失眠等临床常见疾患。参与科研项目1项。发表论文1篇。

胡晓东

学历：本科。

职称：医师。

单位：洮南市聚宝乡丁家村卫生室。

简介：埋线针刀疗法学术流派传承人。师从杨才德。熟练掌握手卡指压式星状神经节埋线术、三点一线式蝶腭神经节穿刺术、分筋拨脉式颈动脉窦穿刺术、推寰循经式迷走神经穿刺术、线体对折旋转埋线术等前沿埋线穿刺术式。擅长应用穴位埋线治疗黄褐斑、颈椎病、头痛、头晕、肩周炎、腰椎间盘突出症、膝关节炎、跟骨骨质增生、腱鞘炎等。

虎会彦

学历：中专。

职称：医师。

单位：岷县十里镇齐家村卫生室。

简介：毕业于甘肃省中医学校（现甘肃卫生职业学院）。现任岷县十里镇齐家村卫生室负责人。师从杨才德。从事中医临床工作30余年，擅长应用穴位埋线治疗颈椎病、腰椎间盘突出症、肩周炎、类风湿关节炎、膝关节炎、痛风等疼痛类疾病，以及肥胖症、失眠、高血压、高脂血症、糖尿病、冠心病、鼻炎、慢性咽炎、支气管哮喘等。

黄安英

学历：专科。

职称：主治医师、药师。

单位：兴义市下五屯街道办事处永康社区卫生服务站。

简介：毕业于贵州中医药大学。师从杨才德。2018年获第二届全国穴位埋线技术能手大赛二等奖。

黄德雄

学历：专科。

职称：医师。

单位：崇义济德堂中医（综合）诊所。

简介：毕业于江西省中医药高等专科学校。现为济德堂中医（综合）诊所负责人。师从杨才德。工作30余年，擅长运用中西药配合针灸、刺血、挑治、水针、电火针、埋线针刀等治疗急慢性颈肩腰腿痛、黄褐斑、慢性湿疹、肠胃病、鼻炎、痤疮、玫瑰糠疹、失眠、头痛、月经不调、皮肤皲裂、带状疱疹、漏尿、不孕症、中风后遗症、痔疮、肝炎、水肿、小儿疳积等。2005 年被麟潭卫生院评为"优秀先进个人";2016 年被赣南针刀医学会评选为"优秀针刀医生"。

黄星毓

学历：专科。

职称：主治医师。

单位：新疆黄星毓中西医结合诊所。

简介：师从杨才德。多次在兰州、太原、郑州、成都、长春、济南等地进修学习。擅长运用杨氏 3A$^+$ 疗法配合中西药、针灸等治疗常见的内、外、妇、儿科疾病，如急慢性颈肩腰腿疼痛、腕管综合征、腱鞘炎、失眠、头痛、过敏性鼻炎、痤疮、痔疮、急慢性咳嗽、哮喘、痛风、带状疱疹后遗神经痛、中风后遗症、前列腺增生、静脉曲张、癫痫等。

黄银华

学历：硕士研究生。

职称：副主任医师。

单位：百年黄氏堂中医诊所。

简介：出身于中医世家，是清代宫廷御医黄元御的传人。兼任北京中针埋线医学研究院埋线针刀疗法学术带头人，中国中医药研究促进会中西医结合敏化疗法分会常务理事。师从杨才德。擅用经方，活用时方，专攻疼痛科、男科疾病，尤擅针灸、艾灸、穴位注射、埋线针刀、神经敏化针、前列腺－尿道灌注术、中药贴敷等。独创核心技术埋线敏化疗法专治各种痛症、瘫证、痹证、咳嗽、鼻炎、失眠、皮肤病、月经不调、不孕症、阳痿、早泄、前列腺疾病、高血压、糖尿病、高脂血症、痛风、肥胖症。

黄子培

学历：本科。

职称：医师。

单位：广州中医药大学第一附属医院。

简介：任世界中医药学会联合会埋线研究专业委员会理事，广东省针灸学会穴位埋线专业委员会委员。擅长应用温阳灸法治疗妇科病，应用穴位埋线治疗肥胖症、面瘫、慢性鼻炎、胃肠病、痛症等，应用岐黄针疗法、穴位贴敷等治疗失眠、颈肩腰腿痛、乳腺增生等。

吉成云

学历：本科。

职称：医师。

单位：内蒙古城康医院。

简介：师从杨才德。从事临床工作 30 余年，熟练掌握杨氏 3A$^+$ 疗法，运用夏天无 – 通和治养疗法治疗疼痛类疾病，效果显著。擅长应用穴位埋线治疗颈肩腰腿痛、类风湿关节炎、支气管哮喘、带状疱疹、神经性耳鸣、神经性头痛、各类妇科炎症、前列腺增生、前列腺炎等。

贾光伟

学历：本科。

职称：主治医师。

单位：甘肃和平医院。

简介：毕业于兰州大学。任中国中医药研究促进会埋线分会理事，甘肃省中医药学会脊柱微创专业委员会委员，甘肃省中医药学会骨质疏松专业委员会委员，甘肃省残疾人康复学会脊柱脊髓损伤康复专业委员会委员，甘肃省残疾人康复学会慢病康复专业委员会委员，中国民族医药学会外科分会理事，甘肃省针灸学会第一届经筋专业委员会委员，兰州医学会疼痛专业委员会委员。擅长胸、腰椎骨折经皮微创手术，膝关节、肩关节镜手术，椎间盘突出症椎间孔镜手术，髋关节、膝关节置换术，以及骨不连、骨缺损、骨髓炎、颈腰椎间盘突出症的诊治。发表论文 9 篇，参编著作 1 部。

贾涵迪

学历：硕士研究生。

职称：主治医师。

单位：苏州高新区人民医院。

简介：主持参与科研项目 2 项。发表论文 1 篇。

贾华侨

学历：本科。

职称：医师。

单位：庆城县人民医院驿马分院。

简介：任中国中医药研究促进会埋线分会理事，北京中针埋线医学研究院学术部学术带头人，甘肃省针灸学会穴位注射埋线专业委员会委员，甘肃省中医药学会颈腰椎病专业委员会委员。师从杨才德。擅长运用神经节埋线技术、穴位埋线针刀技术治疗慢性肠炎等疑难杂症。参与课题"自拟杜景夏稀汤加减治疗高血压病 2 级临床疗效观察"获庆阳市科学技术奖三等奖，2019 年获"庆城县优秀医师"称号，2022 年获庆城县中医适宜技术比赛三等奖，多次获"庆城县卫生健康先进工作者"称号。

焦莉

学历：专科。

职称：副主任医师。

单位：民勤县社区卫生服务中心。

简介：现任民勤县社区卫生服务中心中医科主任。兼任中国中医药研究促进会埋线分会常务委员。师从杨才德。曾先后三次参加北京中针埋线医学研究院举办的埋线新技术疼痛科规范化培训班和神经节埋线规范化培训班，其所在单位为微创埋线针刀疗法定点推广单位。擅长用埋线针刀治疗腰腿痛、肩颈痛、高血压、糖尿病、哮喘等疾患。发表论文 2 篇。2016 年获武威市基层卫生岗位练兵和技能竞赛活动个人三等奖，2020 年获民勤县、武威市基层医疗机构中医适宜技术比武大赛个人二等奖，2021 年获全市基层医疗卫生机构中医适宜技术大赛针刺手法组个人一等奖。

焦文杰

学历：本科。

职称：主治医师。

单位：阳城县次营镇中心卫生院。

简介：毕业于长治医学院。现任阳城县次营镇中心卫生院党支部书记兼院长。师从庞继光、杨才德。长期致力于疼痛专科的临床工作，擅长应用微创技术治疗颈肩腰腿痛，应用埋线治疗内科疑难杂症。

焦新林

学历：本科。

职称：副主任医师。

单位：成县中医医院。

简介：毕业于甘肃中医药大学。任甘肃省针灸学会微创针刀专业委员会常务委员，甘肃省中医药学会颈腰椎病专业委员会常务委员，甘肃省针灸学会穴位注射埋线专业委员会委员，甘肃省中医药学会推拿按摩专业委员会委员，甘肃省康复医学会肿瘤康复专业委员会委员，甘肃省中医药学会中医综合疗法专业委员会委员，甘肃省第一批五级中医药师承教育学术经验继承人。从事针灸临床工作 20 余年，多次参加全国性埋线针刀针灸会议并进行交流。擅长运用针刺、埋线、穴位注射等中医综合疗法治疗偏瘫、面瘫、头痛、带状疱疹后遗症、颈肩腰腿痛及多种急慢性疼痛和疑难疾病。发表论文 2 篇。2020 年获"陇南市优秀医师"称号，2021 年获"甘肃省优秀医师"称号。

金晓丽

学历：本科。

职称：主治医师。

单位：永昌县人民医院。

简介：毕业于甘肃中医药大学。任甘肃省老年医学学会风湿免疫专业委员会委员，甘肃省针灸学会火针专业委员会委员，甘肃省针灸学会耳穴诊治专业委员会委员，甘肃省针灸学会微创针刀专业委员会委员，甘肃省针灸学会全息易象针法专业委员会委员。曾先后在甘肃省中医院风湿骨病科、针灸科及甘肃中医药大学附属医院针灸推拿临床医学中心进修学习，从事中医临床工作 10 余年，擅长针药结合治疗脑血管意外、面瘫、失眠、头痛等神经系统疾病，颈椎病、腰椎间盘突出症、肩周炎、膝关节病、网球肘、踝扭伤等运动系统疾病，胃炎、泄泻、便秘等消化系统疾病，月经不调、痛经等妇科疾病，类风湿关节炎、干燥综合征、强直性脊柱炎等风湿免疫系统疾病。

金芝萍

学历：本科。

职称：主治医师。

单位：兰州市七里河区中医医院。

简介：任北京中针埋线医学研究院导师团特级导师，中国中医药研究促进会埋线分会委员，北京中医慢性病防治产业发展促进会针刀埋线专业委员会委员，甘肃省针灸学会理事，甘肃省针灸学会中医适宜技术推广专业委员会副秘书长，甘肃省针灸学会穴位注射埋线专业委员会委员，甘肃省针灸学会微创针刀专业委员会委员。师从杨才德。擅长应用埋线治疗黄褐斑、颈肩腰腿痛、妇科病、过敏性疾病、内科杂病等。获第三届全国穴位埋线技术能手大赛裁判组三等奖，2020 年被评为"甘肃省技术标兵"，2020 年 10 月获甘肃省中医适宜技术技能大赛推拿组一等奖，2023 年 10 月获兰州市针灸推拿技能大赛个人二等奖，2024 年获甘肃省皇甫谧中医药科技奖二等奖。

康凯

学历：本科。

职称：副主任医师。

单位：沈阳市铁西区笃工社区卫生服务中心。

简介：现任沈阳市铁西区笃工社区卫生服务中心副院长兼中医科主任。兼任民进沈阳市青年委员会委员，民进沈阳市医药卫生行业委员会委员，中华中医药学会中医养生分会委员，中国医药卫生文化协会中医分会委员。师从杨才德。擅长运用穴位埋线、针刀、拨针等治疗软组织损伤类疾病，运用埋线配合中药汤剂治疗多种内科疑难杂症。参与科研项目3项。获"沈阳市高层次人才""铁西区名医"称号，2022年获"铁西区五四青年奖"，获沈阳市科技进步奖三等奖。

康鑫平

学历：本科。

职称：医师。

简介：出身于中医世家。师从杨才德，多次到哈尔滨、长春、郑州、呼和浩特等地参加学术交流活动。临床中以"脾胃为后天之本，气血生化之源"理论为指导，紧抓治病求本的方法，擅长应用埋线治疗黄褐斑、颈肩腰腿痛、妇科病、过敏性疾病及内科杂病等。

孔令文

学历：本科。

职称：副主任中医师。

单位：曲阜市中医医院。

简介：毕业于滨州医学院。现任曲阜市中医医院针灸科主任。兼任中国中医药研究促进会埋线分会会员，山东针灸学会医学影像专业委员会委员，山东省中医药学会针药结合镇痛工作委员会常务委员，山东省疼痛医学会转化医学多学科联合委员会委员，济宁市中医药学会中医药适宜技术专业委员会副主任委员，济宁市针灸治疗控制中心副主任，济宁市中医药学会针灸专业委员会委员，济宁市中医贴敷质量控制中心专家委员会委员。师从石学敏、宋文阁、杨才德。擅长运用六气开阖针法、醒脑开窍针刺法、穴位埋线、针刀治疗颈椎病、腰椎间盘突出症、坐骨神经痛、肩周炎、肩袖损伤、强直性脊柱炎、顽固性面瘫、带状疱疹后遗神经痛、失眠、早发性卵巢功能不全、多囊卵巢综合征、中风偏瘫、截瘫、肥胖症等疾病。

李博

学历：本科。

职称：主任医师。

单位：达拉特旗达仁中医医院

简介：毕业于内蒙古医科大学。现任达拉特旗达仁中医医院名誉院长。中医骨伤科专家。一直从事中医临床诊治工作，曾先后在北京、上海、天津、河北、山西、山东等地进修学习各种中医特色疗法。擅长诊治颈椎病、颈腰椎间盘突出症、骨质增生、风湿性关节炎、类风湿关节炎、强直性脊柱炎、顽固性肠胃病及各种皮肤病、女性月经不调等。

李发亮

学历：本科。

职称：主治医师。

单位：庆城县岐伯中医医院。

简介：毕业于甘肃中医药大学。现任庆城县岐伯中医医院风湿针灸科主任。师从王海东、丛文武，曾多次在空军军医大学西京医院风湿免疫科、兰州大学第二医院风湿科进修学习。擅长中西医结合治疗风湿免疫系统病（包括类风湿关节炎、强直性脊柱炎、干燥综合征、骨关节病等），运用针灸、针刀治疗各种颈肩腰腿痛，以刘氏骨诊手法治疗脊柱侧弯等，在中医治未病（亚健康与体质调养及心身疾病如失眠、抑郁症、焦虑症、更年期综合征等）方面有独到见解。曾获"庆阳市优秀医师"称号。

李发武

学历：博士研究生。

职称：主任医师、药师。

单位：东莞市人民医院。

简介：任中国中医药研究促进会针灸专业委员会委员，广东省医学会委员，东莞市中医药学会委员，东莞市医疗应急专家小组成员。在东莞市人民医院率先开展肝穿活检在病毒性肝炎、化学中毒性肝炎诊疗中的应用。2009 年在东莞市人民医院率先开展国家多中心临床研究。从事中西医临床、教学工作 30 余年，擅长中西医结合治疗肝病、感染性疾病、肺系疾病、精神及神经系统疾病、眼耳鼻喉疾病、顽固性高血压、2 型糖尿病、顽固性疼痛（头痛、肩颈疼痛、腰腿疼痛、痛经）、顽固性肺咯血、不明原因发热、慢性心力衰竭、肾性水肿、荨麻疹、妇科病等，能够应用中医经方抢救呼吸衰竭、心力衰竭等急危重症患者，能运用针灸技术抢救急危重症，治疗疑难杂症如听力障碍、慢性鼻咽炎、眼神经视网膜病变等。参编《实用传染病学》。

李洪忠

学历：硕士研究生。

职称：主任医师。

单位：雅安市第二人民医院。

简介：第三批全国老中医药专家学术经验继承人，四川省妇幼健康领域中医药专家组专家，第三批雅安市卫生健康委员会与中医药管理局学术技术带头人，国医大师学术经验传承人。任四川省中医药适宜技术研究会第一届埋线专业委员会副主任委员，四川省中医药学会药物警戒专业委员会常务委员，四川省中华文化促进会第一届中医药专业委员会常务委员，四川省中医药学会全科医学专业委员会常务委员，四川省中医药发展促进会第二届健康旅游分会委员，四川省老年医学会治未病专业委员会委员，四川省中医药学会妇科专业委员会委员，中国非遗人才库李氏中医第三代传承人，中关村炎黄中医药科技创新联盟国医经方传承专业委员会委员，国医经方大讲堂高级讲师，雅安市第三届中西医结合学会理事。师从段富津、王德敏、王维昌、崔振儒、侯丽辉、魏绍斌。主持四川省中医药管理局课题 2 项，市级课题 1 项，参与并完成国家自然科学基金项目 1 项，参与"十一五"国家科技支撑计划项目 1 项。发表论文 59 篇，主编及参编著作共 6 部。获"雅州名医"称号，获四川省雅安市中医药传承创新发展"先进个人"称号。

李惠芳

学历：硕士研究生。

职称：主治医师。

单位：天津市滨海新区中医医院。

简介：毕业于天津中医药大学。任中国中医药研究促进会埋线分会委员，天津市医疗健康学会内分泌专业委员会委员。师从王德惠、年莉。2023 年于天津医科大学总医院内分泌代谢科进修学习。擅长中西医结合治疗糖尿病及其相关急慢性并发症（糖尿病性周围神经病变、糖尿病性视网膜病变、糖尿病性肾病等）、甲状腺疾病（甲状腺功能亢进症、甲状腺功能减退症、桥本甲状腺炎、亚急性甲状腺炎）、痛风及高尿酸血症等，擅长应用穴位埋线治疗单纯性肥胖、月经不调、痛经、多囊卵巢综合征等疾病。2024 年获天津市滨海新区医学会内分泌专业委员会青年委员病例演讲比赛三等奖。

李慧敏

学历：本科。

职称：主任医师。

单位：酒泉市第二人民医院。

简介：任中国中医药研究促进会埋线分会会员，甘肃省针灸学会理事，中国中医药信息学会人才分会理事，甘肃省中医药学会风湿病专业委员会委员，甘肃省老年医学会风湿免疫专业委员会常务委员，甘肃省健康管理研究会风湿免疫病专业委员会常务委员，甘肃省中医药学会中医辨证专业委员会委员，甘肃省针灸学会减肥美容专业委员会委员，甘肃省针灸学会科普工作委员会委员，中国非公医疗机构协会皮肤病专业委员会会员，酒泉市风湿病专业质控中心委员。师从庞博、何天有、杨才德。从事中医针灸临床工作30余年，擅长中医针灸、埋线针刀、刃针及中药经方并用，治疗临床常见病、多发病，如脑梗死后遗症、颈椎病、腰椎间盘突出症、面瘫、关节炎、类风湿关节炎、骨质疏松症、带状疱疹、痤疮、慢性胃炎、乳腺疾病、妇科疾病、面部毁损性疾病、良性肿瘤、结节病等。主持参与科研项目9项。拥有专利1项。发表论文15篇，参编著作1部。2014年获"酒泉市三八红旗手"称号，2016年获"甘肃省基层名中医"称号，2020年获"肃州区卫生健康扶贫工作先进个人"称号，2024年获"全区医德医风建设先进个人""卫生系统创先争优优秀共产党员"等称号。

李建

学历：本科。

职称：医师。

单位：民勤县人民医院。

简介：毕业于甘肃中医药大学。擅长中西医结合治疗内科常见病及多发病，尤其在运用埋线技术治疗颈肩腰腿痛、糖尿病、高血压等疾病方面有独到见解。

李江鹏

学历：本科。

职称：副主任医师。

单位：莫力达瓦达斡尔族自治旗中蒙医院。

简介：现任莫力达瓦达斡尔族自治旗中蒙医院针灸科主任。兼任中国中医药研究促进会埋线分会理事，内蒙古自治区中医药学会中西医结合康复分会常务理事，齐齐哈尔市针灸学会第六届理事会常务理事，师从杨才德。擅长应用埋线治疗黄褐斑、颈肩腰腿痛、妇科疾病、过敏性疾病、内科杂病等。参与省级科研项目1项。2018年获"内蒙古自治区人民好医师"称号，2023年获"呼伦贝尔市先进个人"称号。

李晶霞

学历：本科。

职称：医师。

单位：张掖天慈阳光医院。

简介：毕业于河西学院。先后跟随王毓琴、杨才德学习埋线针刀疗法。擅长应用中药、针灸、推拿、埋线针刀治疗颈椎病、腰椎间盘突出症、肩周炎、膝关节炎等疼痛类疾病，以及面神经麻痹、带状疱疹、脑梗死后遗症等。

李璟栀

学历：本科。

职称：主治医师。

单位：雅安市中医医院。

简介：任雅安市中西医结合学会针灸专业委员会委员。参与科研项目 2 项。发表论文 4 篇。

李玲

学历：本科。

职称：副主任护师。

单位：苏州高新区人民医院。

简介：任江苏省康复医学专科联盟康复护理分会常务委员，苏州市预防医学会康复医学护理专业委员会委员，苏州抗衰老学会护理专业委员会委员，苏州高新区医学会中医药专业委员会委员。参编《老年吞咽功能障碍全周期康复指南与临床实践》（编委）《埋线等中医适宜技术治疗过敏性鼻炎》（编委）。已获授权专利 5 项。主持课题 1 项，参与市级课题 1 项。发表论文 6 篇。

李倩

学历：本科。

职称：医师。

单位：成都体育学院。

简介：师从徐珺。擅长以吴门九芝学派理论为基础，将理、法、方、药融会贯通，针药和穴位埋线结合治疗临床常见病、多发病。

李伟尹

学历：专科。

职称：助理医师。

单位：新乡市牧野区牧野镇医院。

简介：师从杨才德，多次参加中医埋线培训班，深入系统地学习了中医知识。擅长诊治颈肩腰腿痛、妇科病、过敏性疾病及内科杂病等。

李霞

学历：本科。

职称：副主任医师。

单位：长春中医药大学附属医院定西院区。

简介：任中国中医药研究促进会埋线分会常务理事，甘肃省针灸学会穴位注射埋线委员会常务理事，甘肃省高校协同创新团队科研项目组和甘肃省埋线技术创新与推广项目组成员，甘肃省埋线临床示范基地负责人。师从杨才德，曾在兰州大学第一医院和北京中针埋线医学研究院进修学习，并多次参加全国性埋线学术经验交流大会。主持课题 1 项，参与课题 2 项。发表多篇论文，参编《埋线针刀技术操作安全指南》《埋线在神经康复中的应用》。获 2021 年定西市优秀成果奖二等奖，"中国创翼"选拔赛暨甘肃省"百千万"创业引领工程定西市第三届创业创新大赛三等奖，甘肃省"百千万"创业引领工程定西市第四届创业创新大赛（初创型）三等奖，第五届全国埋线传承创新技能大赛团队优秀奖、埋线特色疗法组优秀奖；获"甘肃省针灸学会优秀基层工作者"称号，2023 年度"兰州大学第一医院优秀进修生"称号。

李晓燕

学历：硕士研究生。

职称：主治医师。

单位：北京大学第一医院太原医院。

简介：毕业于天津中医药大学。擅长应用醒脑开窍针刺法治疗中风病后遗症，应用针灸结合穴位埋线治疗颈椎病、腰椎间盘突出症、消化不良、尿路感染及面瘫、带状疱疹等临床常见病。

李玉兰

学历：本科。

职称：副主任医师。

单位：民勤县人民医院。

简介：毕业于甘肃中医药大学。现任民勤县人民医院中医药管理科主任兼医务科副主任。兼任武威市医学会第三次会员代表大会理事，民盟民勤县支部第十届委员。擅长中西医结合治疗糖尿病、肾病、呼吸系统疾病、消化系统疾病等。拥有专利 2 项。参与科研项目 3 项。发表论文 4 篇。获"武威市总工会技术标兵""武威市卫生局（现武威市卫生健康委员会）技术标兵""民勤县百名模范人物""甘肃省红十字会最美红十字志愿者""武威市优秀医师"称号等。

李源

学历：本科。

职称： 主治医师。

单位： 北京中医药大学附属护国寺中医医院。

简介： 第六批北京市级中医药专家学术经验继承人。任中国中医药研究促进会埋线分会常务理事兼副秘书长，中华中医药学会疼痛学分会理事，中国初级卫生保健基金会脑血管病专业委员会委员，北京中医药学会中医药服务贸易工作委员会青年委员，北京神经科学学会神经痛微创治疗专业委员会委员。擅长超声引导下穴位埋线及刃针疗法对痛、麻、痒、胀等感觉异常病证的治疗，应用穴位埋线治疗肥胖症及相关并发症、睡眠障碍相关疾病，应用多种针法联合治疗神经系统相关疾病等。

李忠爽

学历： 本科。

职称： 主任医师。

单位： 达州市中西医结合医院。

简介： 现任达州市中西医结合医院康复中心副主任。兼任中华中医药学会疼痛学分会委员，中国中医药研究促进会埋线分会常务理事，四川省中医药适宜技术研究会埋线专业委员会副主任委员，四川省医学会物理医学与康复专业委员会委员。擅长应用腹十针穴位埋线治疗肥胖症，扇形透刺埋线法治疗顽固性面瘫，十字交叉埋线法治疗面肌痉挛，夹脊穴埋线治疗顽固性腰腿痛。主持科研课题 2 项。作为第一作者发表论文 10 余篇，主编《康复护理学》，参编《中医药基础》。

梁建军

学历： 本科。

职称： 医师。

单位： 建军中西医结合医院。

简介： 沧州市非物质文化遗产代表性项目"六脉疗法"传承人，现任建军中西医结合医院院长。兼任河间市政协委员，中国中医药研究促进会外治分会基层适宜技术专家委员会轮值主任委员，中国民间中医医药研究开发协会钩活术专业委员会副主任委员，中国中医药研究促进会埋线分会副会长，中国针灸学会穴位埋线专业委员会常务委员，中华医学会疼痛学分会委员，中华中医药学会疼痛学分会副主任委员，沧州市疼痛专科联盟副理事长。1997 年，成功完成河间首例断指再植手术，20 余年来潜心研究探索，传承银质针、针刀、钩活术、埋线、内热针等中医适宜技术，结合西医治疗颈肩腰腿痛，创立梁氏六脉通脊疗法，有效解除和缓解颈椎病、腰椎病、膝关节病、强直性脊柱炎等骨伤疾病患者的痛苦。在世界传统医学大会上获"世界传统医学金针奖"及"世界传统医学杰出名医奖"称号。

林永清

学历：专科。

职称：主治医师。

单位：浚县王庄镇中鹤新城林氏中医诊所。

简介：毕业于安阳市中医药学校。师从杨才德、段哲峰、耿宝梁。从事中医临床工作30余年。擅长中西医结合埋线治疗颈椎病、腰椎间盘突出症、肩周炎、膝关节炎、痛风等疼痛类疾病，以及胃病、失眠、肺结节、高血压、高脂血症、糖尿病、冠心病、鼻炎、慢性咽炎、支气管哮喘等。

蔺想全

学历：专科。

职称：主任医师。

单位：甘谷县中医医院。

简介：毕业于甘肃中医药大学。现任甘谷县中医医院针灸科主任及学科带头人。兼任甘肃省第三批、第四批五级中医药师承教育工作县级指导老师，甘肃省针刀医学临床示范基地、甘肃省穴位埋线临床基地、甘谷县中医药文化宣传基地负责人，甘肃省中医药学会针刀医学专业委员会委员，天水市中医药学会针灸专业委员会委员。擅长应用传统针灸、火针、皮肤针、平衡针、穴位埋线、神经阻滞疗法、骶管冲击疗法并配合正骨整脊手法结合针刀微创治疗各类脊柱及四肢相关疾病，同时对各类神经炎、面神经病变、风湿及类风湿疾病、心脑血管后遗症、小儿脑瘫、遗尿、多动症、妇科杂病、抑郁症、焦虑症、自闭症及各类皮肤病有独特的诊疗技术。主持完成天水市科学技术局科研项目1项、甘谷县科学技术局科研项目1项。参编著作1部，发表论文4篇。获"甘肃省优秀医师""天水市精神文明建设标兵""天水市科技追梦人""甘谷县名老中医"等荣誉称号。

凌燕斌

学历：本科。

职称：助理医师。

单位：新乡市常村镇胡坡村卫生室。

简介：师从杨才德。从事中医临床工作20余年，擅长中西医结合埋线治疗颈椎病、腰椎间盘突出症、肩周炎、膝关节炎、痛风、失眠、肺结节、高血压、高脂血症、糖尿病、冠心病、鼻炎、慢性咽炎、支气管哮喘等疾病。

刘斌

学历：本科。

职称：主治医师。

单位：商都县中医医院。

简介：现任商都县中医医院康复科主任。兼任内蒙古自治区中医药学会中西医结合康复分会委员，乌兰察布市中医药适宜技术推广骨干。师从杨才德。擅长治疗常见神经科、骨科、疼痛科、内科疾病等。2020年获"中国梦·劳动美"全区中医职工职业技能比赛优秀奖，2023年被评为"乌兰察布市中医药适宜技术推广骨干"。

刘丹

学历：专科。

职称：护士。

单位：山丹县同和医院。

简介：毕业于云南新兴职业学院。长期从事中西医结合疼痛科专职护理工作，以埋线针刀为核心技术，擅长护理多种疼痛性疾病，在护理过程中，注重患者的心理状态和康复需求，致力于帮助患者缓解疼痛、促进康复、提高生活质量。

刘红利

学历：硕士研究生。

职称：副主任医师。

单位：苏州高新区人民医院。

简介：任黑龙江省中西医结合学会第五届、第六届消化专业委员会委员，黑龙江省中医药学会脾胃病专业委员会委员，黑龙江省中西医结合学会第五届肿瘤分会委员，江苏省中医养生学会针灸推拿保健分会委员。主持完成科研项目2项。发表论文3篇。

刘宏刚

学历：本科。

职称：医师。

单位：陕西满福堂医疗健康科技有限公司高新中医诊所。

简介：毕业于陕西中医药大学。任中国医药教育协会食药安全教育工作委员会委员。所在单位为中医针灸防控儿童青少年近视示范单位。随父习医30余载，后师从杨才德学习微创埋线针刀技术，并在西安市第三医院、西安市中医院进修。擅长运用经方结合埋线针刀治疗颈肩腰腿痛、中风、偏瘫后遗症、口眼㖞斜、脑梗死、冠心病、妇科疑难杂症等，应用针灸治疗儿童青少年近视效果明显。获第一届全国穴位埋线技术能手大赛二等奖。

刘加亮

学历：本科。

职称：主治医师、药师。

单位：沂源县中医医院。

简介：毕业于山东中医药大学。现任沂源县中医医院日间诊疗中心副主任。兼任中华中医药学会外治分会青年委员，中国民族医药学会推拿分会理事，山东中医药学会小儿推拿专业委员会委员，淄博中医药学会小儿推拿专业委员会副主任委员，山东省儿童青少年近视小儿推拿防控基地成员。先后跟随葛湄菲学习三字经流派小儿推拿和脏腑图点穴推拿，于天津市第一中心医院按摩科李氏按摩传承工作室学习李墨林按摩疗法，多次向杨才德、赵喜新学习穴位埋线技法。擅长运用穴位埋线治疗颈肩腰腿痛、三叉神经痛、顽固性失眠、各类鼻炎、咳嗽、哮喘、痔疮、眩晕、头痛等常见病、多发病及内科杂病，运用中医特色内外治疗法治疗儿童呼吸系统、消化系统常见病、多发病，对儿童抽动症、遗尿症、脑病后遗症、腺样体肥大等疑难杂症亦有研究。参编《埋线在神经康复中的应用》（副主编）。

刘建军

学历：本科。

职称：医师。

单位：阆中市中医医院。

简介：任中国针灸学会埋线专业委员会理事，中国中医药研究促进会埋线分会副秘书长兼理事，北京中针埋线医学研究院专家委员，北京中针埋线医学研究院埋线针刀疗法导师团高级导师，北京中针埋线医学研究院经络调衡术导师团高级讲师，四川省中医药适宜技术县级推广讲师团讲师，四川省中医药学会针刀专业委员会青年委员，四川省阆中市针灸质量控制分中心质控组秘书。师从杨才德。熟练掌握线体对折旋转埋线术、手卡指压式星状神经节埋线术、分筋拨脉式颈动脉窦埋线术、三点一线式蝶腭神经节埋线术、推寰循经式迷走神经埋线术、可视化微创针刀镜治疗技术。参与科研项目2项。发表论文4篇，参与起草团体标准《手卡指压式星状神经节埋线技术操作规范》，参编《埋线针刀治疗学》（编委）《星状神经节埋线治百病》（编委）《埋线针刀百问百答》（编委）。获第三届全国穴位埋线技术能手大赛"优秀裁判"称号。作为主讲老师参加穴位埋线培训班20场次，累计培训医师2000人次。

刘江波

学历：本科。

职称：主治医师。

单位：周至县中医医院。

简介：任中国中医药研究促进会埋线分会委员。擅长应用穴位埋线、针灸治疗颈椎病、腰椎间盘突出症、骨性关节炎、肩周炎、面瘫、中风后遗症。协助参与完成课题 4 项。

刘江俊

学历：本科。

职称：主治医师。

单位：北京宜安堂中医诊所。

简介：毕业于天津中医药大学。任中国中医药研究促进会埋线分会青年委员会委员。从事中医临床工作 20 余年，曾跟随京城四大名医孔伯华亲传弟子学习多年，后又拜师于杨才德，学习埋线针刀疗法。其所在单位被认定为埋线针刀疗法定点推广单位。擅长诊治颈肩腰腿痛等疼痛类疾病及消化系统、内分泌系统、呼吸系统、妇科疾病。发表论文 1 篇。获第三届全国穴位埋线技术能手大赛二等奖。

刘娇

学历：硕士研究生。

职称：主治医师。

单位：北京大学第一医院太原医院。

简介：毕业于山西中医药大学。擅长治疗疼痛类疾病如颈肩腰腿痛、带状疱疹后遗神经痛等，内科疾病如失眠、头痛、胃痛、面瘫、中风后遗症等。发表论文 4 篇。

刘静

学历：本科。

职称：主治医师。

单位：上海市普陀区中医医院。

简介：毕业于江西中医药大学。任世界中医药学会联合会中医外治操作安全研究专业委员会理事。师从李璟。擅长应用针刀和埋线治疗痛症（颈肩腰腿痛）、慢性胃炎、单纯性肥胖、功能性便秘等疾病。长期带教上海中医药大学国际教育学院指派到医院实习的留学生。参与市局级课题 2 项。发表论文 1 篇。

刘泉

学历：硕士研究生。

职称：副主任医师。

单位：苏州高新区人民医院。

简介：任苏州高新区医学会中医学专业委员会委员，苏州市中医药学会浊毒专业委员会委员。主持参与科研项目1项，发表论文9篇。参编《实用中医临床诊治要点》（副主编）。

刘小曼

学历：硕士研究生。

职称：主治医师。

单位：苏州高新区人民医院。

简介：苏州高新区第二批紧缺人才A2类，苏州市卫生系统"全国导师制"青年骨干人才。任苏州高新区人民医院中医康复科运动康复组组长。兼任中国康复医学会社区工作委员会委员，江苏省康复医学会青年工作委员会委员，江苏省康复医学会神经肌肉电生理诊断专业委员会委员。擅长超声评估及超声引导下精准埋线治疗。拥有专利1项。主持参与科研13项，发表学术论文10余篇，其中SCI论文4篇，单篇最高IF7.6。参编《龙虎五刺埋线疗法》（副主编）《埋线在神经康复中的应用》（副主编）《老年吞咽功能障碍全周期康复指南与临床实践》（编委）。获第十届金陵康复医学高层论坛优秀论文奖，苏州市康复医学会优秀论文奖二等奖。

刘小霞

学历：本科。

职称：医师。

单位：礼县洮坪镇中心卫生院。

简介：任中国中医药研究促进会埋线分会理事。师从杨才德。熟练掌握线体对折旋转埋线术、手卡指压式星状神经节埋线术、三点一线式蝶腭神经节埋线术、推寰循经式迷走神经埋线术，于所在单位创建全国埋线临床示范基地。擅长应用埋线针刀疗法治疗颈椎病、肩周炎、腰肌劳损、腰椎间盘突出症、膝关节炎、腱鞘炎、网球肘等。

刘信太

学历：专科。

职称：助理医师。

单位：吉安市吉州区曲濑镇彭家坊卫生室、吉州区文华苑中医诊所。

简介：现任吉安市吉州区曲濑镇彭家坊卫生室、吉州区文华苑中医诊所负责人。兼任北京中针埋线医学研究院专家委员会委员。师从杨才德。从事中医内科临床工作50余年，擅长运用埋线针刀治疗颈椎病、肩周炎、腰椎间盘突出症、膝关节炎等疼痛类疾病，以及哮喘、前列腺炎、失眠、内分泌紊乱综合征、高血压、糖尿病等。2019年前往俄罗斯参加"一带一路"中俄中医药国际论坛，并荣获"优秀访问学者""优秀助教老师"荣誉称号。

刘兴潮

学历：本科。

职称：副主任医师。

单位：苏州市中西医结合医院。

简介：苏州市人才引进专家。现任苏州市中西医结合医院针灸科主任。兼任江苏省针灸学会针药结合专业委员会委员，江苏省中医养生学会针灸推拿保健分会常务委员，中国中医药研究促进会埋线分会理事。师从田继均。从事针灸科、疼痛科临床工作20余年，曾于北京针刀总医院、江苏省中医院、东南大学附属中大医院进修学习，在针灸科常见病、多发病等方面具有丰富的临床经验。主持参与科研项目3项。

刘兴忠

学历：本科。

职称：主治医师。

单位：晋中市平遥县中都乡东达蒲村卫生室、平遥鑫升中医诊所。

简介：任晋中市平遥县中都乡东达蒲村卫生室、平遥鑫升中医诊所负责人。师从杨才德。从事临床工作20余年，擅长运用经方、针灸、埋线针刀治疗颈椎病、腰椎间盘突出症、肩周炎、膝关节炎、面瘫、慢性胃病、鼻炎、哮喘、心脑血管系统疾病、内分泌系统疾病、皮肤病等。

刘学财

学历：本科。

职称：主治医师。

单位：成都锦江泰三堂德康医院。

简介：毕业于宁夏医科大学。现任成都锦江泰三堂德康医院院长。擅长应用小针刀、拨针、刺骨术、穴位埋线、截根疗法、中医正骨、中药外敷等治疗颈椎病、腰椎间盘突出症、膝关节炎。

刘勇林

学历：本科。

职称：副主任医师。

单位：康乐县人民医院。

简介：任中国中医药研究促进会埋线分会理事，甘肃省针灸学会穴位注射埋线专业委员会常务委员，甘肃省针灸学会浮针专业委员会委员，甘肃省针灸学会推拿专业委员会委员，甘肃省针灸学会拨针专业工作委员会委员，甘肃省中医药学会针刀专业委员会委员，甘肃省中医药学会治未病专业委员会常务委员。熟练应用中医针灸、针刀、埋线、火针、穴位注射、骶管疗法、穴位贴敷等中医适宜技术，擅长老年人常见病、多发病的诊治，尤擅长颈肩腰腿痛、腱鞘炎、带状疱疹、失眠、便秘、高血压、糖尿病、哮喘等疾病的诊治。在国家级期刊发表论文2篇，在省级期刊发表论文3篇。获第二届全国埋线针刀技术能手大赛二等奖，第五届全国埋线传承创新技能大赛个人三等奖，甘肃省基层中医适宜技术大赛优秀奖，甘肃省针灸推拿技能大赛刺法比赛个人一等奖，首届临夏回族自治州针灸技能竞赛一等奖，"临夏州优秀医师"称号，"中国中医药研究促进会优秀会员"称号，"康乐县最美医生"称号，"甘肃省技术标兵"称号。

刘志国

学历：本科。

职称：主治医师。

单位：庆城县人民医院。

简介：任中国医药教育协会骨科专业委员会运动医学组委员，甘肃省中医药学会骨质疏松专业委员会常务委员，甘肃省中医药学会疼痛学专业委员会委员，天津市医疗健康学会第一届运动与康复专业委员会委员，甘肃省五级中医药师承教育继承人，甘肃省中西医结合学会创伤骨科专业委员会委员。获甘肃省创伤外科（骨盆专项）急救技能大赛个人二等奖，庆阳市创伤外科（骨盆专项）急救技能大赛个人三等奖，庆城县人民医院病历书写比赛二等奖，庆城县人民医院病历书写比赛外科组二等奖，庆城县卫生健康系统"先进工作者"称号，庆城县人民医院"医德医风标兵""优秀医师"称号。

柳生智

学历：本科。

职称：主任医师。

单位：镇江齐宣堂中医院。

简介：毕业于燕京函授医学院。甘肃省兰州市红古区非物质文化遗产代表性项目"中医羊毛疗挑治"第五代传承人。现任北京柳生智中医学研究院有限公司创始人。兼任甘肃省中医药学会民间中医专业委员会副主任委员。从事临床工作40余年，擅长应用穴位埋线、羊毛疗挑治疗法、中医正骨、中药外敷、针灸诊治颈椎病、腰椎间盘突出症等。拥有专利1项。获甘肃省红古区文旅局非物质文化遗产保护工作"先进工作者"称号。

柳霞

学历：本科。

职称：副主任医师。

单位：河南睢县中医院。

简介：现任河南睢县中医院针灸科主任。兼任北京中针埋线医学研究院学术部学术带头人，中国中医药研究促进会埋线分会委员，中国中医药研究促进会治未病与亚健康分会理事，中国民族医药学会疼痛分会内热针专业委员会常务理事，河南省中医药学会外治分会常务委员，河南省针灸学会疼痛专业委员会常务委员，河南省中医药学会经方临床应用研究分会委员。从事针灸临床工作30余年，擅长运用针灸、内热针、小针刀、水针、神经阻滞、整脊疗法、埋线、贴敷疗法等治疗颈椎病、腰椎间盘突出症、肩周炎、膝关节炎、滑膜炎、网球肘、退行性关节炎、骨性关节炎、腕管综合征、肌肉损伤、三叉神经痛、肢体麻木、带状疱疹后遗症、湿疹、鼻炎、中风后遗症、面瘫、失眠、头痛、耳鸣、虚劳、肥胖、慢性胃肠炎、带下病、痛经、小儿积食、遗尿等内科杂症。获"睢县专业技术拔尖人才"称号，多次担任国家执业医师资格考试考官，并获得"优秀考官"称号。

龙红峰

学历：本科。

职称：医师。

单位：甘肃高新发展中医药研究院。

简介：全国名老中医药专家学术经验继承人。任龙氏正骨研究团队成员，中国人口文化促进会国医名师学术经验传承工作委员会委员，甘肃省中医药学会颈腰椎病专业委员会委员，中国针灸学会岐黄针疗专业委员会委员。师从何天有、孙其斌、张士卿、王道坤、雒成林、李菊莲、李成义、刘福聚等。擅长针药并施、推拿整脊治疗面瘫、过敏性鼻炎、耳鸣、耳聋、头痛、失眠、中风后遗症、颈肩腰腿痛、风湿痹病、脾胃病、肥胖症等。曾获"华医之星"称号，2023年5月入驻"中华名人词库"专家学者库。

龙泳

学历：本科。

职称：副主任医师。

单位：蓬安县中医医院。

简介：毕业于成都中医药大学。任南充市康复医学质量控制中心专家组成员，南充市中医药学会第一届针灸推拿专业委员会副主任委员，南充市中医药学会第一届治未病专业委员会副主任委员，南充市治未病专业质量控制中心专家组成员，四川省中西医结合学会消化内科专业委员会委员。擅长运用中药及多种适宜技术，如埋线针刀、浮针、拨针、小针刀等治疗头颈肩腰腿痛、中风后遗症、高血压、眩晕、面瘫、慢性胃炎、胃下垂、小儿疳积、盆腔炎等急慢性疾病和外伤截瘫等。发表论文6篇。

芦红

学历：本科。

职称：医师。

单位：山丹军马场三场医院。

简介：师从杨才德。从事临床工作30余年，擅长用针灸、针刀、穴位埋线治疗临床内科常见疾病、各种慢性疼痛疾病。

鲁洋

学历：本科。

职称：主治医师。

单位：宁夏医科大学附属中医医院。

简介：毕业于宁夏医科大学。任宁夏中西医结合学会疼痛专业委员会委员，宁夏中医药学会针刀医学专业委员会委员。擅长运用超声引导下神经阻滞、疼痛注射、穴位埋线、小针刀等治疗方法治疗颈椎病、肩周炎、腰椎间盘突出症、膝关节炎、带状疱疹后遗神经痛、周围性面神经麻痹、肥胖症、失眠等。

陆天宝

学历：本科。

职称：医师。

单位：兰州市七里河区随圆中医诊所。

简介：毕业于甘肃中医药大学。任杨氏3A$^+$疗法导师团首席讲师，中国中医药研究促进会埋线分会理事，中国中医药研究促进会埋线分会青年委员会副秘书长，甘肃省针灸学会穴位注射埋线专业委员会委员，中华传统医学会埋线医学专业委员会委员。先后师从孙其斌、杨才德，现致力于杨氏 3A$^+$ 疗法的临床研究，多次在全国各地进行埋线针刀疗法的讲授和指导交流，截至 2024 年底，共进行了 260 多场的讲授，培训学员 5000 多人次。擅长用针灸、埋线针刀、推拿、正骨整脊、火针、脑针等治疗颈肩腰腿痛及内科疾病、外科疾病，如颈椎病、肩周炎、腰椎间盘突出症、坐骨神经痛、腱鞘炎、关节炎、软组织损伤、面瘫、偏瘫、高血压、糖尿病、荨麻疹等。发表论文 2 篇。参编《埋线针刀百问百答》（编委）《星状神经节治百病》（编委）《埋线针刀治疗学》（编委）《甘肃省针灸学会标准：埋线针刀技术操作规范》（绘图）。获杨氏微创埋线针刀疗法师资技能大赛优秀奖，第三届全国穴位埋线技术能手大赛三等奖，第五届全国埋线传承创新技能大赛优秀裁判奖，第九届全国微创穴位埋线疗法经验交流大会优秀论文奖，中国中医药研究促进会埋线分会 2019 年年会暨第十一届全国埋线疗法经验交流大会优秀论文奖。

陆蔚颜

学历：专科。

职称：主治医师。

单位：彭泽县芙蓉农场官运社区卫生所。

简介：毕业于南昌大学。现任彭泽县芙蓉农场官运社区卫生所所长。师从杨才德学习埋线针刀疗法。从事中医内科临床工作 20 余年，擅长运用埋线针刀疗法治疗颈椎病、腰椎间盘突出症、肩周炎、膝关节炎、痛风等疼痛类疾病，以及高血压、高脂血症、糖尿病、肝硬化腹水、冠心病、慢性支气管炎、哮喘等。

罗春华

学历：本科。

职称：主治医师。

单位：南县中医医院。

简介：毕业于湖南中医药大学。曾在湖南中医药大学第一附属医院进修。擅长运用穴位埋线、刀针、针灸、推拿、拔罐、刮痧、刺血疗法治疗颈肩腰腿痛、偏头痛、面瘫、偏瘫、截瘫、小儿脑瘫等，运用穴位埋线进行减肥、美容。

罗惠贤

学历：专科。

职称：医师。

单位：浏阳官渡罗惠贤诊所。

简介：浏阳市红十字会一加一志愿服务队创始人，华佗通窍疗法创始人，罗氏接骨疗伤第五代传人，无敌治骨疗法第八代传人。任中国中医药研究促进会穴位埋线疗法学术流派学术带头人，中国中医药研究促进会中西结合神经敏化疗法分会常务理事，北京宋御堂特聘讲师，华医头条网健康顾问委员会健康顾问。先后在兰州、长沙参加埋线针刀神经节培训班，并多次参加全国性埋线针刀针灸会议并进行学术交流。师从杨才德。擅长用针灸、中药、罗氏正骨、推拿、中药外敷、穴位埋线、穴位注射等中医适宜技术治疗颈椎病、肩周炎、腰椎间盘突出症、坐骨神经痛、膝关节炎、类风湿关节炎、风湿性关节炎、三叉神经痛、带状疱疹、痛风、痛经、癌性疼痛等疼痛类疾病，并对高血压、高脂血症、糖尿病、高尿酸血症、肝硬化腹水、冠心病、慢性支气管炎、哮喘、儿童发育不良、乳腺增生、妇科杂症等有专门研究。

罗剑超

学历：专科。

职称：主治医师。

单位：伊犁友好康绵医院。

简介：洛阳平乐正骨第八代传承人，洛正骨健康管理中心专家。毕业于河南中医药大学。现任伊犁友好康绵医院康复科主任。兼任河南省中医药学会疼痛分会委员，全国第五届颈肩腰腿疼及针刀医学大会委员，中国中医药研究促进会埋线分会委员。师承杨才德。擅长运用正骨、整脊、针灸、小针刀、埋线疗法治疗颈椎病、腰椎间盘突出症、肩周炎、膝关节炎、骨质增生、跟痛症、骨质疏松症及四肢骨折。

罗军伟

学历：本科。

职称：副主任医师。

单位：武威市凉州区金羊镇卫生院。

简介：毕业于甘肃中医药大学。现任武威市凉州区金羊镇卫生院副院长兼医务科主任。先后师从庞继光、杨才德学习小针刀、穴位埋线针刀技术，在当地开展中医适宜技术推广培训 10 余次。师从庞继光。擅长应用针灸、针刀及穴位埋线技术治疗腰椎间盘突出症、坐骨神经痛、肩周炎、颈椎病、类风湿关节炎等疾病。发表论文 4 篇。获首届凉州区中医针灸推拿技能大赛一等奖，"凉州区优秀医务工作者"称号。

吕兴飞

学历：本科。

职称：副主任医师。

单位：中江县人民医院。

简介：任中国康复医学会修复重建外科专业委员会委员，中国医药教育协会肩肘运动医学专业委员会委员。从事骨科临床工作 10 余年，擅长关节镜微创手术，并结合穴位埋线等中医特色疗法加速患者康复进程。发表论文 1 篇，参编著作 2 部。

马建军

学历：本科。

职称：主治医师。

单位：昌吉市福泽中西医诊所。

简介：毕业于甘肃中医药大学。昌吉市福泽中西医诊所负责人。师从杨才德，多次参加全国性埋线针刀会议，致力于应用中医适宜技术尤其是穴位埋线疗法治疗临床常见病、多发病，如痛经、更年期综合征、顽固性血管神经性头痛、顽固性失眠、抑郁症、偏瘫、脑瘫、打鼾、哮喘、耳鸣、脑鸣、颈肩腰腿痛、网球肘、慢性胃炎、慢性支气管炎、过敏性鼻炎、慢性荨麻疹、神经性皮炎等。

马建伟

学历：本科。

职称：主治医师。

单位：甘谷县中医医院。

简介：毕业于甘肃中医药大学。熟练运用针灸、针刀、穴位埋线、正骨等中医适宜技术，以及超声引导介入技术（神经阻滞技术、肌筋膜液压分离技术）和现代康复技术治疗亚健康状态、神经系统疾病（脑出血、脑梗死后遗症等）、肌骨筋膜慢性损伤类疾病（颈肩腰腿痛）、外伤及骨科术后肢体功能障碍感觉异常疾病等。参与科研项目 2 项。发表论文 2 篇。获"天水市卫生健康系统优秀医师"称号。

马婷雪

学历：本科。

职称：医师。

单位：张家川回族自治县中医医院。

简介：师从杨才德。熟练掌握线体对折旋转埋线术、手卡指压式星状神经节埋线术、分筋拨脉式颈动脉窦埋线术、三点一线式蝶腭神经节埋线术。发表论文 4 篇。参编《埋线针刀百问百答》。获中国中医药研究促进会科技进步奖三等奖。

马巍

学历：本科。

职称：医师。

单位：广元市利州区马巍诊所。

简介：任四川省中医药信息学会三氧医学专业委员会委员。师从杨才德。擅长运用埋线针刀与神经节埋线治疗哮喘、冠心病、慢性胃炎、各类疼痛病证。获第五届全国穴位埋线技术能手大赛二等奖。

马燕芳

学历：专科。

职称：主治医师。

单位：龙源湖社区卫生服务站。

简介：师从杨才德。擅长运用穴位埋线治疗临床常见病、多发病，尤其对带状疱疹、肩周炎、慢性胃炎、突发性耳鸣耳聋有独特的治疗方法。

马玉麒

学历：本科。

职称：主治医师。

单位：海西州人民医院。

简介：现任海西州人民医院中医康复科主任。兼任中国针灸学会穴位埋线专业委员会委员，中国中医药研究促进会埋线分会理事。跟随杨才德学习埋线针刀技术10余年。擅长运用中医药治疗疑难杂症和急危重症，熟练应用针灸、小针刀、穴位埋线、刺血放血、药物铺灸、脑针、拔罐、挑羊毛疗、火针、正骨等技术。发表论文1篇。

毛长兴

学历：本科。

职称：副主任医师。

单位：灵台县皇甫谧中医医院。

简介：国医大师石学敏院士学术经验传承人。毕业于甘肃中医药大学。现任灵台县皇甫谧中医医院院长。兼任中国中医药信息研究会漂浮疗法分会常务委员，中国中医药研究促进会新中医分会常务委员，中国针灸学会针法灸法专业委员会委员，甘肃省针灸学会常务理事，甘肃省针灸学会科普专业委员会副主任委员，甘肃省针灸学会第一届微创针刀专业委员会常务委员，平凉市针灸学会副会长，灵台县皇甫谧中医针灸医学研究会会长，灵台县第九届、第十届政协委员。擅长应用拨针、小针刀、火针、脑针、平衡针、脊柱微调手法等治疗颈腰椎病、中风后遗症、各类关节炎等疾病。获"养生平凉"中医药适宜技术大赛医疗组第三名，甘肃省基层医疗卫生机构中医适宜技术大赛二等奖，"养生平凉"中医药适宜技术技能大赛"平凉市技术标兵"称号，"甘肃省职工技能大赛优秀选手"称号，"平凉市青年岗位能手"称号，"平凉市医德医风建设先进个人"称号，"甘肃省优秀医师"称号。

梅耀文

学历：硕士研究生。

职称：主治医师。

单位：兰州市七里河区中医医院。

简介：兰州市、七里河区两级非物质文化遗产代表性项目传承人。毕业于甘肃中医药大学。任甘肃省针灸学会穴位注射埋线专业委员会委员。参与课题1项。发表论文4篇，参编《敦煌医学研究大成：诊法卷》（副主编）。获兰州市针灸推拿技能大赛个人三等奖。

孟青成

学历：本科。

职称：主治医师。

单位：莫力达瓦达斡尔族自治旗中蒙医院。

简介：现任莫力达瓦达斡尔族自治旗中蒙医院医务科副主任。兼任中国中医药研究促进会埋线分会理事，内蒙古自治区中医药学会中西医结合康复分会委员，齐齐哈尔市针灸学会第六届理事会常务理事。师从杨才德。擅长运用穴位埋线治疗黄褐斑、颈肩腰腿痛、妇科病、过敏性疾病等。拥有专利1项。参与省级科研项目1项。获莫力达瓦达斡尔族自治旗中医临床技能竞赛团体二等奖，呼伦贝尔市中医职工职业技能竞赛针灸组团体二等奖。

孟祥君

学历：本科。

职称：医师。

单位：新华孟祥君诊所。

简介：师从杨才德。熟练掌握线体对折旋转埋线术、手卡指压式星状神经节埋线术、三点一线式蝶腭神经节埋线术、推寰循经式迷走神经埋线术，擅长运用穴位埋线治疗黄褐斑、颈肩腰腿痛、妇科病、过敏性疾病等。

糜佳伟

学历：本科。

职称：主管技师。

单位：苏州高新区人民医院。

简介：任中国残疾人康复协会残疾分类研究专业委员会委员，苏州市康复医学会手功能康复专业委员会委员，苏州市中西医结合学会康复医学专业委员会青年委员。拥有发明专利1项、实用新型专利1项。参与并完成课题3项。发表SCI论文2篇。获苏州市首届康复医学技能大赛物理治疗组团体二等奖，江苏省第七届康复治疗师岗位技能竞赛PT组团体三等奖。

米甲龙

学历：本科。

职称：主治医师。

单位：庆阳市西峰区温泉卫生院。

简介：毕业于甘肃中医药大学。任中国中医药研究促进会埋线分会理事，中国中医药研究促进会埋线分会青年委员会委员，甘肃省中医药学会整脊专业委员会委员，甘肃省康复医学会脊柱脊髓损伤康复专业委员会委员。师从杨才德，后跟随王海东弟子李伟青学习针刀技术，先后在庆阳市人民医院、兰州大学第一医院、甘肃省中医院进修学习，多次参加全国性埋线针刀会议并进行学术交流。擅长应用穴位埋线治疗颈肩腰腿痛等疼痛类疾病，以及心脑血管系统疾病、内分泌系统疾病、免疫系统疾病、自主神经功能紊乱等。发表论文2篇，参编《星状神经节埋线治百病》（编委）《埋线针刀治疗学》（编委）。获甘肃省职工技能大赛基层居民健康素养和中医药适宜技术省级决赛个人优秀奖，第九届全国微创穴位埋线疗法经验交流大会三等奖，第三届全国穴位埋线技术能手大赛单项（理论）三等奖，第三届全国穴位埋线技术能手大赛单项（操作）二等奖，第三届全国穴位埋线技术能手大赛综合三等奖，第五届全国埋线传承创新技能大赛二等奖，2022年度"西峰区优秀医师"称号。

南会妮

学历：专科。

职称：副主任医师。

单位：庆阳市西峰区温泉卫生院。

简介：现任庆阳市西峰区温泉卫生院中医科主任。兼任中国中医药研究促进会埋线分会委员。曾任甘肃省五级中医药师承教育工作指导老师。出身于中医世家，后师从杨才德学习穴位埋线技术，从事临床工作 30 余年，擅长应用针灸、神经节埋线、推拿、刮痧、拔罐治疗常见病、疑难杂症，对脑梗死急性期处理及康复治疗、脑出血急性期处理及康复治疗有丰富经验。获甘肃省庆阳市科学技术进步奖二等奖，"甘肃省优秀医师"称号，"庆阳市名中医"称号，"庆阳市优秀医师"称号，"西峰区优秀医师"称号。

聂述祐

学历：本科。

职称：主治医师。

单位：康乐县人民医院。

简介：擅长运用针刀治疗临床常见病、多发病，熟练掌握灵龟八法针法、子午流注针法、烧山火透天凉针法。获"康乐县人民医院优秀医务工作者"称号，"康乐县优秀医师"称号，"青年岗位能手"称号。

齐军

学历：本科。

职称：副主任医师。

单位：宕昌县人民医院。

简介：毕业于甘肃中医药大学。现任宕昌县人民医院党委委员、康复科主任。兼任中国中医药研究促进会埋线分会委员，甘肃省针灸学会穴位注射埋线专业委员会委员，甘肃省老年医学会神经康复专业委员会常务委员，甘肃省健康管理研究会主动健康与运动康复专业委员会副主任委员，甘肃省老年医学会中医药康复保健专业委员会常务委员。从事临床工作近 30 年，先启蒙于家学，后师从金安德、刘福喜、石学敏等。擅长运用毫针、银质针、火针、小针刀、弧刃针、埋线、整脊、推拿等治疗中风后遗症、颈肩腰腿痛、腰椎手术失败综合征、顽固性面瘫等。发表论文 11 篇。获陇南市科学技术进步奖三等奖，宕昌县人民医院 2016 年度新业务一等奖，"甘肃省针灸学会优秀科技工作者"称号，"陇南市优秀医师"称号，"宕昌县名中医"称号。

祁全年

学历：本科。

职称：副主任医师。

单位：武威市凉州区下双镇卫生院。

简介：毕业于甘肃中医药大学。现任凉州区下双镇卫生院院长。兼任中国中医药研究促进会埋线分会理事。师从杨才德、杜元想，从事中医临床工作近 20 年，先后在仙桃市中医医院、武威市人民医院进修学习，多次参加全国性埋线针刀会议并进行学术交流，所在单位创建甘肃省穴位埋线临床示范基地，成为武威市首家创建中医特色疗法的乡镇卫生院。擅长应用中西医结合疗法治疗颈肩腰腿痛等疼痛类疾病，以及心脑血管系统疾病、呼吸系统疾病、消化系统疾病、自主神经功能紊乱、过敏性疾病等。发表论文2篇。获"武威市卫生工作先进个人"称号。

祁文

学历：本科。

职称：副主任医师。

单位：临夏州妇幼保健院。

简介：毕业于兰州医学院（现兰州大学医学部）。现任临夏州妇幼保健院院长。兼任杨氏3A$^+$疗法讲师专家团核心成员，甘肃省针灸学会穴位注射埋线专业委员会委员。师从杨才德。现致力于手卡指压式星状神经节埋线术、三点一线式蝶腭神经节埋线术、线体对折旋转埋线法等疗法的临床研究。

祁永利

学历：本科。

职称：医师。

单位：百瑞康中医诊所。

简介：毕业于佳木斯医科大学。任北京汉章针刀医学研究院黑龙江学术部委员，北京名医名方研究中心特邀研究员。师从杨才德。研究穴位埋线20余年，擅长应用埋线针刀疗法、症状针刀疗法、中医正骨治疗常见慢性病及疑难病等。

邱曼丽

学历：硕士研究生。

职称：副主任医师。

单位：上海市普陀区中医医院。

简介：上海市普陀区杏林优青人才，上海市名中医李璟工作室学术经验继承人。毕业于上海中医药大学。任中国中医药研究促进会埋线分会理事，上海市针灸学会埋线专业委员会常务委员，上海市针灸学会海派针灸分会委员，上海市中医药文化科普巡讲团专家，上海市普陀区健康科普专家库成员，上海中医药大学"百师强基"计划师资，上海市普陀区基层"西学中"医师授课讲师，上海市普陀区中医馆骨干人才授课讲师。长期承担上海中医药大学国际教育学院实习留学生的针灸带教工作。长期从事针灸的医、教、研和科普工作，擅长应用针灸治疗痛症（颈肩腰腿痛、偏头痛、带状疱疹后遗神经痛）、颈性眩晕、耳鸣、失眠、周围性面瘫、慢性胃炎等疾病。参与课题 5 项。发表论文 20 余篇。

裘炳森

学历：专科。

职称：医师。

单位：黄岩健和康养生坊。

简介：沈三针刺血研究院三棱针刺血疗法传承人。师从杨才德、王进义。自创研制中药祛斑胶囊，擅长诊治颈腰肩腿疼痛、中风后遗症等。

瞿友

学历：本科。

职称：主治医师。

单位：兰州市西固区中医医院。

简介：毕业于甘肃中医药大学。任甘肃省中医药学会整脊专业委员会常务委员，甘肃省中西医结合学会骨质疏松专业委员会委员，甘肃省中医药学会疼痛学专业委员会委员，中国医药教育协会肩肘运动医学专业委员会甘肃培训中心委员，甘肃省医师协会手足外科医师委员会委员。获"西固区优秀中青年医师"称号，且多次获得院内奖项。

任永祥

学历：本科。

职称：主治医师。

单位：永登县中医医院。

简介：任中国中医药研究促进会埋线分会常务理事，中国中医药研究促进会埋线分会青年委员会理事，甘肃省针灸学会穴位注射埋线专业委员会常务委员。师从杨才德。擅长应用手卡指压式星状神经节埋线术、三点一线式蝶腭神经节埋线术、分筋拨脉式颈动脉窦埋线术、推寰循经式迷走神经埋线术、线体对折旋转埋线法等治疗颈肩腰腿痛、妇科疾病、过敏性疾病、内科杂病等。发表论文 8 篇，参编《埋线针刀百问百答》《星状神经节埋线治百病》《埋线针刀治疗学》《埋线针刀技术操作规范》。

任召义

学历：本科。

职称：主治医师。

单位：苏州高新区中医医院。

简介：江苏省基层卫生骨干人才，李宇卫传承工作坊学术经验继承人。任中国心脏联盟心血管疾病预防与康复专业委员会委员，中国针灸学会灸疗分会委员，苏州市中医药学会骨伤科专业委员会委员。参与翻译约翰·吉本斯《骨盆和骶髂关节功能解剖手法操作指南》。

芮兵

学历：本科。

职称：副主任医师。

单位：昆山市巴城镇正仪社区卫生服务中心。

简介：江苏省基层卫生骨干人才。现任昆山市巴城镇正仪社区卫生服务中心中医康复科主任。兼任昆山市中医药学会中西医结合专业委员会委员，昆山市中医药学会内科专业委员会委员。拥有国家健康管理师（三级）、社会体育指导员（八段锦）、社会营养指导员、心理咨询师等资质。2018年起跟随杨才德学习微创埋线针刀疗法。从事中西医临床工作20余年，擅长运用经方、针灸、埋线针刀治疗颈椎病、腰椎间盘突出症、肩周炎、膝关节炎等疼痛类疾病，以及呼吸系统疾病、心脑血管系统疾病、内分泌系统疾病等。获"昆山市最美社区医生"称号，"巴城镇优秀共产党员"称号。

桑婷婷

学历：硕士。

职称：副主任医师。

单位：苏州高新区人民医院。

简介：现任苏州高新区人民医院中医康复科重症康复学组组长。兼任江苏省康复医学会社区康复专业委员会青年委员，江苏省康复医学会神经肌肉电生理诊断专业委员会委员，苏州市中西医结合学会疼痛专业委员会青年委员。拥有专利1项。主持参与科研项目4项。发表论文6篇，参编《埋线在神经康复中的应用》（副主编）《老年吞咽功能障碍全周期康复指南与临床实践》（编委）。

沈立军

学历：本科。

职称：主治医师、药师。

单位：永宁县阳和镇阳光中西医诊所。

简介：毕业于宁夏医科大学。师从石学敏、马九如。从事临床工作近20年，擅长针刺蝶腭神经节治疗过敏性鼻炎等各种鼻炎，针药结合治疗消化系统疾病、呼吸系统疾病、痛经、月经不调、多囊卵巢综合征、不孕不育、前列腺炎、男子性功能障碍、颈肩腰腿痛、痤疮、湿疹等。参编《中国基层好中医》（副主编）。获"中国好医生"称号。

施凯

学历：专科

职称：主治医师。

单位：南昌市第五医院。

简介：毕业于江西中医药大学。出身于中医世家，后跟随杨才德学习埋线针刀疗法。擅长以埋线针刀疗法结合传统中药、调泌针法治疗神经系统、内分泌系统常见病、慢性病及疑难病，在肥胖症、代谢综合征、多囊卵巢综合征、月经不调、不孕症、黄褐斑及脑卒中后遗症、抑郁症、焦虑症、痛症等疾病方面积累了丰富的临床经验。

石津

学历：本科。

职称：主治医师。

单位：甘肃省和政疗养院。

简介：中国中医药研究促进会埋线分会理事，甘肃省针灸学会第三届穴位注射埋线专业委员会委员，甘肃省中医药学会疼痛学专业委员会委员。擅长应用火针、中药面膜、中药熏洗及湿敷、穴位埋线等治疗湿疹、荨麻疹、带状疱疹、痤疮、黄褐斑、寻常疣、扁平疣、复发性生殖器疱疹、感冒、咳嗽、慢性胃炎、消化不良、便秘、腹泻、疲劳综合征、失眠、痛经、乳腺增生、月经不调、更年期综合征等常见病和多发病，对亚健康状态的中医药调理亦有较丰富的临床经验。

石平清

学历：本科。

职称：副主任医师。

单位：皋兰县石洞镇社区卫生服务中心。

简介：毕业于兰州大学。现任皋兰县石洞镇社区卫生服务中心业务院长。兼任中国中医药研究促进会埋线分会常务理事，甘肃省针灸学会穴位注射埋线专业委员会常务委员，甘肃省中医药学会针刀医学专业委员会委员，皋兰县埋线针刀学科带头人。师从杨才德，先后于兰州大学第一医院东岗院区、南京新中医学研究院、甘肃省中医院进修学习埋线针刀、小针刀等，多次参加全国性埋线针刀会议并进行学术交流。从事临床工作20余年，擅长中西医结合治疗失眠、头痛、颈肩腰腿痛、腕管综合征、腱鞘炎、过敏性鼻炎、咽炎、面神经麻痹、痤疮、前列腺增生、支气管哮喘、中风后遗症、静脉曲张、带状疱疹、痔疮、痛经等常见病、多发病。获第三届全国穴位埋线技术能手大赛团体三等奖，第三届全国穴位埋线技术能手大赛个人二等奖，第五届全国埋线传承创新技能大赛个人三等奖。

宋彦俞

学历：本科。

职称：护师。

单位：苏州高新区人民医院。

简介：现任苏州高新区人民医院中医康复科副护士长。兼任江苏省中医养生学会针灸推拿保健分会青年委员。主持参与科研项目1项。发表论文1篇，参编《龙虎五刺埋线疗法》（编委）。获苏州高新区人民医院"服务明星"称号，苏州高新区人民医院"优秀员工"称号。

苏建佳

学历：本科。

职称：助理医师。

单位：衡山县开云镇跃进村卫生室。

简介：师从杨才德学习穴位埋线疗法，擅长应用穴位埋线治疗痤疮、黄褐斑、颈肩腰腿痛、过敏性疾病、内科杂病等。获"衡山县优秀乡村医生"称号。

孙宝国

学历：本科。

职称：主治医师。

单位：松原市宁江区大洼镇北大洼村卫生室。

简介：毕业于延边大学。师从李景华、杨才德，先后4次跟随杨才德学习埋线针刀技术。从事中医临床工作30余年，擅长中西医结合埋线治疗颈椎病、腰椎间盘突出症、肩周炎、膝关节炎、痛风等疼痛类疾病，以及失眠、肺结节、高血压、高脂血症、糖尿病、冠心病、鼻炎、慢性咽炎、支气管哮喘等疾病。

孙克生

学历：本科。

职称：医师。

单位：平泉市卧龙镇卧龙岗社区卫生服务站。

简介：毕业于华北煤炭医学院（现华北理工大学）。现任平泉市卧龙镇卧龙岗社区卫生服务站院长。兼任中国民间中医医药研究开发协会浊毒理论研究分会常务理事。师从李佃贵、杨才德。从事中医临床工作 30 余年，擅长运用中药、针灸、埋线治疗颈肩腰腿痛、肩周炎、颈椎病、腰椎间盘突出症、痛经、月经不调、乳腺增生、更年期综合征、鼻炎、心脑血管疾病、高血压、糖尿病、失眠、高脂血症等。参编《埋线等中医适宜技术治疗过敏性鼻炎》（编委）。

孙晓娟

学历：本科。

职称：护师。

单位：嘉峪关东路社区卫生服务站。

简介：毕业于河西学院。现任嘉峪关东路社区卫生服务站护士长。擅长颈肩腰腿痛、高血压、糖尿病等急慢性疾病的护理，普及卫生知识，进行传染病防控宣传与管理，为术后或慢性病康复者提供康复训练指导与心理支持等。

孙秀红

学历：本科。

职称：医师。

单位：长春市宽城区医院。

简介：毕业于牡丹江医科大学。任北京中针埋线医学研究院专家委员会委员，中国中医药研究促进会埋线分会理事。师从杨才德。多次参加全国性埋线针刀学术会议并进行学术交流。擅长以星状神经节埋线为主，迷走神经节、蝶腭神经节埋线为辅结合中药治疗妇科常见疾病、疼痛类疾病、心脑血管系统疾病等。参编《埋线等中医适宜技术治疗过敏性鼻炎》（编委）《埋线针刀技术操作安全指南》（编委）。

孙义玲

学历：硕士研究生。

职称：主治医师。

单位：北京大学第一医院太原医院。

简介：任山西省针灸学会理事，中国医药教育协会中医药教育促进工作委员会委员，山西省药膳养生学会理事，太原市中西医结合学会第一届青年委员会常务委员，中国中医药研究促进会埋线分会理事。擅长中西医结合治疗恶心、呕吐、胃痛、腹痛、腹胀、便秘、腹泻等消化系统疾病，颈肩腰腿痛、痛风、网球肘、腱鞘炎等骨关节病，湿疹、荨麻疹、带状疱疹及其后遗神经痛等皮肤病，面瘫、偏瘫等神经系统疾病，过敏性鼻炎、过敏性哮喘等呼吸系统疾病。参与科研项目 5 项。发表论文 5 篇，参编著作 1 部。获太原市针灸临床职业技能竞赛三等奖、团体二等奖，第五届全国埋线传承创新技能大赛个人一等奖、团队优秀奖。

谭登位

学历：专科。

职称：主治医师。

单位：重庆丰都谭登位中医综合诊所。

简介：毕业于重庆三峡医学高等专科学校。师从杨才德。从事临床工作 20 余年，擅长应用中药、针灸、埋线针刀治疗颈椎病、腰椎间盘突出症、肩周炎、膝关节炎、痛风、失眠、高血压、高脂血症、糖尿病、冠心病、鼻炎、慢性咽炎、支气管哮喘等疾病。

唐鹏

学历：本科。

职称：医师。

单位：武威东晟医院。

简介：毕业于甘肃中医药大学。现任武威东晟医院疼痛科主任。从事中西医结合临床工作 20 余年，擅长中西医结合及运用埋线针刀疗法治疗颈椎病、腰椎间盘突出症、肩周炎、膝关节炎、痛风、胃病、面瘫、偏瘫、脑瘫、失眠、肺结节、高血压、糖尿病、冠心病、慢性咽炎、支气管哮喘、鼻炎等疾病。

唐卫峰

学历：本科。

职称：主治医师。

单位：贵阳市南明卫峰诊所。

简介：毕业于贵州中医药大学。任甘肃省针灸学会穴位注射埋线专业委员会委员，北京中针埋线医学研究院讲师。曾随父亲临床跟师 8 年，后师从何天有、杨才德。擅长应用中药、藏药、长短效针灸与内外结合调治颈肩腰腿痛、高血压、糖尿病、中风后遗症、月经不调、不孕不育及产后诸症、痛风、老年性疾病等。发表论文 1 篇，《埋线针刀治疗学》（编委）《星状神经节埋线治百病》（编委）。

唐正龙

学历：专科。

职称：高级技师。

单位：祁阳永和医院。

简介：毕业于永州职业技术学院。任北京中针埋线医学研究院专家委员会委员，中国中医药研究促进会埋线分会委员。出身于中医世家，后师从杨才德先后在兰州、长沙学习杨氏 3A⁺ 疗法，多次参加全国性埋线针刀会议并进行学术交流。从事中医临床工作 30 余年，擅长运用针灸、穴位埋线治疗颈椎病、肩周炎、肱骨外上髁炎、肘关节损伤、网球肘、腕关节扭伤、踝关节扭伤、腱鞘炎、腰肌劳损、急性腰扭伤、腰横突综合征、腰椎间盘突出症、坐骨神经痛、退行性膝关节炎、骨关节炎、类风湿关节炎，以及中风后遗症等各种慢性病。

田瑞瑞

学历：本科。

职称：医师。

单位：兰州大学第一医院东岗院区。

简介：毕业于甘肃中医药大学。任甘肃省针灸学会穴位注射埋线专业委员会秘书长，北京中针埋线医学研究院导师团特级导师，中国中医药研究促进会埋线分会委员。师从杨才德。擅长运用埋线针刀疗法治疗颈椎病、神经性头痛、偏头痛、肩周炎、背脊筋膜炎、腰椎间盘突出症、第 3 腰椎横突综合征、坐骨神经痛、臀上皮神经卡压综合征、膝骨关节病、腱鞘炎、支气管哮喘、支气管炎、内分泌紊乱、脑血管病后遗症、过敏性鼻炎、荨麻疹、强直性脊柱炎、白塞综合征、失眠、更年期综合征等，运用小儿推拿治疗儿童常见病。发表论文 1 篇，参编《星状神经节埋线治百病》（编委）《埋线针刀百问百答》（编委）《埋线在神经康复中的应用》（编委）《龙虎五刺埋线疗法》（编委）。

仝铁庄

学历：专科。

职称：医师。

单位：玉溪市红塔区汪成中西医诊所。

简介：师从杨才德。擅长运用星状神经节埋线治疗高血压、糖尿病、颈椎病、腰椎间盘突出症、膝关节疾病、过敏性鼻炎、慢性荨麻疹、慢性胃炎等。

童玲

学历：本科。

职称：主管护师。

单位：山丹县同和医院。

简介：毕业于宁夏医科大学。现任山丹县同和医院中西医结合科、疼痛康复科护士长。擅长疼痛科常见疾病的专科护理，采用埋线针刀技术治疗的颈肩腰腿痛患者的术后护理。

万雅倩

学历：专科。

职称：护师。

单位：山丹县同和医院。

简介：毕业于河西学院。擅长疼痛科常见疾病的专科护理，采用埋线针刀技术治疗的颈肩腰腿痛患者的术后护理。获"优秀个人"荣誉称号。

汪成

学历：本科。

职称：副主任医师。

单位：玉溪市红塔区汪成中西医诊所。

简介：师从刘冠军。从事临床工作 30 余年，擅长心脑血管疾病、糖尿病、痛风、颈腰椎病、妇科疾病等各类疑难杂症的治疗。

汪建国

学历：专科。

职称：医师。

单位：临夏回族自治州汪建国诊所。

简介：临夏回族自治州汪建国诊所负责人。擅长运用针灸、中药、埋线针刀治疗颈椎病、腰椎间盘突出症、肩周炎、膝关节炎、跟痛症、失眠、哮喘、癫痫、头痛、眩晕、鼻炎、痛经、乳腺增生、中风语言障碍、中耳炎、咽炎、痤疮、黄褐斑、面瘫等。

汪秀梅

学历：博士研究生。

职称：副主任医师。

单位：新疆医科大学第一附属医院。

简介：现任新疆医科大学第一附属医院中医诊疗中心针灸推拿科副主任。兼任新疆维吾尔自治区中医医术确有专长人员推荐专家，世界中医药学会联合会埋线研究专业委员会常务理事，中国中医药信息学会理事，中华中医药学会针刀医学分会青年委员，中华中医药学会国际针法与经典名方论坛专家委员会委员，中华中医药学会中医康复技术传承创新平台常务委员，中国针灸学会腧穴分会第七届委员会常务委员，中国医药教育协会针刀医学专业委员会委员，中国中医药研究促进会埋线分会常务理事，中国中医药信息学会疼痛分会理事，新疆针灸医学学会理事。参与科研项目6项。发表论文10篇，参编《中医微创穴位埋线疗法》《针灸推拿技术与临床应用》《实用针灸特色疗法及应用》。获新疆医科大学第一附属医院"优秀青年医师"称号。

王飞飞

学历：本科。

职称：医师。

单位：康元汇。

简介：高级健康管理师，高级针灸师。任北京中针埋线医学研究院学术部学术带头人。师从杨才德。擅长运用线体对折旋转埋线术、手卡指压式星状神经节埋线术、三点一线式蝶腭神经节埋线术、推寰循经式迷走神经埋线术治疗高血压、慢性胃炎、更年期综合征、失眠、抑郁症、坐骨神经痛、肩周炎等。

王贵双

学历：博士研究生。

职称：副主任医师。

单位：南阳张仲景医院。

简介：埋线针刀疗法学术流派传承人，陈氏太极拳第十三代传人。毕业于广州中医药大学。现任南阳张仲景医院针灸科主任。师从赖新生、唐祖宣、高希言、贾海忠等。擅长诊治心脑血管病、肺系病、脾胃病、妇科病、皮肤病等。2018年被评为"河南省中医临床工作表现突出医师"，2020年被评为"南阳市优秀医师""南阳市中医药事业发展先进个人"，2022年被评为"南阳市最美医师"，连续多年被医院评为"仲景榜样人"。

王国海

学历：本科。

职称：主治医师。

单位：兰州市中医医院。

简介：毕业于贵州中医药大学。任中国中医药研究促进会埋线分会常务委员，甘肃省针灸学会微创针刀医学专业委员会委员。师从杨才德，多次参加全国性埋线针刀会议并进行学术交流。从事临床工作16年，擅长应用埋线针刀疗法治疗失眠、头痛、颈肩腰腿痛、腕管综合征、腱鞘炎、过敏性鼻炎、咽炎、面神经麻痹、痤疮、前列腺增生、支气管哮喘、中风后遗症、带状疱疹、痛经等。

王结能

学历：博士研究生。

职称：主治医师。

单位：兰州大学第一医院。

简介：任中国生物医学工程学会体外循环分会第四届青年委员会委员，《中国体外循环杂志》首届通讯编辑委员会委员，中国民族医药学会外科分会理事，中国中医药研究促进会埋线分会理事。专注于心脏手术中体外循环技术的实施与优化，研究中医学在心血管疾病预防与术后康复中的潜在应用。参与国家自然科学基金课题1项、甘肃省自然科学基金课题2项，主持兰州大学第一医院青年基金课题1项。发表论文4篇。译著1部。获第五届全国埋线传承创新技能大赛个人三等奖。

王磊

学历：本科。

职称：医师。

单位：北京中西医结合医院。

简介：毕业于北京中医药大学。自幼跟随民间中医学习中医，后师从多位国医大师和国家级名老中医及杨才德。从事中医全科临床工作30余年，擅长运用"中药、埋线针刀、手法"三位一体综合疗法治疗筋骨病。在技术特色上，治疗疑难病症时强调正脊通督补肾，是补肾通督疗法的开创者，首创"五位一体"养生理念，并针对筋骨疼痛类疾病提出五步诊疗法，开创性提出损伤病、虚衰病、外感病的疾病分类法。

王立友

学历：专科。

职称：医师、药师。

单位：民乐县六坝镇王立友诊所。

简介：高级针灸师。擅长应用针灸、穴位注射、袁氏通针、浮针、生物电疗、针刀、穴位埋线、中医正骨、放血疗法等治疗各型颈椎病、腰椎间盘突出症、骨质增生、坐骨神经痛、哮喘、风湿性关节炎、类风湿关节炎等。

王明明

学历：硕士研究生。

职称：副主任医师。

单位：苏州高新区人民医院。

简介：毕业于黑龙江中医药大学。任中国中医药研究促进会埋线分会理事，苏州市中医药学会中医适宜技术专业委员会委员，中国残疾人康复协会残疾分类研究专业委员会委员。研究方向为以传统针灸、穴位埋线技术为主的神经系统及骨关节系统的中西医结合康复。拥有实用新型专利6项。主导国家级学会课题1项、市级课题2项、区级课题1项，参与省市级课题6项。发表论文11篇。参编《埋线等中医适宜技术治疗过敏性鼻炎》（副主编）《埋线针刀技术操作安全指南》（副主编）《龙虎五刺埋线疗法》（副主编）。获苏州市中西医结合学会中西医结合医学科技进步奖三等奖，中国中医药促进研究会优秀科技成果奖，全国穴位埋线技术能手大赛一等奖，苏州高新区第一届卫生人才"青年拔尖人才"称号，苏州高新区人民医院"十佳医生"称号。

王朋朋

学历：本科。

职称：主治医师。

单位：惠民县李庄镇大翟村卫生室。

简介：许氏骨科第十四代传人。毕业于滨州医学院。师从庞承泽、臧福科、田纪均等，擅长运用针灸、穴位埋线、推拿、正骨、针刀、秘制膏药结合经方治疗高血压、脑血栓、冠心病、月经不调、不孕症、乳腺增生、卵巢囊肿、子宫肌瘤、骨质增生、关节炎、颈椎病、腰椎间盘突出症等。

王胜东

学历：专科。

职称：医师。

单位：嘉峪关市中医医院。

简介：毕业于河西学院。先后在甘肃中医药大学附属医院、甘肃省中医院进修学习，擅长运用针灸、推拿、针刀、火针、刮痧、放血等治疗肩颈腰腿痛、神经性头痛、面瘫、带状疱疹、失眠等，以及中风偏瘫康复期的康复锻炼。获甘肃省针灸推拿技能大赛个人三等奖，甘肃省百万职工劳动和技能竞赛"岐黄医匠"职工职业技能省级决赛针灸推拿大赛个人一等奖，"甘肃省技术标兵"称号。

王胜平

学历：本科。

职称：副主任医师。

单位：合作市人民医院。

简介：甘南州领军人才。现任合作市人民医院藏医科主任。兼任中国医药教育协会针刀医学专业委员会委员，北京汉章针刀医学研究院学术委员会常务委员，甘肃省中医药学会针刀医学专业委员会委员，甘肃省针灸学会确有专长工作委员会常务委员，甘肃省残疾人康复学会疼痛康复专业委员会委员，甘肃省五级中医药师承教育工作指导老师。师从杨才德、王海东。从事临床工作27年，在脊柱源性疼痛的诊断与治疗领域拥有深厚的专业知识和丰富的临床经验，对慢性软组织损伤及内科相关疾病的诊治有独到见解，擅长运用小针刀特色技术治疗颈椎病、肩周炎、腰椎间盘突出症、椎管狭窄症、股骨头坏死、膝关节炎、痛风性关节炎、类风湿关节炎、强直性脊柱炎及顽固性皮炎等。由中华针刀医学会授牌成立"王胜平针刀名家工作室"。2024年由中共甘南州委组织部授牌成立"王胜平专家工作室"。作为超声可视化针刀微创技术学科带头人，其主导的"小针刀疗法在基层医疗机构推广应用的研究"项目荣获科技成果奖一等奖。

王淑娟

学历：本科。

职称：主治医师。

单位：兰州市七里河区中医医院。

简介：任甘肃省针灸学会临床专业委员会常务委员，甘肃省针灸学会微创针刀专业委员会委员，甘肃省针灸学会小儿推拿专业委员会秘书长，甘肃省针灸学会适宜技术推广专业委员会副秘书长。师从肖红、王海东。擅长运用中药、针灸、针刀、浮针、颊针、穴位埋线等中医适宜技术治疗颈肩腰腿痛，运用小儿推拿技术治疗肌性斜颈、小儿积食、小儿腹痛、小儿腹泻、小儿发热、小儿咳嗽等，运用固脏调神穴位埋线疗法治疗失眠、便秘、过敏性鼻炎、慢性胃炎、糖尿病、高血压、哮喘、心律失常等，运用疏通闭合术治疗下肢静脉曲张，运用颈动脉灌注治疗急慢性脑梗死、脑出血、脑萎缩、脑动脉硬化、阿尔茨海默病、耳聋、耳鸣等，运用股动脉灌注法治疗下肢静脉回流受阻引起的下肢水肿、血栓闭塞性脉管炎、糖尿病足等。获兰州市针灸推拿技能大赛二等奖，"甘肃中医药大学优秀毕业生"称号，"甘肃省中医院优秀住院医师规范化培训医师"称号，2023年度"甘肃省针灸学会基层先进工作者"称号。

王双平

学历：本科。

职称：副主任医师。

单位：兰州市七里河区中医医院。

简介：七里河区区级非物质文化遗产代表性项目"固脏调神穴位埋线疗法"传承人。毕业于甘肃省中医学校（现甘肃卫生职业学院）。现任兰州市七里河区中医医院康复科主任。兼任甘肃省针灸学会理事会理事，甘肃省针灸学会穴位注射埋线专业委员会主任委员，甘肃省针灸学会适宜技术推广专业委员会副主任委员，甘肃省针灸学会微创针刀专业委员会委员。师从杨才德。主要从事颈肩腰腿痛的诊疗。拥有专利2项。主持及参与科研项目8项。发表论文30余篇，参编《实用中医康复治疗学》（编委）《埋线针刀治疗学》（编委）《埋线针刀百问百答》（编委）《星状神经节埋线治百病》（编委）。获"兰州市优秀中青年医生"称号，"甘肃省优秀医师"称号。

王维刚

学历：专科。

职称：助理医师。

单位：兰州市城关区雁北街道社区卫生服务中心。

简介：毕业于甘肃中医药大学。中国针灸学会火针专业委员会委员，从事中医康复理疗10余年，擅长运用埋线、平衡针灸、董氏奇穴、脐针等治疗中风后遗症、面瘫、颈椎病、腰椎间盘突出症、坐骨神经痛、膝关节炎、急性腰扭伤、落枕、腱鞘炎、网球肘、痛经、月经不调等，对小儿桡骨头半脱位、肩关节脱位的复位有独特的治疗方法。

王晓春

学历：本科。

职称：主治医师。

单位：包头市中心医院。

简介：任中国中医药研究促进会埋线分会委员，北京中针埋线医学研究院专家委员会委员，内蒙古自治区医师协会精神科医师分会委员，内蒙古自治区医师协会心身医学分会委员。师从杨才德，参加埋线针刀学术专题讲座及交流10余场。擅长运用埋线治疗黄褐斑、颈肩腰腿痛、妇科疾病、过敏性疾病、内科杂病等。

王旭静

学历：本科。

职称：主任医师。

单位：栾川县人民医院。

简介：毕业于北京中医药大学。师从程莘农、杨才德、李石良、崔秀芳、任月林、庞继光、涂华新老师。从事临床工作 20 余年，擅长用经方结合穴位埋线、针灸、小针刀等治疗内、外、妇、儿、五官、皮肤科等各科疾病。获全国穴位埋线技术能手大赛一等奖。

王雪霞

学历：硕士研究生。

职称：副主任医师。

单位：河南中医药大学第三附属医院。

简介：任河南省针灸学会埋线专业委员会副主任委员，中国民族医药学会推拿分会委员，中华中医药学会小儿推拿外治分会委员，中国针灸学会小儿推拿专业委员会委员，河南省中医药学会外治分会常务委员，全国继续教育项目"分层透刺法埋线技术培训班"主讲老师，河南省中医馆骨干人才培训班主讲老师。擅长运用分层透刺埋线法治疗各种常见病、多发病。参与课题 5 项。发表论文 10 余篇，参编著作 3 部。

王亚杰

学历：专科。

职称：医师。

单位：邯郸开发区连寨医院。

简介：现任邯郸开发区连寨医院院长。兼任中国民族医药协会民间医药发展工作委员会常务理事，中国中医药研究促进会埋线分会常务理事，中华传统医学会埋线医学专业委员会常务理事，陕西省铜川市孙思邈研究会常务理事。师从单顺、胡维勤。擅长诊治男科、内科、皮肤科疾病及颈肩腰腿痛等。主编《实用中医疾病诊疗学》，参编《埋线针刀治疗学》（副主编）《老年皮肤病学》（编委）《单氏埋线经验精粹》（编委）《星状神经节埋线治疗百病》（编委）。

王永强

学历：本科。

职称：副主任医师。

单位：甘肃省和政疗养院。

简介：任中国中医药研究促进会埋线分会理事，中国民间中医医药研究开发协会浊毒理论研究分会第二届理事会理事，甘肃省中医药学会第七届理事会理事，甘肃省针灸学会穴位注射埋线专业委员会副主任委员，甘肃省中医药学会针刀专业委员会常务委员，甘肃省中医药学会治未病专业委员会常务委员，甘肃省中医药学会中医妇科专业委员会委员，甘肃省中医药学会风湿病专业委员会常务委员，甘肃省中医药学会颈腰椎病专业委员会常务委员，甘肃省第四、五批五级中医药师承教育工作县级指导老师，甘肃省健康科普人才库专家。参与省级科研项目1项。发表论文9篇，参编《现代常见病中医诊疗研究》（副主编）《穴位埋线在神经康复中的应用》（副主编）。获甘肃省"优秀医师"称号，2020年入选甘肃省卫生健康行业优秀青年人才，2024年入选甘肃省青年卫生健康人才。

王宇

学历：硕士研究生。

职称：主治医师。

单位：苏州高新区人民医院。

简介：苏州市中医药学会中医肿瘤专业委员会青年委员，苏州市中医药学会中医适宜技术专业委员会青年委员。主持参与课题2项。发表论文3篇。参编《中华肛肠病学诊疗进展》（编委）《龙虎五刺埋线疗法》（编委）《埋线在神经康复中的应用》（编委）。

王玉霞

学历：本科。

职称：副主任医师。

单位：灵台县皇甫谧中医医院。

简介：非物质文化遗产代表性项目"皇甫谧针灸"市级代表性传承人。毕业于甘肃中医药大学。任平凉市针灸学会埋线专业委员会主任委员。师从石学敏、东贵荣、杨才德。擅长利用穴位埋线治疗失眠、乳腺增生及颈腰椎病。

吴贵龙

学历：本科。

职称：副主任医师。

单位：云霄县火田镇卫生院。

简介：毕业于福建中医药大学。现任云霄县火田镇卫生院副院长。从事临床工作

20 余年。擅长应用中医正骨、针灸、小针刀、穴位埋线治疗颈肩腰腿痛、中医内科疾病等常见病、慢性病。

吴晋

学历：本科。

职称：医师。

单位：大同市云冈区平旺乡忻州窑村卫生室。

简介：毕业于乌兰察布市卫生学校（现乌兰察布医学高等专科学校）。现任山西省大同市云冈区平旺乡忻州窑村卫生室负责人。兼任中国中医药研究促进会埋线分会委员。师从杨才德。从事临床工作 30 余年，擅长运用经方、针灸、埋线、针刀治疗颈椎病、腰椎间盘突出症、肩周炎、膝关节炎等疼痛类疾病，以及呼吸系统疾病、心脑血管系统疾病、内分泌系统疾病、皮肤科疾病等。

吴黎明

学历：硕士研究生。

职称：主治医师。

单位：苏州市吴江区第五人民医院。

简介：现任苏州市吴江区第五人民医院疼痛科医师、医疗组长。兼任中国中医药研究促进会埋线分会理事，广东省针灸学会超声针灸专业委员会委员。师从庄礼兴、杨才德。从事中医临床工作 10 余年，擅长超声引导下小针刀治疗各类肌骨疼痛，射频脉冲治疗各类脊柱相关疼痛、周围神经卡压综合征等，PRP 治疗肩袖损伤、膝关节半月板损伤、髋关节病、各类软组织损伤，穴位埋线治疗功能性便秘、单纯性肥胖等，针灸治疗面瘫、带状疱疹性神经痛、三叉神经痛、面肌痉挛等。

吴琼

学历：硕士研究生。

职称：主治医师。

单位：苏州市第九人民医院。

简介：任中国中医药研究促进会埋线分会理事。师从张正。从事中医临床工作 10 余年。擅长诊治各类肌骨疼痛，应用穴位埋线治疗功能性便秘、慢性腹泻、月经不调、单纯性肥胖等，针灸治疗各类神经系统疾患，运用现代康复技术治疗慢性疼痛等。

吴统玲

学历：本科。

职称：医师。

单位：兰州市安宁区培黎广场社区卫生服务中心。

简介：毕业于甘肃中医药大学。师从杨才德。曾就职于北京中针埋线医学研究院，担任中医适宜技术（埋线针刀治疗术）培训讲师。发表论文1篇，参编《穴位埋线疗法》（编委）。获杨氏微创埋线针刀疗法技能大赛优秀奖，杨氏3A$^+$疗法埋线针刀讲师团"优秀讲师"称号，华夏医之源民间中医特色诊疗"先进个人"称号。

吴伟扬

学历：专科。

职称：副主任医师。

单位：汨罗市中医医院（已退休）。

简介：师从潘仲君、劳绍兴、周晃凡。2018年学习杨才德埋线针刀疗法至今。擅长诊治风湿骨病、呼吸系统疾病、神经系统疾病、心脑血管系统疾病、妇科疾病、肿瘤等。

席世珍

学历：本科。

职称：副主任护师。

单位：河南省洛阳正骨医院（河南省骨科医院）。

简介：全国第一批中医护理骨干人才。现任河南省洛阳正骨医院（河南省骨科医院）颈肩腰腿痛四科护士长。兼任河南省微循环学会骨科分会常务委员。主持河南省中医药专项课题1项，参与在研课题8项。发表论文10余篇。获科技成果奖3项，"洛阳市五一巾帼标兵"称号。

夏武明

学历：本科。

职称：主任医师。

单位：雅安河北医院。

简介：毕业于成都中医药大学。现任雅安河北医院中医科主任。兼任雅安市雨城区政协委员，四川省医院协会医务管理分会理事会理事，雅安职业技术学院兼职教师。从事临床工作20余年，擅长运用穴位埋线等中医适宜技术治疗颈肩腰腿痛、头晕、头痛、鼻炎、肥胖、胃炎等。

线明华

学历：本科。

职称：主治医师。

单位：康乐县人民医院。

简介：现任康乐县人民医院中医管理科副主任。师从王海东。擅长中医辨证论治内科常见病、多发病，尤其擅长运用针刀治疗颈肩腰腿痛，广泛运用灵龟八法、子午流注、烧山火、透天凉针法。参与科研项目1项，发表论文3篇。获"优秀医务工作者""优秀医师""青年岗位能手""优秀党务工作者""优秀共产党员"称号。

向守娟

学历：本科。

职称：主治医师。

单位：达州市中西医结合医院。

简介：任中国中医药研究促进会埋线分会理事，四川省康复医学会阿尔茨海默病与认知障碍康复专业委员会委员，四川省名中医（蒋仕琪）工作室学术经验继承人。发表论文4篇，参编《现代内科疾病诊治与康复医学》（副主编）。

谢程

学历：硕士研究生。

职称：主治医师。

单位：苏州市中西医结合医院。

简介：董氏正经奇穴第五代学术经验传承人，非物质文化遗产代表性项目"少林内劲一指禅"传承人。任中国针灸学会睡眠健康管理专业委员会委员，中国中医药研究促进会埋线分会理事，江苏省中医养生学会针灸推拿保健分会委员，苏州市中医药学会中医适宜技术专业委员会青年委员，苏州市吴中区中医药进军营专家团队成员。师承盛灿若教授、陆飚。主持参与科研项目3项。发表论文6篇。获苏州市吴中区中医经典技能竞赛三等奖。

邢忠

学历：硕士研究生。

职称：副主任医师。

单位：内蒙古自治区中医医院。

简介：任中国中医药研究促进会埋线分会委员，北京中针埋线医学研究院学术部学术带头人，包头市第七批市级非物质文化遗产代表性项目"金氏中医拨经疗法"第五代传承人，内蒙古自治区中医药学会中西医结合风湿病分会青年委员会常务委员、秘书，呼和浩特市医师协会风湿病学医师分会常务委员，呼和浩特市医学会风湿病学分会委员，中国中医药研究促进会黄元御医学流派研究与传承专业委员会委员。擅长运用神经节埋线技术、埋线针刀技术治疗类风湿关节炎、强直性脊柱炎、干燥综合征、银屑病等。获内蒙古自治区"优秀住院医师规范化培训带教老师"称号，全区中医药职工技能比赛中医诊疗个人赛第一名。

熊莲娟

学历：硕士研究生。

职称：主治医师。

单位：重庆市武隆区中医院。

简介：毕业于天津中医药大学。现任重庆市武隆区中医院康复医学科主任。兼任中国中医药研究促进会埋线分会理事，重庆市推拿按摩学会小儿推拿专业委员会委员，重庆市社区与农村卫生协会康复专业委员会委员，重庆市中医药行业协会针灸专业委员会委员，重庆市针灸学会针刀专业委员会常务委员，重庆市针灸专科联盟委员，重庆医科大学附属第一医院、附属第二医院康复专科联盟委员，北京汉章针刀医学研究院重庆学术部常务委员，北京汉章针刀医学研究院重庆学术部武隆分会会长，重庆市康复医学会理事，重庆市针灸学会理事。师从王锡、马建华、杨才德。重庆市第三批中医药专家学术经验继承人，重庆市武隆区名中医陈润林工作室第一届学员，鲁渝健康协作山东省名中医刘维明工作室第一届学员。擅长采用针灸、中药、小针刀、穴位埋线等治疗偏瘫、截瘫、神经损伤、骨折术后、颈椎病、腰椎间盘突出症、肩周炎、骨关节炎、软组织损伤、运动损伤、肥胖症、顽固性面瘫、失眠、面肌痉挛、鼻炎、焦虑症、慢性胃肠炎、慢性支气管炎、免疫力低下等。发表论文5篇，参编《穴位埋线在神经康复中的应用》（副主编）《针刀治疗颈椎病》（编委）《针刀治疗腰腿痛》（编委）。

徐朝荣

学历：本科。

职称：副主任医师。

单位：汉中市中医医院。

简介：毕业于甘肃中医药大学。甘肃省针灸学会穴位注射埋线专业委员会常务委员，陕西省针灸学会适宜技术推广专家，汉中市中医学会针灸专业委员会副主任委员，汉中市中医学会埋线专业委员会副主任委员。师从石学敏、贾成文。擅长应用穴位埋线、小针刀、火针、穴位注射、三伏贴治疗颈肩腰腿痛、脑出血后遗症、面瘫、肥胖症、失眠、月经不调、痛经、黄褐斑及慢性胃炎。参与国家级课题 2 项。发表论文 2 篇。获陕西省卫生厅（现陕西省卫生健康委员会）"505 医德医风先进个人"称号，"汉中市先进工作者"称号。

徐韩洋

学历：本科。

职称：医师。

单位：哈尔滨市道里区榆树镇卫生院。

简介：毕业于黑龙江中医药大学。师从杨才德、孙绪武、李秀华。擅长以穴位埋线为主治疗肥胖症、黄褐斑、颈肩腰腿痛、妇科疾病、过敏性疾病、内科疾病等。参与科研项目 1 项。发表论文 2 篇。参编《埋线在神经康复中的应用》（副主编）。

徐珺

学历：本科。

职称：副主任医师。

单位：苏州高新区人民医院。

简介：苏州市高新区卫生人才紧缺型人才，非物质文化遗产代表性项目"九芝学派"传承人。任中国中医药研究促进会埋线分会理事，苏州抗衰老学会老年康复专业委员会委员，中国康复医学会营养与康复专业委员会委员，苏州中医药学会中医康复专业委员会青年委员，苏州市中西医结合学会康复医学专业委员会委员，苏州市康复医学会吞咽康复专业委员会委员。主持参与科研项目 6 项，获奖 5 项。以第一作者或通讯作者发表论文 8 篇，其中 SCI 论文 5 篇。主编《埋线在神经康复中的应用》，参编《埋线等中医适宜技术治疗过敏性鼻炎》（副主编）《老年全周期管理吞咽障碍规范指南系列丛书》（编委）。获中国中医药研究促进会优秀科技成果奖，中国中医药研究促进会科技进步奖三等奖，中国中医药研究促进会学术成果奖三等奖，苏州市预防医学会优秀论文奖三等奖，苏州市中西医结合学会医学科学技术奖三等奖。

徐维奇

学历：本科。

职称：主治医师。

单位：浏阳市集里街道徐维奇卫生室。

简介：毕业于湖南中医药大学。任中国中医药研究促进会埋线分会常务理事，中国中医药研究促进会中西医结合敏化疗法分会常务理事。师从杨才德。先后学习了龙氏正骨整脊、浮针、毫刃针、小针刀、小圆针、液针刀等中医适宜技术。从事临床工作40余年，擅长应用中药、针灸、埋线针刀等治疗颈椎病、腰椎间盘突出症、肩周炎、膝关节炎、痛风、失眠、高血压、高脂血症、糖尿病、冠心病、鼻炎、慢性咽炎、支气管哮喘等。获"中国中医中药认证中心全国优秀医生"称号。

宣晓红

学历： 硕士研究生。

职称： 医师。

单位： 北京大学第一医院太原医院。

简介： 毕业于山西中医药大学。擅长治疗颈肩腰腿痛、带状疱疹后遗神经痛、面瘫、中风后遗症及各类腹胀、腹痛、腹泻、便秘等消化系统疾病。参与课题1项。发表论文1篇。参编《李晶学术经验集》。

薛改枝

学历： 硕士研究生。

职称： 副主任医师。

单位： 达拉特旗人民医院。

简介： 毕业于内蒙古医科大学。擅长诊治颈椎病、腰椎间盘突出症、膝关节炎、消化系统疾病、呼吸系统疾病及各种皮肤病、女性月经不调等。

闫爱华

学历： 本科。

职称： 医师。

单位： 中卫市沙坡头区镇罗镇胜金村卫生室。

简介： 毕业于宁夏医科大学。现任中卫市沙坡头区镇罗镇胜金村卫生室负责人。兼任北京中针埋线医学研究院学术部学术带头人。师从杨才德。从事中医临床工作30余年，擅长运用埋线治疗颈椎病、腰椎间盘突出症、肩周炎、膝关节炎、痛风等疼痛类疾病，以及失眠、肺结节、高血压、高脂血症、糖尿病、冠心病、鼻炎、慢性咽炎、支气管哮喘等。

闫军会

学历： 本科。

职称： 医师。

单位： 河南中医药大学第一附属医院。

简介： 河南省中西医结合学会免疫学分会委员，北京中针埋线医学研究院学术部学术带头人。师从杨才德教授。擅长运用埋线针刀治疗强直性脊柱炎、类风湿关节炎、颈肩腰腿痛等。参编《中医穴位埋线疗法秘单验方金典》（副主编）。

闫平东

学历：本科。

职称：主治医师。

单位：杭州市享爱健康管理有限公司。

简介：现任杭州市享爱健康管理有限公司总经理。兼任中国中医药研究促进会埋线分会理事，中国医药学教育协会石家庄埋线医学培训基地副主任，北京百膏堂中医药研究院中医专家。师从单顺。从医20余年，擅长应用穴位埋线督脉通贯治疗癫痫、中风后遗症、颈椎病、腰椎间盘突出症、甲状腺结节、强直性脊柱炎、不孕症、牛皮癣、荨麻疹、皮肤瘙痒症、糖尿病。

严丽萍

学历：本科。

职称：副主任中医师。

单位：常熟市辛庄人民医院。

简介：中国中医药研究促进会埋线分会理事，中国中医药研究促进会灸疗技术产业合作共同体理事，中国中医药信息研究会中医临床药学分会理事，常熟市中医学会中医适宜技术推广指导专业委员会委员和治未病科专业委员会委员。师从熊秀萍。擅长针药结合治疗呼吸系统疾病、脾胃肝胆系统疾病、睡眠障碍、头晕、头痛等，应用埋线治疗三叉神经痛及颈肩腰腿痛，运用循经摸骨手法结合针刀治疗经络病等。参与课题2项。发表论文3篇。获"江苏省中医基层骨干"称号，"苏州市中医基层骨干"称号。

严善斌

学历：本科。

职称：主治医师。

单位：严善斌卫生室。

简介：任北京中针埋线医学研究院学术部委员。师从杨才德。从事中医临床工作30余年，擅长运用针灸、推拿、穴位埋线、宫氏脑针等治疗偏瘫、面瘫、面肌痉挛、颈椎病、腰椎间盘突出症、足跟疼痛、腱鞘炎、头痛、头晕、失眠、慢性鼻炎、肺气肿、慢性胃炎、慢性结肠炎、静脉曲张等。获北京宫氏脑针疗法高研班"优秀学员"称号。

杨朝生

学历：本科。

职称：主治医师。

单位：甘南多麦中藏医康复保健医院。

简介：毕业于甘肃中医药大学。现任甘南多麦中藏医康复保健医院院长。兼任甘南藏族自治州医养结合促进会会长，甘南藏族自治州藏医药学会第四届常务理事会副秘书长、常务理事，甘肃省康复医疗联合体理事会理事，甘肃省康复医学会暨残疾人康复学会康复医学质量控制专业委员会委员，中国民族医药协会健康科普分会常务理事，甘肃省健康管理研究会特膳食品专业委员会副主任委员。师从杨才德。从事中藏医临床工作20余年，擅长应用中藏药、穴位埋线治疗各类疑难杂症，尤其对慢性胃炎、胆囊炎及类风湿疾病有丰富的治疗经验。

杨发兰

学历：本科。

职称：主治医师。

单位：临夏回族自治州杨发兰诊所。

简介：任甘肃省针灸学会理事，临夏回族自治州针灸学会副主任委员。从事针灸临床工作10余年，擅长运用穴位埋线、针灸、针刀等治疗周围性面神经麻痹、颈椎病、肩周炎、腰痛、膝关节炎及多种软组织损伤，运用神经阻滞等疗法治疗颈源性头痛、带状疱疹后遗神经痛、臂丛神经痛及继发性坐骨神经痛等。

杨光锋

学历：本科。

职称：主任医师。

单位：枣阳厚德康复医院。

简介：毕业于湖北中医药大学。现任枣阳厚德康复医院院长。兼任世界中医药学会联合会疼痛康复专业委员会常务理事，中华中医药学会脊柱微创专家委员会委员，中国中医药研究促进会埋线分会常务理事，中国民间中医药研究开发协会副会长，中国针灸学会微创针刀专业委员会委员，《中华现代中医学杂志》专家委员会常务编委，襄阳市中医药协会第一、第二届副主任委员。师从石学敏。擅长运用穴位埋线治疗颈椎病、腰椎间盘突出症、关节炎、慢性胃炎、功能性消化不良、便秘等，以及改善内分泌失调情况。作为枣阳厚德康复医院院长，积极推动埋线技术的交流与发展，举办多次穴位埋线培训班，参与培训的医务人员近千人次。枣阳厚德康复医院在2022年被北京中针埋线医学研究院全国埋线针刀专业委员会授牌成立"全国埋线临床示范基地"。主持科研项目1项。参编《埋线等中医适宜技术治疗过敏性鼻炎》（副主编）《埋线针刀技术操作安全指南》（副主编）《中医医术确有专长——穴位埋线（长效针灸）优势病种专家共识》（编委）《针刀医学临床研究》（编委）《关节强直针刀治疗与康复》（副主编）《针刀医学临床诊疗与操作规范》（编委）《针刀治疗头颈部疾病》（副主编）。获第四届全国埋线传承创新技能大赛梯队人才组优秀奖，中国中医药研究促进会科技进步奖三等奖。

杨虎军

学历：本科。

职称：医师。

单位：临洮县杨虎军诊所。

简介：师从杨才德。从事临床工作20余年，擅长运用针灸、穴位埋线、火针治疗颈椎病、落枕、肩周炎、肱骨外上髁炎、肘关节损伤、网球肘、腕关节扭伤、踝关节扭伤、腱鞘炎、腰肌劳损、急性腰扭伤、腰椎横突综合征、腰椎间盘突出症、坐骨神经痛、退行性膝关节炎、骨关节炎、类风湿关节炎等。

杨科

学历：本科。

职称：主治医师。

单位：同心县中医医院。

简介：毕业于宁夏医科大学。现任同心县中医医院康复医学科主任。兼任中国中医药研究促进会埋线分会委员，宁夏康复医学会重症康复专业委员会委员，宁夏卒中学会卒中与眩晕分会委员。师从杨才德，多次参加全国性埋线针刀会议并进行学术交流。从事中医临床工作10余年，擅长运用针刺、中药、推拿、督灸、平衡针、放血疗法、穴位贴敷疗法、穴位埋线、软组织封闭、内热针、小针刀、臭氧、PRP技术、物理治疗、作业治疗等治疗颈肩腰腿痛及内科杂病等。发表论文3篇。参编《埋线在神经康复中的应用》（副主编）。

杨树峰

学历：本科。

职称：主治医师。

单位：乌鲁木齐市高新区（新市区）石油新村商运司卫生站。

简介：毕业于新疆医科大学。现任乌鲁木齐市高新区（新市区）石油新村商运司卫生站站长。师从杨才德。从事临床工作 10 余年，擅长运用针灸、中药、埋线针刀微创疗法治疗颈椎病、腰椎间盘突出症、肩周炎、膝关节炎、骨质增生、足跟痛、骨质疏松症、手足腱鞘炎、慢性疲劳综合征、高血压、糖尿病、甲状腺功能减退症、更年期综合征等。

杨帅

学历：专科。

职称：主治医师。

单位：松鹤堂疼痛正骨门诊。

简介：宋医流派筋骨医学信字班第三代传承人，针刀医学第二代传承人，非物质文化遗产代表性项目"新九针"传承人，非物质文化遗产代表性项目"少林正骨"传承人。任中国中医药研究促进会埋线分会常务理事，北京中针埋线医学研究院学术部学术带头人，北京中针埋线医学研究院导师团高级讲师。师从杨才德、吴汉卿、何天有、王燮荣。擅长应用多元疗法治疗颈肩腰腿痛等各类运动损伤疾病等。

杨晓明

学历：本科。

职称：主治医师。

单位：西安高陵杨晓明中医诊所。

简介：毕业于陕西中医药大学。任北京中针埋线医学研究院学术部学术带头人及埋线针刀疗法导师团高级讲师。师从杨才德，先后在沈阳、宝鸡、西安等地医院进修学习。从事中医临床工作近 20 年，擅长治疗颈肩腰腿痛、类风湿关节炎、股骨头坏死、偏头痛、三叉神经痛、脑梗死后遗症、带状疱疹、面瘫、面肌痉挛、眩晕、失眠、痤疮、荨麻疹、鼻炎、哮喘、慢性支气管炎、慢性胃肠道疾病、便秘、痛经、闭经、乳腺疾病、不孕症、性功能障碍、前列腺疾病、甲状腺疾病等。获首届全国穴位埋线技术能手大赛二等奖。

杨学栋

学历：本科。

职称：主治医师。

单位：肃南裕固族自治县皇城镇中心卫生院。

简介：现任肃南裕固族自治县皇城镇中心卫生院副院长兼中医科负责人。兼任甘肃省针灸学会穴位注射埋线专业委员会委员，中国中医药研究促进会常务理事，张掖市医疗保障局专家库专家，北京中针埋线医学研究院学术部学术带头人。从事中医临床工作 20 余年，擅长风湿性关节炎及内科杂病的临床诊疗，尤其在应用埋线针刀治疗疼痛类疾病方面有丰富的经验。2017 年被甘肃省卫生和计划生育委员会（现甘肃省卫生健康委员会）、甘肃省人力资源和社会保障厅授予"甘肃省优秀基层医务工作者"称号，2020 年被肃南裕固族自治县卫生健康局授予"优秀卫生健康工作者"称号，2021 年被肃南裕固族自治县人民政府授予"优秀医师"称号，2024 年被肃南裕固族自治县卫生健康局授予"优秀医务工作者"称号。

杨雪

学历：本科。

职称：主治医师。

单位：莫力达瓦达斡尔族自治旗中蒙医院。

简介：任中国中医药研究促进会埋线分会理事。师从杨才德。擅长应用穴位埋线治疗肥胖症、黄褐斑、颈肩腰腿痛、妇科疾病、过敏性疾病、内科杂病等。参与省级科研项目 1 项。获 2017 年全旗中医临床技能竞赛团体二等奖，2020 年呼伦贝尔市中医职工职业技能竞赛中医内科组团体三等奖。

杨燕

学历：硕士研究生。

职称：主治医师。

单位：北京中医药大学东直门医院洛阳医院（洛阳市中医院）。

简介：河南省针灸学会第四届疼痛专业委员会委员，河南省针灸学会第二届刺法灸法专业委员会委员，洛阳市中医医疗机构中医技术（推拿、刮痧类）质量控制中心专家委员会委员，洛阳市中医医疗机构中医技术（灸类、拔罐类）质量控制中心专家委员会委员。主持参与科研项目 3 项，获奖 1 项。发表论文 3 篇，参编《针灸临床适宜技术》（编委）。

杨泱

学历：本科。

职称：主治医师。

单位：西安交通大学第一附属医院榆林医院。

简介：现任西安交通大学第一附属医院榆林医院针灸理疗科主任。兼任中国中医药研究促进会埋线分会理事，中国中医药信息学会疼痛分会理事，中国针灸学会耳穴诊治专业委员会委员，中国针灸学会盆底功能障碍专业委员会委员，中华中医药学会针刀医学分会青年委员，国家远程医疗与互联网医学中心超声可视化针刀微创技术委员会青年委员。擅长超声引导下神经节埋线针刀治疗。参与科研项目2项。参编《龙虎五刺埋线疗法》（副主编）《埋线在神经康复中的应用》（编委）。

杨永兵

学历：本科。

职称：主治医师。

单位：嘉峪关市杨永兵中医诊所。

简介：毕业于甘肃中医药大学。任中国中医药研究促进会埋线分会理事，全国埋线针刀专业委员会常务理事，甘肃省针灸学会穴位注射埋线专业委员会常务委员。师从杨才德。从事中医临床工作20余年，擅长用穴位埋线疗法治疗颈椎病、腰椎间盘突出症、过敏性鼻炎、慢性咽炎、哮喘、肩周炎、膝关节炎、失眠等。

杨永顺

学历：专科。

职称：执业医师。

单位：甘南藏族自治州卓尼县社区医院。

简介：毕业于定西市卫生学校。任甘肃省针灸学会穴位注射埋线专业委员会委员，北京中针埋线医学研究院学术部学术带头人。师从杨才德、裴正学。擅长应用埋线针刀配合中药治疗颈肩腰腿痛、风湿性关节炎、类风湿关节炎、皮肤病、妇科病等。

杨政敏

学历：专科。

职称：副主任医师。

单位：澜沧拉祜族自治县第一人民医院。

简介：毕业于昆明医科大学。师从杨才德。从事中医临床工作30余年，擅长应用埋线治疗颈椎病、腰椎间盘突出症、肩周炎、膝关节炎、痛风、失眠、肺结节、高血压、高脂血症、糖尿病、冠心病、鼻炎、慢性咽炎、支气管哮喘等疾病。

姚保平

学历：本科。

职称：副主任医师。

单位：成县人民医院。

简介：陇南市第四批领军人才。现任成县人民医院骨科病区主任。兼任中国民族医药学会疼痛分会青年委员会常务委员，中国民族卫生协会卫生健康技术推广专家委员会委员，全国卫生产业企业管理协会骨科分会第一届委员会委员，甘肃省医学会脊柱外科专业委员会委员，甘肃省医师协会脊柱微创专业委员会委员，甘肃省医师协会关节外科专业委员会委员，甘肃省中西医结合学会创伤骨科专业委员会常务委员，甘肃省中西医结合学会脊柱微创专业委员会委员，甘肃省老年医学学会骨质疏松专业委员会委员，甘肃省中西医结合学会骨质疏松专业委员会委员，甘肃省创伤救治联盟第一届专业委员会委员，甘肃省医师协会急诊医师分会第一届委员会创伤专业委员会委员，甘肃省医师协会创伤外科分会委员会委员，陇南市医学会骨科专业委员会委员。参与科研项目2项。参编著作2部。获第四届甘肃省院前医疗急救技能大赛优秀选手奖，甘肃省创伤外科（骨盆专项）急救技能大赛个人二等奖，"甘肃省职工技能大赛优秀选手"称号，"成县卫生健康系统优秀共产党员"称号。

姚理石

学历：专科。

职称：副主任医师。

单位：临猗县中医医院。

简介：毕业于山西中医药大学。任中国中医药研究促进会埋线分会常务理事，山西省针灸学会常务理事，山西省运城市中医学会理事。从医30余年，擅长应用针灸、穴位贴敷、穴位埋线、食疗药茶等治疗疑难杂症，在中西医结合治疗心脑血管疾病方面有较深造诣。

于骊纤

学历：本科。

职称：医师。

单位：太原市圣艾医疗集团综合门诊部。

简介：毕业于山西中医药大学。任中国中医药研究促进会埋线分会理事。师从杨才德。擅长运用针灸、穴位埋线、推拿等中医适宜技术，针药并施治疗儿科、妇科常见病及多发病，对肺系疾病如鼻炎、哮喘等疾病的治疗颇具经验。

于璐璐

学历：硕士研究生。

职称：主治医师。

单位：北京大学第一医院太原医院。

简介：擅长应用六经辨证法，采用各种中医适宜技术治疗骨关节炎、颈肩腰腿痛、痛风及三叉神经痛等疼痛性疾病，带状疱疹、荨麻疹、湿疹等皮肤病，纳差、腹胀、腹痛、腹泻等消化系统疾病，月经不调、带下及痛经等妇科疾病。获第五届全国埋线传承创新技能大赛个人二等奖及团体优秀奖，北京大学第一医院太原医院健康科普宣讲大赛二等奖。

余清华

学历：硕士研究生。

职称：主治医师。

单位：苏州高新区中医医院。

简介：参与科研课题6项。发表论文15篇，参编《埋线等中医适宜技术治疗过敏性鼻炎》（编委）《龙虎五刺埋线疗法》（副主编）《埋线在神经康复中的应用》（副主编）《中华肛肠病学诊疗进展》（编委）。获第五届全国埋线传承创新技能大赛二等奖。

余涛

学历：本科。

职称：医师。

单位：龙山堂风湿病研究院。

简介：毕业于甘肃省中医学校（现甘肃卫生职业学院）。师从杨才德。擅长应用针灸、埋线、正骨治疗风湿病、皮肤病、颈肩腰腿痛、妇科病、过敏性疾病等。

余新宇

学历：中专。

职称：助理医师。

单位：余新宇卫生室。

简介：现任余新宇卫生室负责人。兼任北京中针埋线医学研究院学术部学术带头人。师从杨才德。从事中医临床工作20余年，擅长运用经方、针灸、埋线针刀治疗颈椎病、腰椎间盘突出症、肩周炎、膝关节炎、中风后遗症、风湿性关节炎、鼻炎等。

张春龙

学历：硕士研究生。

职称：副主任医师。

单位：山西省针灸医院。

简介：山西省"三晋英才"支持计划青年优秀人才。现任山西省针灸医院针灸八科主任。兼任北京中针埋线医学研究院学术部学术带头人。师从王世民、杨才德。擅长应用埋线治疗肥胖症、面瘫、过敏性鼻炎等。

张大军

学历：本科。

职称：副主任医师。

单位：北京中针埋线医学研究院。

简介：任北京中针埋线医学研究院学术部学术带头人。师从杨才德。从事外科临床工作 20 余年，擅长腹腔镜胆囊切除、阑尾切除、疝修补术等微创手术。

张恩强

学历：本科。

职称：主治医师。

单位：张恩强诊所。

简介：张恩强诊所、贝安诊所创始人。任中华中医药学会宫氏脑针分会常务理事。师从杨才德。临床工作 30 余年，曾先后多次参加全国基层中医适宜技术高峰论坛。擅长采用中西医结合、内病外治方法治疗内科、妇科、儿科的常见病、多发病，以及各种慢性病及顽固性疑难杂症。

张革萍

学历：本科。

职称：副主任医师。

单位：延安大学附属医院。

简介：陕西省产业工匠人才。任陕西省针灸学会埋线专业委员会副主任委员，陕西省中医药科技开发研究会针灸专业委员会副主任委员，世界针灸学会联合会国医大师中医针灸传承基地中国针灸埋线联盟责任人、专家委员，陕西省针灸学会针药结合专业委员会委员，陕西省中西医结合学会儿科专业委员会委员。擅长应用埋线治疗肥胖症、颈腰椎间盘突出症、膝关节疼痛、腱鞘炎、慢性萎缩性胃炎、慢性功能性胃肠炎、支气管哮喘、慢性阻塞性肺疾病、面瘫及面瘫后遗症、不孕不育等。

张国库

学历：本科。

职称：医师。

简介：毕业于甘肃中医药大学。出身于中医世家，自幼跟随其父学习中医，后师从杨才德学习穴位埋线疗法。擅长应用穴位埋线治疗肥胖症、黄褐斑、颈肩腰腿痛、妇科疾病、过敏性疾病、内科杂病等。

张海强

学历：本科。

职称：主治医师。

单位：曲周县万城中医馆。

简介：毕业于河北医科大学。任中国传统医学研究会风湿病研究所研究员，北京名医名方特邀研究员。获专利6项，临床工作20余年。擅长应用穴位埋线、截根疗法、中医正骨、中药外敷治疗颈椎病、腰椎间盘突出症等疾病。《穴位埋线治疗腰椎间盘突出症》一文获优秀论文奖一等奖，《穴位埋线治疗结肠炎》一文获优秀论文奖。

张红年

学历：本科。

职称：主治医师。

单位：大同市云州区人民医院。

简介：任北京中针埋线医学研究院专家委员会委员，甘肃省针灸学会穴位注射埋线专业委员会委员，北京中针埋线医学研究院高级讲师。师从杨才德。曾多次参加全国性埋线针刀针灸会议并进行学术交流。擅长诊治颈肩腰腿痛等疼痛类疾病，以及各类疑难疾病。参编《星状神经节埋线治百病》（编委）《埋线针刀治疗学》（编委）。

张华萍

学历：本科。

职称：主治医师。

单位：枣阳市琚湾镇中心卫生院。

简介：湖北省时珍工程基层中医药优秀人才。任中国中医药研究促进会埋线分会常务理事，襄阳市中医药协会名老中医药专家工作委员会委员。擅长运用针灸推拿、针刀松解、穴位埋线、射频消融等治疗颈椎病、颈性眩晕、腰椎间盘突出症、粘连性肩关节囊炎、网球肘、膝骨性关节炎、面瘫、慢性胃炎等。

张会财

学历：本科。

职称：副主任医师。

单位：舟曲县中藏医院。

简介：现任舟曲县中藏医院院长兼党委书记。兼任北京中针埋线医学研究院专家委员会委员，甘肃省中医药学会糖尿病专业委员会副主任委员。师从杨才德、郭相华。

能独立完成普外科常见手术，对常见的肝胆疾病和胃肠疾病的外科治疗有丰富的经验，在唇裂修补、各种疝修补、包皮环切等整形手术方面具有较深造诣，善于运用中医药治疗普外科疑难杂症，熟练应用针灸、刮痧、拔罐、穴位埋线、小针刀、水针刀、火针、手骨全息疗法等20余项中医适宜技术治疗风湿性关节炎、类风湿关节炎、颈肩腰腿痛及过敏性鼻炎。

张进财

学历：专科。

职称：主治医师。

单位：海东市互助土族自治县南门峡镇尕寺加村第二卫生室。

简介：现任海东市互助土族自治县南门峡镇尕寺加村第二卫生室负责人。兼任北京中针埋线医学研究院专家委员会委员。师从杨才德。从事中医内科临床工作30余年，擅长运用经方、针灸、埋线针刀治疗颈椎病、腰椎间盘突出症、肩周炎、膝关节炎等疼痛类疾病，以及呼吸系统疾病、消化系统疾病、心脑血管系统疾病及内分泌系统疾病等。获首届全国穴位埋线技术能手大赛三等奖，中俄"一带一路"国际中医药发展论坛大会"优秀访问学者"称号，中俄"一带一路"国际中医药发展论坛大会"优秀助教老师"称号。

张军

学历：本科。

职称：副主任医师。

单位：托克托县中蒙医医院。

简介：毕业于内蒙古医科大学。任中国中医药研究促进会埋线分会理事，中国民族医药学会理事，内蒙古自治区中医药学会针灸学分会委员。曾在北京大学人民医院进修，后跟随杨才德学习埋线针刀技术。擅长应用针灸埋线针刀治疗中风后遗症、面瘫、脑瘫、失语、动眼神经麻痹、三叉神经痛、小儿弱视、偏头痛、失眠、带状疱疹、颈肩腰腿痛、耳石症、过敏性鼻炎、呃逆、肥胖症、产后尿潴留、痛经、戒断综合征等。

张理德

学历：本科。

职称：主任医师。

单位：甘南州人民医院。

简介：北京中医药大学"西部之光"访问学者。毕业于甘肃省中医学校（现甘肃卫生职业学院）。师从何天有。擅长针药结合治疗中医内科和男科常见病及疑难杂症。参编《实用中医内科学》。获"甘南藏族自治州优秀医师"称号。

张马强

学历：本科。

职称：医师。

单位：礼县洮坪镇中心卫生院。

简介：现任礼县洮坪镇中心卫生院院长。兼任中国中医药研究促进会埋线分会理事，甘肃省针灸学会穴位注射埋线专业委员会委员。师从杨才德。熟练掌握线体对折旋转埋线术、手卡指压式星状神经节埋线术、三点一线式蝶腭神经节埋线术、推寰循经式迷走神经埋线术，创建本院全国埋线临床示范基地。

张鹏

学历：本科。

职称：副主任医师。

单位：中核五〇四医院。

简介：现任中核五〇四医院中西医结合疼痛科负责人及学术带头人。兼任中华中医药学会疼痛学分会委员，中国医药教育协会针刀医学专业委员会委员，世界中医药学会联合会针刀专业委员会常务理事，中国民族医药学会疼痛分会青年委员会常务委员，中华针刀医师学会副主任委员，甘肃省中医药学会疼痛学专业委员会常务委员，甘肃省中医药学会针刀专业委员会委员，中国中医药研究促进会埋线分会理事。从事临床工作 20 余年。2016 年率先在兰州市西固区开展椎间盘微创介入手术（椎间盘射频消融术、臭氧消融术、胶原酶溶解术）、周围神经射频调控镇痛术。擅长采用中药、针灸、小针刀、埋线、手法整脊、神经阻滞、微创介入手术等治疗颈肩腰腿痛、骨性关节炎、腕管综合征、肢体麻木、椎间盘突出症、椎管狭窄、面瘫、面肌痉挛、耳石症、头痛、头晕、失眠、三叉神经痛、带状疱疹后遗神经痛等。主持并完成院级科研项目 5 项，荣获一等奖 1 次，二等奖 2 次，三等奖 2 次。发表论文 3 篇。2023 年获"西固区优秀医师"称号。

张萍

学历：硕士研究生。

职称：副主任医师。

单位：宁夏医科大学附属中医医院。

简介：第一批粤宁优秀中医临床人才，塞上非遗埋线代表性人物，杨甲三学术经验传承人。毕业于成都中医药大学。任宁夏中医药学会风湿骨病专业委员会副主委，中国中医药信息学会科技创新与成果转化分会常务理事，宁夏区域中医（针灸）专科联盟理事，宁夏中医药学会骨伤专业委员会委员。擅长应用针灸治疗颈肩腰腿痛、筋伤劳损类疾病、关节退行性病变等，以及面瘫、带状疱疹后遗神经痛等。参与国家自然科学基金项目2项，宁夏回族自治区科技惠民项目1项，主持宁夏医科大学校级科研项目2项。发表论文5篇。获全国针灸推拿临床技能大赛教师组个人三等奖，院内新技术新业务评比三等奖，"宁夏医科大学优秀教师"称号，"宁夏医科大学优秀共产党员"称号。

张钦淼

学历：本科。

职称：医师。

单位：襄城县人民医院。

简介：全国基层名老中医戴国和学术经验传承人。现任襄城县人民医院疼痛科负责人。师从杨才德。擅长运用针、药、正骨等中医综合疗法结合现代医学"医－健－心"模式治疗循环系统疾病、脊柱关节疾病、消化系统疾病、呼吸系统疾病、内分泌系统疾病、神经系统疾病、泌尿生殖系统疾病、免疫系统疾病、精神心理性疾病等。

张庆

学历：本科。

职称：主治医师。

单位：中江县人民医院。

简介：任中国中医药研究促进会埋线分会常务理事，四川省医院协会县级医院健康传播专业委员会常务委员。从事临床康复工作10余年，对常见病的康复治疗有丰富的经验。注重将穴位埋线与现代康复理念相结合，为患者制订个性化的治疗方案。发表论文1篇。参编《埋线等中医适宜技术治疗过敏性鼻炎》（编委）。

张全花

学历：专科。

职称：医师。

单位：北京爱育华医院。

简介：毕业于北京中医药大学。师从杨才德、王立新。熟练掌握线体对折旋转埋线术、手卡指压式星状神经节埋线术、三点一线式蝶腭神经节埋线术、推寰循经式迷走神经埋线术。擅长应用穴位埋线治疗骨科疼痛类疾病、妇科疾病、过敏性疾病、内科杂病等。

张汝宾

学历：本科。

职称：医师、药师。

单位：菏泽市牡丹区吴店镇刘北斗卫生室。

简介：现任菏泽市牡丹区吴店镇刘北斗卫生室负责人。毕业于山东中医药大学。跟随杨才德学习埋线针刀疗法。从事中医临床工作20余年，擅长运用经方、中医微创技术治疗颈椎病、腰椎间盘突出症、肩周炎、膝关节炎、跟痛症、失眠、哮喘、癫痫、头痛、眩晕、鼻炎、痛经、乳腺增生、中风语言障碍、中耳炎、咽炎、痤疮、黄褐斑、面瘫、不孕不育等。

张瑞

学历：本科。

职称：医师。

单位：宁夏医科大学附属中医医院。

简介：毕业于北京中医药大学东方学院。擅长应用针灸、小针刀、放血、穴位埋线等中医适宜技术结合中药治疗颈椎病、腰椎间盘突出症、肩周炎、膝骨性关节炎、腱鞘炎、面神经炎、带状疱疹后遗神经痛、肥胖症等。

张新文

学历：专科。

职称：医师。

单位：东乡张新文中医综合诊所。

简介：现任东乡张新文中医综合诊所负责人。毕业于江西中医药高等专科学校。师从杨才德。从事中医临床工作30余年，擅长应用埋线治疗颈椎病、腰椎间盘突出症、肩周炎、膝关节炎、痛风、失眠、高血压、高脂血症、糖尿病、冠心病、鼻炎、慢性咽炎、支气管哮喘等。

张亚峰

学历：本科。

职称：康复治疗师。

单位：焦作市中医院。

简介：任河南省体育科学学会运动康复与运动防护分会委员，首届河南省运动防护师。擅长运用埋线技术进行非侵入性康复治疗，对局部淤青、肿胀（非侵入性淋巴回流手法治疗）及过敏反应的缓解进行康复治疗。

张玉忠

学历：本科。

职称：主任医师。

单位：宕昌县城关镇卫生院。

简介：宕昌县名中医。现任中共宕昌县基层医疗机构第三联合党支部书记、宕昌县城关镇卫生院院长。兼任中国中医药研究促进会埋线分会常务理事，中国中医药研究促进会埋线分会青年委员会副主任委员，全国埋线针刀专业委员会常务理事，甘肃省针灸学会穴位注射埋线专业委员会副主任委员，北京中针埋线医学研究院经络调衡术导师团高级讲师，北京中针埋线医学研究院学术部学术带头人，北京中针埋线医学研究院学术委员会常务委员，北京中医慢性病防治产业发展促进会针刀埋线专业委员会陇南市埋线分会会长，何氏灸法学术流派甘肃理事会常务理事，甘肃省五级中医师承教育继承人，宕昌县儿科工作站专家。组建成立陇南市穴位埋线专业委员会，创建甘肃省穴位埋线临床示范基地。师从石学敏、李佃贵、何天有、杨才德。擅长应用针灸、穴位埋线等中医药适宜技术治疗临床各科常见病、多发病，尤其擅长分层浅刺埋线术。主持或参与科研项目6项，其中获奖3项。发表论文30余篇，参编《埋线针刀治疗学》（编委）《埋线针刀技术操作安全指南》（副主编）《星状神经节埋线治百病》（副主编）《埋线等中医适宜技术治疗过敏性鼻炎》（副主编）《埋线针刀百问百答》（编委）。获甘肃省针灸学会优秀论文奖，甘肃省针灸学会穴位埋线学术年会优秀论文奖，第九届全国微创穴位埋线疗法经验交流大会优秀论文奖二等奖，2019年度中国中医药研究促进会科学技术进步奖二等奖，2020年度中国中医药研究促进会科学技术进步奖二等奖，2023年度中国中医药研究促进会科学技术进步奖三等奖，中国中医药研究促进会暨第十一届全国埋线疗法经验交流大会优秀论文奖二等奖，第三届全国穴位埋线技术能手大赛裁判组三等奖，"甘肃省优秀医师"称号，"陇南市优秀医师"称号。

张志宏

学历：本科。

职称：主治医师。

单位：兰州市西固区中医医院。

简介：现任针灸推拿科主任。兼任甘肃省针灸学会穴位埋线专业委员会常务委员。师从何天有、杨才德、张侬、吴正中。从事临床工作近30年，突出针法、灸法、手法、中药联合应用，擅长治疗面神经麻痹、脑梗死、脑出血后遗症、颈椎病、腰椎间盘突出症、神经性耳鸣、耳聋。获"甘肃省医德医风先进个人""兰州好人"称号。

赵尔杰

学历：本科。

职称：主治医师。

单位：靖远县大芦镇中心卫生院。

简介：毕业于甘肃中医药大学。师从杨才德。从事临床工作20余年，擅长应用针刺、拔罐、推拿、艾灸、梅花针、放血疗法、小针刀、埋线针刀、拨针、刺骨术等中医适宜技术治疗面瘫、颈椎病、腰椎间盘突出症、肩周炎、膝骨性关节炎、狭窄性腱鞘炎、痤疮、荨麻疹等。获"白银市优秀基层医师"称号。

赵光灿

学历：本科。

职称：主任医师。

单位：牡丹江市中医医院。

简介：现任牡丹江市中医医院康复医学科主任。兼任中国康复医学会意识障碍康复专业委员会委员，黑龙江省针灸学会特殊针法专业委员会委员，黑龙江省老年医学学会第一届康复专业委员会副主任委员，黑龙江省康复医学会中医康复专业委员会常务委员，黑龙江省龙江医派研究会理事，黑龙江中医药学会第一届穴位埋线疗法分会常务委员。从事中医、针灸、康复临床工作20余年，擅长运用针刺、火针、浮针、艾灸、拔罐、皮肤针、穴位注射、穴位埋线、刮痧、推拿等中医适宜技术结合现代整体康复理念治疗痛症、神经系统疾病等，对脑卒中、颅脑损伤、脊髓损伤等中枢神经系统疾患造成的瘫痪、言语障碍、吞咽障碍、认知障碍，以及颈椎病、腰椎间盘突出症、肩周炎、各种软组织损伤、骨折和创伤、带状疱疹、面瘫及内科常见疾病的康复有丰富的临床诊疗经验。

赵国庆

学历：本科。

职称：主治医师。

单位：濉溪县人民医院徐楼分院。

简介：毕业于安徽中医药大学。现任濉溪县人民医院徐楼分院副院长。兼任安徽省全科医师协会第一届浮针医学分会理事，安徽省中医药学会浮针医学分会委员。擅长运用针灸、针刀、穴位埋线、浮针等治疗颈椎病、腰椎间盘突出症、肩周炎、膝关节炎、面瘫、偏瘫、三叉神经痛、鼻炎、失眠、抑郁症及各种慢性软组织损伤疼痛等。

获"濉溪县最美医生"称号。

赵建建

学历：本科。

职称：医师。

单位：天水华康中医康复医院。

简介：毕业于湖南中医药大学。任中国中医药研究促进会埋线分会理事。擅长运用穴位埋线、小针刀、双刃针刀、内热针、骶管注射及整脊手法、中医正骨、针灸等治疗颈腰椎疾患、肩周炎、腱鞘炎、风湿性关节炎、慢性胃炎、肠炎、便秘、感冒、咳嗽、肺炎、更年期综合征、失眠、焦虑症、抑郁症、疲劳综合征等。获"天水市麦积区优秀医师"称号。

赵金荣

学历：硕士研究生。

职称：副主任医师。

单位：苏州高新区人民医院。

简介：苏州市高新区卫生人才紧缺型人才。现任苏州高新区人民医院中医康复科科研秘书。兼任中国中医药研究促进会埋线分会理事、副秘书长，苏州市中西医结合学会运动医学专业委员会青年委员，苏州中医药学会治未病专业委员会委员。拥有专利1项。主持参与科研项目14项，获奖5项。发表论文15篇，主编《龙虎五刺埋线疗法》，参编《埋线等中医适宜技术治疗过敏性鼻炎》（副主编）《老年吞咽功能障碍全周期康复指南与临床实践》（编委）《中华肛肠病学诊疗进展》（编委）。举办区域内穴位埋线培训班10余次，参与榆林市穴位埋线推广活动1次。获苏州市中西医结合学会医学科学奖三等奖，苏州市预防医学会优秀论文奖三等奖，中国中医药研究促进会优秀学术成果奖，中国中医药研究促进会学术成果奖三等奖，"榆林市青年岗位能手"称号。

折起富

学历：本科。

职称：副主任医师。

单位：岷县寺沟卫生院。

简介：毕业于甘肃中医药大学。现任岷县寺沟卫生院门诊部主任。师从杨才德。从事临床工作10余年，擅长应用埋线针刀、射频消融、浮针等技术治疗颈肩腰腿痛、中风、高血压、过敏性鼻炎、糖尿病、痔疮、带状疱疹、痤疮、腱鞘炎等常见病、多发病。

郑明中

学历：本科。

职称：医师。

单位：山丹县同和医院。

简介：毕业于甘肃中医药大学。任北京中针埋线医学研究院学术部专家，甘肃省针灸学会穴位注射埋线专业委员会委员。师从杨才德，学习埋线针刀疗法10余年，并长期致力于埋线针刀技术的研究。从事临床工作20余年，擅长运用埋线针刀疗法治疗颈椎病、肩周炎、腰椎间盘突出症、膝关节炎等，以针刺、正骨、推拿、刮痧、拔罐、艾灸等多种方法综合调理多种亚健康问题，尤其对疼痛类疾病及中风、偏瘫、面神经麻痹、鼻炎、痔疮等有独特治疗方案。

郑映华

学历：本科。

职称：主治医师。

单位：莆田市荔城区郑映华外科诊所。

简介：毕业于莆田卫生学校，结业于福建中医药大学二年制西学中培训班、福建医科大学一年制全科培训班。任中国中医药研究促进会埋线分会常务理事，莆田市中医药学会脾胃病分会常务委员。师从杨才德。从事临床工作20余年。擅长应用埋线治疗慢性鼻炎、面瘫、耳鸣、耳聋、哮喘、失眠、慢性萎缩性胃炎、心律失常、颈肩腰腿痛、膝关节炎、类风湿关节炎、强直性脊柱炎、月经不调、性功能障碍等。

钟兰

学历：硕士研究生。

职称：主任医师、教授。

单位：成都中医药大学（已退休）。

简介：现任四川省针灸适宜技术学会顾问及埋线专业委员会主任委员，四川省优生托育协会生殖力分会顾问。历任中国针灸学会腧穴分会理事，四川省针灸学会理事，四川省康复医学会理事，国家自然科学基金评审专家。从事针灸教学和临床工作40余年，曾任成都中医药大学针灸推拿学院针灸基础教研室主任，先后承担本科、硕士研究生和博士研究生教学工作，退休后仍指导本科生的临床见习和实习工作。自创"三部九刺"针法，用于治疗经筋病疼痛。擅长用埋线疗法治疗妇科病、睡眠障碍、抑郁症、焦虑症、各种痛症、痤疮等，多次被派往其他国家（阿曼、莫桑比克、泰国、瑞士）进行医疗和教学活动。参与省部级、厅局级、校级课题 20 余项。先后培养 44 名硕士研究生。发表论文 50 余篇，出版专著 6 部，其中主编 2 部。

钟志

学历： 本科。

职称： 副主任医师、药师。

单位： 醴陵市仙岳山街道社区卫生服务中心。

简介： 毕业于湖南中医药大学。现任醴陵市仙岳山街道社区卫生服务中心业务院长。兼任中国中医药研究促进会埋线分会理事，北京中针埋线医学研究院学术部学术带头人。师从杨才德。从事中医临床工作 20 余年，大力推广中医适宜技术——穴位埋线疗法，擅长应用杨氏穴位埋线疗法治疗偏头痛、三叉神经痛、面瘫、混合型颈椎病、腰椎间盘突出症、过敏性鼻炎、哮喘、肩周炎、高血压、肥胖症。

仲海萍

学历： 本科。

职称： 主治医师、药师。

单位： 兰州市一全养生堂。

简介： 毕业于甘肃中医药大学。中国针灸学会经筋诊治专业委员会理事，中国民间中医药研究开发协会针灸教育分会理事。出身于中医世家，为仲氏针法第二代传承人。师从贺普仁、金伯华、蒋达树、周德安、李定忠、乔正中、田纪钧等，多次于中国中医科学院针灸研究所进修学习。从事中医临床工作近 30 年，擅长运用贺氏火针、浮针、刃针、新九针、杨氏埋线针刀等治疗中医内科、妇科、儿科、皮肤科常见病，对脑血管意外偏瘫、高血压、面瘫、颈肩腰腿痛、黄褐斑、痤疮、痣疣等有丰富的临床经验。

仲小龙

学历： 本科。

职称： 主任医师。

单位： 康乐县人民医院。

简介： 毕业于甘肃中医药大学。任中国中医药研究促进会埋线分会理事，甘肃省中医药学会颈腰椎病专业委员会常务委员，甘肃省中医药学会针刀专业委员会常务委员，甘肃省中医药学会风湿病专业委员会委员。从事中医临床工作 26 年，多次参加全国性埋线针刀针灸会议并进行学术交流。擅长运用埋线、针刀、射频、臭氧、等离子等治疗腰椎间盘突出症、类风湿关节炎、强直性脊柱炎、颈椎病、骨关节炎、骨质疏松症等。发表论文 4 篇，参编著作 2 部。获中国中医药研究促进会 2021 年度学术成果奖，临夏回族自治州科学技术进步奖三等奖。

周凤雅

学历：本科。

职称：主治医师。

单位：雅安市中医医院。

简介：任四川省针灸学会临床专业委员会委员，雅安市中西医结合学会针灸专业委员会委员、秘书。参与科研项目 1 项。发表论文 2 篇。举办区域内健康讲座 1 次。

周向东

学历：本科。

职称：主治医师。

单位：方城县人民医院。

简介：毕业于南京中医药大学。任河南省中医药学会肝胆病分会委员。先后跟随钱如东、吴汉卿、孙文善、李洋、尹成新学习，在临床中积极开展和推广中医微创针法和穴位埋线技术。从事中医临床工作 20 余年，擅长运用针灸、针刀、微创埋线、穴位贴敷、中药内服外用等治疗颈椎病、腰椎间盘突出症、肩周炎、膝关节炎、急性腰扭伤、慢性腰背部肌筋膜炎、偏头痛、面神经炎、慢性胃炎、慢性肠炎、慢性腹泻与便秘等。获"方城县十大名中医"称号。

周勇

学历：本科。

职称：主治医师。

单位：兰州市七里河区中医医院。

简介：非物质文化遗产项目代表性项目"固脏调神疗法"市级传承人，非物质文化遗产代表性项目"固脏调神疗法"区级传承人。毕业于兰州大学。任中国中医药研究促进会埋线分会委员，全国埋线针刀专业委员会委员，北京中针埋线医学研究院专家委员会委员，北京中医慢性病防治产业发展促进会针刀埋线专业委员会委员，甘肃省针灸学会穴位注射埋线专业委员会常务委员，甘肃省针灸学会适宜技术推广专业委员会委员，甘肃省针灸学会微创针刀专业委员会委员。师从杨才德。擅长使用埋线技术治疗高血压、糖尿病等慢性疾病，以及骨伤科常见病。参与课题 12 项。发表论文 1 篇，参编《实用中医康复治疗学》（编委）《埋线针刀治疗学》（编委）《埋线针刀百问百答》（编委）《星状神经节埋线治百病》（编委）。获中国中医药研究促进会科技进步奖三等奖。

朱恒锦

学历：本科。

职称：主任医师。

单位：雅安市中医医院。

简介：雅安市中医治未病健康促进专项行动推广大使。任中国中医药研究促进会埋线分会常务理事，世界中医药学会联合会亚健康专业委员会常务理事，四川省针灸学会常务理事，雅安市中西医结合学会针灸专业委员会主任委员。主持参与科研项目4项，发表论文10余篇。举办区域内针灸埋线培训班10余次，参与雅安市穴位埋线推广活动1次。获"雅安市最美白衣天使"称号，"雅州名医"称号，雅安市五一劳动奖章。

朱祥

学历：硕士研究生。

职称：主治医师。

单位：苏州高新区人民医院。

简介：现任苏州高新区人民医院中医整脊专病门诊负责人。兼任苏州市抗衰老学会老年康复专业委员会委员，苏州市康复医学会骨与关节康复专业委员会委员。主持参与科研项目4项。发表论文1篇，参编《龙虎五刺埋线疗法》（编委）《埋线在神经康复中的应用》（编委）。参与区域内穴位埋线培训班10余次。

朱勇吉

学历：本科。

职称：医师。

单位：永吉堂中医诊所。

简介：毕业于河南中医药大学。现任北京敬仁堂中医研究院副院长。师从吴汉卿、杨才德。擅长运用水针刀、微创埋线治疗疼痛类疾病、肥胖症、皮肤病、高血压、急慢性心脑血管病、颈椎病、腰椎病等。

邹蕾

学历：本科。

职称：主管护师。

单位：雅安市中医医院。

简介：参与科研项目3项。发表论文8篇。获"雅安市最美亲情白衣天使"称号。

邹小平

学历：本科。

职称：医师。

单位：南昌市存德诊所。

简介：毕业于南昌大学抚州医学院。任中国中医药研究促进会埋线分会理事，北京中针埋线医学研究院埋线针刀疗法导师团高级讲师。师从杨才德、李文兴。多次参加全国性埋线针刀会议，擅长运用针灸、埋线针刀、推拿整脊治疗颈椎病、腰椎病、肩周炎、膝痛症、急慢性扭伤、偏头痛、过敏性鼻炎、耳鸣、耳聋、失眠、痛经、肥胖症、黄褐斑、痤疮等。

第二节　穴位埋线名家录 *

白丽

白丽，锡伯族，新疆医科大学教授，研究方向是免疫药理学，主要教授基础药理学、药理学实验、临床药理学、麻醉药理学、中药药理学等课程。现任中国中医药研究促进会埋线分会副会长，中国针灸学会穴位埋线专业委员会委员。擅长单纯采用穴位埋线治疗不孕症、高血压、糖尿病、类风湿关节炎、强直性脊柱炎、过敏性紫癜、良性肿瘤、恶性肿瘤、甲状腺功能亢进症、甲状腺功能减退症、颈腰椎病、癫痫等。获中医专家杰出人才奖，中医特色诊疗突出贡献奖，世界针灸学会联合会中医特色诊疗专家金奖，"中医经络诊疗名医专家"称号。

白丽的父亲对她走上医学之路有很大的影响。白丽的父亲曾是当地的一名医师，擅长针灸、水针疗法，并创立了水针治疗化脓性乳腺炎的非手术疗法。白丽1978年考入新疆医学院（现新疆医科大学）。在大学期间，白丽对针灸产生了浓厚的兴趣。在临床实习时，她在普外科给一名腹部术后尿潴留、腹胀的患者足三里注射维生素 K_3，效果显著，更加坚定了她对针灸疗效的认识。

与其他人学习穴位埋线的经历不同，白丽学习埋线是从给自己治病开始的。白丽在2003年底确诊为脑梗死，左侧肢体活动不利，颜面不对称，情绪激动时症状加重，偶尔会晕倒。白丽先是应用穴位注射疗法进行治疗，后来参考温木生主编的《埋线疗法治百病》开始应用穴位埋线治疗，在自己身上进行各种尝试，探索最佳的治疗方式，如进针的深度、羊肠线的长短等。经过一段时间的治疗，白丽恢复了健康。之后，白丽应用穴位埋线为家人治愈了类风湿疾病。为进一步提高理论和技术水平，白丽多次

---

　　* 本书收录穴位埋线名家40位，以姓氏首字母为序。

参加穴位埋线培训班。

作为一名新疆医科大学的教授，白丽深知药物尤其是治疗肿瘤和风湿性疾病的药物都有一定的不良反应。若患者长期服用这些药物，身体的免疫功能可能受损。基于丰富的药理学知识和穴位埋线临床经验，根据"正气存内，邪不可干"的中医学理论，白丽提倡用穴位埋线的方法来增加人体的正气，调节免疫能力。通过临床实践和观察，白丽应用穴位埋线疗法在恶性肿瘤、类风湿疾病、乳腺疾病和银屑病等的治疗方面，取得了可喜效果，也形成了自己的穴位埋线治疗特色：治病治神，心理治疗为先；扶助正气，调理脾胃为本；融会百家之长，注重复合用穴。

陈明涛

陈明涛，毕业于河南中医药大学。针刀医学第二代传承人（已入《中国针刀医学家谱》）。现任郑州中康医院教学科研处主任兼微创颈腰膝痛治疗中心主任，郑州市康复医学科学研究所副所长，河南省新密市针刀医学研究所所长，陈明涛埋线针刀专业传承工作室终身指导教师。兼任北京中医慢性病防治产业发展促进会针刀埋线专业委员会副主任委员，中国针灸学会穴位埋线专业委员会顾问，中华中医药学会针刀医学分会顾问，中国民族医药学会针刀医学分会常务理事，中国骨伤微创水针刀专业委员会副会长，世界中医药学会联合会针刀专业委员会常务理事，世界中医药学会联合会疼痛康复专业委员会常务理事，北京汉章针刀医学研究院特聘教授和学术委员会副主任委员，河南省针刀医学临床进修科研基地主任，北京中针埋线医学研究院专业委员会副主任委员，全国颈肩腰腿痛研究会及河南分会常务理事，河南省残疾人康复协会社区康复专业委员会常务委员，陈明涛"五联疗法"培训网技术总监。获国家发明专利 20 余项。发表论文 36 篇，编著《针刀治疗膝痛病》《针刀治疗疑难病》《陈氏异型针刀疗法》，主编《穴位埋线治疗颈肩腰腿痛》，参编《穴位埋线疗法》（副主编）《新编针灸经穴歌诀》（副主编）《新密市名老中医经验选编》（副主编）。出席国际和全国性学术会议 30 余场，发言交流 20 余次，进行专题讲座 100 余场，现场示教 30 余次，已临床带教 300 余人，参与埋线针刀培训班培训 3000 余人。获中国针刀名家最具影响力大奖，汉章针刀名人奖。

崔瑾

崔瑾，博士研究生，教授，博士研究生导师。贵州省省管专家，全国名老中医药专家路绍祖学术经验继承人，全国名老中医药专家路绍祖传承工作室负责人，贵州省教学名师，贵州省优秀教师，贵州中医药大学针灸推拿学学科带头人。现任中华中医药学会常务理事，中国针灸学会理事，贵州省针灸学会名誉会长，中国针灸学会学科与专业建设委员会理事，中国针灸学会循证针灸学专业委员会委员，中国针灸学会教育分会委员，贵州省青年科技工作者协会第三届医药卫生与生命科学专业委员会副主任委员，贵州省中医多学科研究会第五届理事会理事。主要研究方向为针灸（含民族医）特色诊疗技术的研究与开发。近5年来主持国家973计划临床子课题1项，主持国家中医药管理局行业专项子课题2项，主持国家自然科学基金课题2项，主持省部级课题5项。在国家级核心期刊发表学术论文50余篇，著有《针灸基础与临床》《穴位埋线疗法》《路绍祖针灸临证经验集萃》等著作，作为副主编参与编写教材3部。2010年、2011年连续获得"贵阳中医学院（现贵州中医药大学）优秀硕士生导师"称号，2011年获全国五一劳动奖章，2012年获"贵州省创先争优优秀共产党员"称号，"贵州省优秀科技工作者"称号，2014年获"贵州省优秀硕士生导师"称号。

董立君

董立君，病根秘穴埋线针疗技术创始人，陆健亲传弟子，病根穴埋线疗法传承人。任中国传统文化促进会中医药传承委员会副主任，河北省预防医学会常务理事，河北省预防医学会慢病病根穴埋线专业委员会主任委员，健康中国－白求恩医学科普传播行动（河北省基地）管理委员会常务理事，中国陆氏埋线培训协会副会长。发表论文18篇，总结出病根秘穴埋线28组穴和病根秘穴埋线脏腑埋线技术。主编《董立君病根秘穴埋线针疗》《病根秘穴埋线针疗病案集》，参编《中华埋线名医百家精粹》（编委）。举办全国病根穴埋线培训班300期，担任四川省中医适宜技术研究会"董立君病根埋线技术推广班"主讲老师，培训埋线学员8000余人，举办全国埋线学术交流会20余次，创建病根埋线实训基地18家。

董正妮

董正妮，博士研究生，主治医师，现就职于天津中医药大学第一附属医院针灸门诊部。师从许能贵、易玮、张军平。任中国针灸学会穴位埋线专业委员会委员。擅长运用针灸疗法治疗肥胖症、月经不调、多囊卵巢综合征、黄褐斑、痤疮等，并运用穴位埋线疗法治疗鼻炎、颈腰椎病及胃肠道疾病。

董志君

董治君，主任医师，省级名中医，杨才德亲传弟子，环县中医医院原院长。擅长类风湿关节炎和临床各科疑难杂症的中医诊治。主持科研项目4项。发表论文10余篇，主编出版《中医学》《现代中医基础与临床》《肝胆病临床特色治疗与调护》。研发的鼻渊粉喷剂和消风止痛酒获得市级科学技术进步奖二等奖。组建专业团队，建成2个市级重点中医专科和1个康复理疗特色专科。其中，埋线专科是甘肃省针灸学会穴位埋线临床示范基地。获"甘肃省基层名中医""甘肃省医德医风先进个人""庆阳市领军人才""庆阳市名中医"等称号。

樊建林

樊建林，副主任医师，毕业于甘肃中医药大学。出身于中医世家，师从郑魁山、杨廉德、龙文君、刘世琼、王俭、丛春雨、宋贵杰、包治清、杨才德等。现任张家川回族自治县第二人民医院副院长。兼任张家川回族自治县中医药学会副会长，甘肃省针灸学会穴位注射埋线专业委员会常务委员，甘肃省中西医结合学会中医养生与康复专业委员会委员，天水市中西医结合学会脑心同治专业委员会常务委员。参与科研课题2项。发表论文20余篇，参编《穴位埋线疗法》。临床擅长应用穴位埋线治疗腰椎骨质增生、腰椎间盘膨出症、颈椎病、荨麻疹、慢性胃炎、功能性消化不良、肥胖症、血管神经性头痛、梨状肌综合征、肩周炎、更年期综合征、习惯性便秘、神经性耳鸣、神经官能症、癫痫、银屑病、面神经麻痹、脑梗死、盆腔炎、冠心病、高血压病等。

高德荣

高德荣，现任扬州市第二人民医院中医特色针灸（埋线）科主任。师从杨兰绪、洪基光、陆健等。从事临床工作40余年，广泛吸取杨兰绪、洪基光、徐笨人、程莘农、于书庄、贺普仁、田从豁、陆健、杨甲三、郭效宗、刘蕴、王本显、陈汉平、陈巩荪、朱新太、师怀堂、焦顺发等多位专家教授的学术思想和临床经验，逐步形成了自己的埋线治疗特色。擅长应用穴位埋线、耳穴疗法、火针、拔罐、刮痧、放血治疗类风湿关节炎、胆结石、肾结石、头痛、甲状腺功能亢进症、甲状腺功能减退症、脱发、胃癌、大肠癌、肌无力等疑难杂症。发表论文数篇。改良和发明埋线针，并取得了国家颁发的专利证书。

高敬辉

高敬辉，主任医师，毕业于甘肃中医药大学。现任兰州市七里河区中医医院医务科、康复科主任。兼任中国中医药研究促进会埋线分会副秘书长，全国埋线针刀专业委员会常务理事，北京中针埋线医学研究院专家委员会常务委员，北京中医慢性病防治产业发展促进会针刀埋线专业委员会常务理事，中国民族医药学会针灸分会理事，甘肃省针灸学会常务理事，甘肃省针灸学会穴位注射埋线专业委员会常务委员、副秘书长，甘肃省针灸学会微创针刀专业委员会副秘书长，甘肃省中医药学会针刀专业委员会委员，兰州市七里河区人大代表和兰州市人大代表，甘肃中医药大学针灸推拿学专业本科生第三批学业成长导师，甘肃省五级中医药师承教育工作指导老师，甘肃省基层常见病多发病中医药适宜技术推广项目培训老师。入选兰州市第三批领军人才，甘肃省高等学校协同创新团队项目"甘肃省埋线技术创新与推广"第一梯队骨干人才，

"兰州市穴位埋线新技术推广体系构建及示范"人才创新创业项目第一梯队骨干人才。参与课题 4 项。发表论文 34 篇，其中作为第一作者 9 篇，主编著作 5 部。获甘肃省中医适宜技术技能大赛推拿组一等奖，甘肃省针灸学会年会优秀论文奖，甘肃省针灸学会穴位埋线年会优秀论文奖，第九届全国微创穴位埋线疗法经验交流大会优秀论文奖，"七里河卫生系统先进工作者"称号，"七里河区卫生系统优秀党员"称号，"甘肃省医德医风先进个人"称号，"甘肃省技术标兵"称号，首届中国医师节"金城模范医师"称号。

黄振

毕业于浙江中医药大学，医学硕士，副主任医师，第七批全国老中医药专家学术经验继承人。任中华中医药学会疼痛学分会常务委员，中华中医药学会针刀医学分会委员，中国中医药研究促进会埋线分会常务理事兼青年委员会副主任委员，中国针灸学会减肥与美容专业委员会委员，中国针灸学会刺络与拔罐专业委员会委员，浙江省针灸学会医学美容专业委员会常务委员，杭州市针灸推拿学会理事兼医学美容分会副主任委员，杭州市中医药协会针灸康复专业委员会委员，浙江省科技专家库入库专家，浙江省医学鉴定专家库专家，杭州市中医康复质量控制中心副主任。从事针灸临床工作近 20 年，擅长应用穴位埋线治疗肥胖症、脂肪肝等代谢性疾病，月经失调、痛经等妇科疾病，颈椎病、膝关节炎等骨关节疾病，中风偏瘫、失眠等神经精神疾病。获得授权实用新型专利 2 项。主持及参与课题 10 余项。发表论文近 30 篇，其中 SCI 论文 3 篇，参编著作 2 部。获得全国微创穴位埋线疗法经验交流大会优秀论文奖一等奖，浙江省针灸学会优秀论文奖一等奖，杭州市自然科学优秀论文奖二等奖。

惠建荣

博士研究生，副教授，副主任医师，硕士研究生导师。现任咸阳国医大师郭诚杰中医针灸学会副会长、副秘书长、党支部书记，国家中医药管理局重点学科中医康复学后备学科带头人，中国中医药研究促进会埋线分会副秘书长，中国针灸学会临床分会委员，世界中医药学会联合会医案专业委员会理事，世界中医药学会联合会标准化建设委员会理事，世界中医药学会联合会肿瘤精准医学专业委员会理事，中国针灸学会委员。研究方向为中医、针灸防治重大疾病的基础与临床研究。临床中积极开展针药并用、内外同治的诊疗方法，擅长运用针刺、穴位埋线、温针灸法、穴位注射及方氏头皮针、眼针、鼻面针、平衡针、腕踝针等配合药物治疗临床各科疾病，如脑血管疾病、面瘫、失眠、胃炎、溃疡性结肠炎、颈肩腰腿痛、高血压、高脂血症、糖尿病、痛经、不孕不育、更年期综合征等，尤其在针灸治疗妇科病、针灸减肥、针灸美容、针灸治疗亚健康等方面具有独到经验。主持科研项目 9 项，发表论文 35 篇，参编教材

2 部，参编著作 1 部。获第二届全国埋线针刀技术能手大赛优秀奖，皇甫谧针灸推拿大赛临床医师组优秀奖，第十三届全国多媒体课件大赛陕西赛区优秀奖，陕西中医药大学课件比赛三等奖，陕西中医药大学针灸推拿学院教师能力比赛暨讲稿展评二等奖，"中国中医药研究促进会优秀秘书长"称号，"咸阳市科学技术协会优秀先进个人"称号，"咸阳市优秀科技工作者"称号，"陕西中医药大学优秀班主任"称号，"陕西中医药大学先进个人"称号。

姜宏平

姜宏平，本科，主治医师。现任平利县医院康复科主任。兼任中国中医药研究促进会埋线分会常务理事，中国中医药研究促进会穴位埋线分会青年委员会委员，安康市中西医结合学会第一届风湿病专业委员会副主任委员，安康市中医学会第一届针灸康复专业委员会常务委员。擅长颈椎病、腰椎间盘突出症、中风后遗症、各种软组织急慢性损伤及各科常见病的诊疗。主编《中医穴位埋线疗法秘单验方金典》，参编《埋线针刀技术操作安全指南》（编委）。获第二届全国穴位埋线技术能手大赛优秀奖，第三届全国穴位埋线技术能手大赛三等奖，"优秀共产党员""先进个人"称号。

孔立红

孔立红，博士研究生，教授，博士研究生导师，首届湖北省中青年知名中医。现任中国针灸学会针刺麻醉分会理事，湖北省针灸学会理事，湖北省中医药学会老年病专业委员会委员，湖北省中医药学会美容专业委员会委员。师从孙国杰。在湖北中医药大学及其附属医院从事针灸教学、科研及临床工作，主讲《针灸学》《实验针灸学》，先后指导海内外博士、硕士研究生 28 名，研究方向为针灸防治脑病的实验研究和穴位埋药（线）的临床与实验研究，擅长运用针灸、穴位埋线疗法治疗各种临床常见病及多发病，如颈椎病、肩周炎、腰痛、风湿性关节炎、强直性脊柱炎、膝关节炎、肥胖症、便秘、更年期综合征、月经不调等。拥有国家发明专利 1 项。主持国家自然科学基金、国家中医药管理局、省市级科研项目 5 项，参与国家级课题 6 项。以第一作者及通讯作者发表论文 46 篇，参编教材 2 部，主编学术著作 1 部，参编学术著作 6 部。获湖北省中医药科学技术奖二等奖。

李登科

李登科，硕士研究生，副主任医师。塞上非遗埋线代表性传承人，宁夏回族自治区科学技术协会青年托举人才、优秀工作者。现任宁夏医科大学附属中医医院医务处主任兼康复科（针灸推拿科）病区负责人。兼任中国中医药研究促进会埋线分会秘书长，中国针灸学会穴位埋线专业委员会委员，中华中医药学会疼痛学分会青年委员，中华中医药学会针刀医学分会青年委员，中国民族医药学会医院管理分会理事，国家远程医疗与互联网医学中心超声可视化针刀医联体单位项目负责人，国家中医针灸临床医学研究中心协同创新网络单位负责人，全国埋线临床示范基地单位负责人。师承杨才德，熟练掌握线体对折旋转埋线术、手卡指压式星状神经节埋线术、分筋拨脉式颈动脉窦埋线术、三点一线式蝶腭神经节埋线术、推寰循经式迷走神经埋线术。发明国家实用新型专利2项。作为主讲参与国内外专题培训100余场，参与组织国内外穴位埋线交流会50余场，参与组织创建全国性穴位埋线临床示范基地45家。主持科研项目3项。参与制定行业团体标准2项、专家共识1项、操作指南1部，发表论文6篇，主编著作1部，参编著作8部（副主编）。获国家级学术成果二等奖1项、三等奖1项，宁夏回族自治区创新成果奖二等奖2项、三等奖3项，中国中医药研究促进会科学技术进步奖二等奖，中国中医药研究促进会"优秀秘书长"称号。

李虹霖

李虹霖，博士研究生，主任医师，教授，博士研究生导师。现任黑龙江中医药大学附属第二医院康复三科主任。兼任中国中医药研究促进会埋线分会副会长，中国针灸学会穴位埋线专业委员会常务委员，中国针灸学会耳穴诊治专业委员会委员，中国民族医药学会国际交流与合作分会委员，黑龙江省中医药学会穴位埋线疗法专业委员会主任委员，黑龙江女医师协会康复保健专业委员会副主任委员，黑龙江省民族医药学会脑病专业委员会副主任委员，黑龙江省康复医学会身心康复专业委员会常务委员，黑龙江女医师协会常务理事，黑龙江省中西医结合学会精神心理卫生分会常务委员，黑龙江省康复医学会理事，黑龙江省康复医学会中医康复专业委员会委员。从事临床、教学、科研工作多年，承担针灸学、针灸治疗学、经络腧穴学、老年病学等多门课程的教学工作。多次参加杨才德教授埋线培训班，擅长将火针、埋线、针刀、线灸等相结合，利用现代康复的理念，治疗脑血管系统疾病、神经系统疾病及各种疼痛性疾病。先后承担、参与省部级课题5项，厅局级课题4项。发表论文10余篇，主编或参编著作4部。获省政府科学技术进步奖二等奖1项。

李璟

李璟，硕士研究生，主任医师，硕士研究生导师。第三批全国中医药优秀临床人才，上海市首届高层次针推伤临床人才，岳阳医院优秀后备学科带头人。现任上海中医药大学附属岳阳中西医结合医院针灸科副主任。兼任中国中医药研究促进会埋线分会副会长，上海市针灸学会埋线专业委员会主任委员，中国针灸学会针法灸法分会委员，中国针灸学会流派与传承专业委员会委员。师从秦亮甫、东贵荣、吴焕淦。长期从事针灸的临床、教学和科研工作，擅长运用针药结合、艾灸疗法、埋线疗法调理内科疾病、妇科疾病等。拥有专利 4 项。主持或参与国家、厅局级课题 6 项，中医药适宜技术推广项目 1 项。发表论文 20 余篇，参编学术著作 7 部，参编教材 4 部。获省级科学技术创新奖三等奖 2 项。

林利军

林利军，主任医师。任中国中医药研究促进会埋线分会青年委员会副秘书长，中华中医药学会第六届男科分会委员，黑龙江省中医药学会第一届穴位埋线疗法专业委员会常务委员，黑龙江省针灸学会灸法专业委员会常务委员会委员，黑龙江省中医药学会第一届生殖医学分会常务委员，黑龙江省医学会男科分会基层委员会委员，黑龙江省医师协会结直肠肛门外科精准医疗专业委员会委员，黑龙江省劳动能力鉴定委员会鸡西专家库成员。擅长肛肠外科手术和泌尿男科疾病的诊治，应用针刺治疗急性病证，穴位埋线治疗恶性肿瘤（胰腺癌、肝癌、淋巴癌、肺癌等）与慢性疾病（结肠炎、冠心病、乳腺增生、痛风、糖尿病、高脂血症、高血压、脑血栓后遗症、颈椎病、肩周炎、风湿性关节炎、类风湿关节炎、滑膜炎、不孕不育、帕金森病、肝炎、前列腺增生等）。

陆健

陆健，全国著名埋线专家。曾任全国高级针灸进修学校教授，河北省老科学技术工作者协会埋线医学分会会长。研发埋线和保健器材，获国家专利 14 项。发表学术论文 20 多篇，编著《埋线针疗学》。创办中国陆氏埋线疗法专业培训班。陆健的学术思想及特色疗法主要体现在病根穴的应用、速成定穴配方、陆氏埋线针的发明和临床应用等方面。详细内容参考本书"第二章第二节"相关内容。

陆瑾

陆瑾，主任医师，南京市名中医，南京中医药大学教授，硕士生导师。任南京市中医院针灸科主任。兼任中国针灸学会理事，江苏省针灸学会常务理事，中华中医药学会针刀医学分会常务理事，中国针灸学会浮针专业委员会副主任委员，中国针灸学会腹针专业委员会常务委员，江苏省针灸学会临床分会副主任委员，南京针灸学会副理事长等职务。出身于医学家庭，师从杨长森、杨兆民、肖少卿、徐恒泽、李宗仁、赵京生、金宏柱、石燕华、王玲玲、赵毅、梅健寒、李梅芳等多位名师，20 世纪 90 年代开始接触埋线疗法，擅长运用埋线治疗肥胖症、多囊卵巢综合征、失眠症和各类痛症，治疗中注重辨证和辨病相结合，具有选穴精简、手法轻柔、安全有效的特点。主持完成"电针结合康复手法治疗中风后肩关节半脱位""浮针对慢性阻塞性肺病患者肺通气功能影响的临床研究""微创穴位埋线结合达英 –35 对肥胖型 PCOS 患者月经及内分泌指标的影响""便携式电子灸痛经治疗仪的研发应用"等多项课题。发表学术论文10余篇。

卢文

卢文，主任医师。现任南京医科大学康达学院针灸推拿教研室主任，连云港市第一人民医院针灸推拿科主任。兼任江苏省针灸学会耳针专业委员会常务委员，连云港市针灸学会常务理事，连云港市保健协会理事，中国针灸学会临床分会第三届理事会理事。致力于穴位埋线美容美体、亚健康调理及疑难杂症等方面的研究10余年，擅长应用穴位埋线、火针、刺血、针刀、耳针等在美容美体方面的应用。发表论文25篇，发表针灸治疗、保健科普文章20余篇。2004年率先在连云港市开展穴位埋线美容美体疗法，获连云港市卫生局（现连云港市卫生健康委员会）新技术引进奖二等奖2项，连云港市科学技术进步奖三等奖1项。

卢开信

卢开信，博士研究生，主任医师，副教授，扬州市名中医。现任江苏省苏北人民医院中医科主任兼针灸推拿科主任。兼任江苏省针灸学会常务理事，江苏省针灸学会穴位埋线专业委员会主任委员，中国针灸学会穴位埋线专业委员会副主任委员，中国针灸学会盆底功能障碍专业委员会委员，中国针灸学会痛症专业委员会委员，江苏省中医药学会针刀医学专业委员会委员，中国民间中医医药研究开发协会宣蛰人银质针疗法专业委员会副会长，中华中医药学会综合医院中医药工作委员会委员，扬州市针灸学会副会长兼秘书长。曾多次应邀赴美国、以色列、南非、圭亚那等国从事中医药临床、教学、推广工作。擅长应用针刀、银质针、火针、内热针及埋线等治疗各类慢性疼痛、颈椎病、腰椎间盘突出症、类风湿关节炎、慢性鼻炎、慢性咳嗽、慢性胃肠道疾病、荨麻疹、慢性湿疹、神经性皮炎、面瘫、睡眠障碍、头痛、耳鸣、耳聋、更年期综合征、排尿异常、肛门直肠痛、抑郁症、痛经、月经不调等。

马立昌

马立昌，主任医师，教授。任石家庄市裕华区政协委员，中华传统医学会埋线医学专业委员会主任委员，中国针灸学会穴位埋线专业委员会顾问，河北省老科学技术工作者协会埋线医学分会会长，北京华夏岐伯中医科学研究院顾问，石家庄市裕华区埋线医学培训学校校长。师从胡东疏、杨木祥、聂家驹、单顺等。擅长采用西医疾病诊断，中医辨证施治，坚持传统穴位埋线治疗和脊神经埋线治疗相结合，治疗皮肤病、高血压、脑血管病后遗症、冠心病、慢性鼻炎、颈椎病、腰椎病、精神分裂症、躁郁症、焦虑症、抑郁症及各种心身疾病等。发表论文76篇，主编《微创穴位埋线疗法》

《微创穴位埋线实用技术》《埋线美容塑形实用技术》，参编《埋线针疗学》（副主编）。自 2001 年以来，组织全国性埋线疗法会议 30 余场。获省级优秀论文奖，国家级优秀论文二等奖，被石家庄市裕华区教育局评为"先进教育工作者"。

任晓艳

任晓艳，博士研究生，主任医师。任世界中医药学会联合会埋线研究专业委员会会长，加拿大安大略中医学院、中国中医科学院国际针灸培训中心客座教授。从事穴位埋线技术和疗法的理论研究、临床实践、普及推广工作 20 余年，发明一次性穴位埋线针和 4 种不同功效的线体，擅长应用穴位埋线治疗痤疮、黄褐斑、肥胖症、失眠、便秘、疲劳综合征等。参与编写教材《中医美容》《美容主诊医师》，主编《现代针灸埋线疗法》，是国际标准化组织 / 中医药技术委员会（ISO/TC 249）国际标准《ISO 22236 一次性针灸埋线针》的立项人。截至目前，开展穴位埋线疗法培训班 189 期，多次前往美国、加拿大、南非、西班牙、法国、意大利等国家推广穴位埋线疗法。

单顺

单顺，药线排毒疗法发明人。历任河南省郏县人民医院检验员，中国人民解放军第一军第一师第三团卫生队军医、所长，河南省漯河市中医院主治医师，河南省漯河市中心医院业务、行政副院长，北京高等中医药培训学校客座教授，中华传统医学会埋线医学专业委员会名誉会长。自 1967 年开始研究穴位埋线技术，致力于穴位埋线的临床和教学、普及工作，培养中外学员 5000 余名，在偏头痛、三叉神经痛、颈椎病、腰椎间盘突出症、股骨头缺血性坏死、类风湿关节炎、消化性溃疡、溃疡性结肠炎、癫痫、中风后遗症等常见疾病的治疗方面有独到造诣。发表论文 20 余篇，主编《微创穴位埋线疗法》《微创穴位埋线实用技术》。具体内容参考本书"第二章第四节"。

司马多高

司马多高，主任医师，毕业于成都中医药大学。任中国中医药研究促进会埋线分会常务委员，重庆市针灸学会科普文献专业委员会常务委员。自幼跟随其祖父学习针灸，从事埋线专科医疗工作 40 余年，擅长应用埋线治疗顽固性头痛、冠心病、脑血管病后遗症、糖尿病、癫痫、支气管哮喘、乳腺增生、前列腺炎、颈腰椎间盘突出症、癌症疼痛等。

孙文善

孙文善，博士研究生，加拿大多伦多大学医学院博士后，毕业于上海第二医科大学。任中国针灸学会穴位埋线专业委员会副主任委员，上海市针灸学会埋线专业委员会副主任委员。将传统穴位埋线与现代生物材料相结合，提出微创埋线的创新理念，发明一次性微创埋线针、PGLA 埋线专用材料、智能埋线材料等，获得埋线技术国家专利 5 项，发明专利 1 项。发表论文 100 余篇，主编《微创埋线与临床治疗应用》《临床实用微创埋线技术》《微创埋线减肥》等。国家卫生部（现国家卫生健康委员会）"十年百项"项目"穴位埋线临床应用"及国家中医药管理局继续教育项目"微创埋线技术与临床应用"负责人，培训穴位埋线医务人员近万人。

孙晓伟

孙晓伟，主任医师，博士研究生，硕士研究生导师。国家中医药管理局重点学科中西医结合临床学科及黑龙江省级领军人才梯队中西医结合临床梯队后备带头人，黑龙江省中医药管理局重点专科中医脑病专科技术骨干。任中国中医药研究促进会埋线分会副会长，中华中医药学会神志病分会委员，中华中医药学会神志病分会青年委员会副主任委员，中华中医药学会脑病分会青年委员，中国中医药研究促进会精神卫生分会委员，中国中医药研究促进会脑病学分会委员，黑龙江省针灸学会理事，黑龙江省中医药学会脑病专业委员会常务委员兼秘书，黑龙江省中医药学会癫痫病专业委员会委员，黑龙江省龙江医派研究会理事。长期从事神经系统疾病的临床、科研和教学工作，主要研究方向为针刺治疗急性脑血管病的临床与机制研究。近年来参与国家自然科学基金项目 3 项，主持国家自然科学基金项目 1 项，主持及参与省部级科研项目 4 项，厅局级科研项目 8 项。发表论文 40 余篇，其中 SCI 论文 2 篇，参编著作 2 部，参编教材 1 部（编委）。获省政府科学技术进步奖二等奖 2 项，厅局级科学技术进步奖一等奖 2 项、二等奖 1 项、三等奖 1 项。

唐志安

唐治安，出身于中医世家，自幼承家传习医，偏爱针灸，先后拜张敏、师怀堂为师。临床擅长运用怀堂新九针结合埋线疗法、火针治疗脾胃病、哮喘、类风湿关节炎、中风后遗症、颈椎病、腰椎间盘突出症等。发表论文数十篇。获中华名医学会学术部优秀论文奖。2001 年 11 月被河北省老科学技术工作者协会埋线医学分会聘任为理事，2006 年 6 月被任命为副会长，经河北省老科学技术工作者协会埋线医学分会专家组评审，被授予"埋线医学专家"称号。

田道正

田道正，出身于中医世家，其父田仁德是济南市名老中医。曾任山东医科大学附属医院（现山东大学齐鲁医院）针灸科主任、院志办公室主任、院学术委员会委员。兼任山东省疼痛研究会中医针灸镇痛专业委员会主任委员。创办内科新医疗法门诊，从事羊肠线穴位埋藏等疗法的临床和科研、教学工作，擅长针药结合治疗内科常见病。发表学术论文 100 余篇，参编专著和教材 6 部。

王念宏

王念宏，博士研究生，副主任医师。任中国中医药研究促进会埋线分会副会长，中国针灸学会穴位埋线专业委员会委员，上海市针灸学会埋线专业委员会常务委员，上海中医药学会针刀医学分会委员，上海市康复医学会中西医结合康复专业委员会委员。先后跟随郑魁山、杨廉德、刘世琼、李军、严隽陶、胡永善、吴毅等专家学习。主要从事针灸、埋线及中西医结合康复临床和科研工作。擅长脑血管病、肥胖、便秘等疾病的针灸及埋线治疗。主持课题 2 项。发表论文近 20 篇，其中 SCI 论文 3 篇，主编《针灸穴位治疗常见病一本通：脑血管病》，参编《穴位埋线疗法》。获《中国针灸》杂志微创埋线技术与临床应用有奖征文大赛一等奖。

王佳

王佳，博士研究生。毕业于北京中医药大学。师从石学敏、陆广莘、孔光一、吕仁等。擅长针药结合治疗临床常见病、多发病。获 4 项埋线针专利授权。

温木生

温木生，主任医师。任重庆市巴南区中医药学会会长，重庆市针灸学会副会长，重庆市中医药学会理事，中国针灸学会穴位埋线专业委员会首席顾问等。长期从事中医及针灸临床和理论研究工作。出版专著 25 部，发表论文 100 余篇，科研成果在国内外获奖 60 余次，获科学技术进步奖 15 项。详细内容参考本书"第二章第三节"。

温崇凯

温崇凯（中国台湾），毕业于长庚大学，博士研究生，任深圳市龙岗区人民医院医学顾问，大连市卫生健康委员会中医药学术咨询顾问等。曾受国家中医药管理局邀请至成都、大连等中医药学会进行演讲。结合头针、耳针和多种微针系统及现代神经生物学、全息生物学理论，融合穴位埋线疗法，形成了具有鲜明特色的温氏针灸学理论，用于临床多种疑难杂症，如巴尔得－别德尔综合征、史－约综合征群、雷特综合征、干燥综合征、特发性震颤、帕金森病、阿尔茨海默病等。

徐龙

徐龙，主任医师，甘肃省高校科研项目之创新团队项目穴位埋线新技术创新与应用"第一梯队人才"。现任平凉市崆峒区妇幼保健院院长。兼任中国中医药研究促进会埋线分会常务理事，北京中针埋线医学研究院专家委员会副主任委员，甘肃省针灸学会穴位注射埋线专业委员会副主任委员，平凉市针灸学会埋线专业委员会副主任委员。师从杨才德。擅长运用穴位埋线治疗颈椎病、腰椎间盘突出症、心悸、失眠、痛经、前列腺增生等。

杨才德

杨才德，主任医师，博士研究生。现任兰州大学第一医院东岗院区中西医结合科主任。兼任中国中医药研究促进会埋线分会会长，中华中医药学会中医传承技术创新平台委员会副主任，世界中医药学会联合会中医外治操作安全研究专业委员会副会长，中国针灸学会穴位埋线专业委员会副主任委员，俄罗斯人民友谊大学东方医学院客座教授，甘肃省针灸学会第四届副会长。擅长应用中医微创技术治疗颈椎病、肩周炎、腰椎间盘突出症、膝关节炎、骨质增生、头痛、眩晕、胃溃疡、鼻炎、荨麻疹、过敏、心律失常、痛经、内科杂病等。获专利9项。主持参与科研项目23项，获奖13项。发表论文近200篇，出版著作和教材18部。建设埋线基地56家，累计培训医师57000余人次。详细内容请参考本书"第二章第五节"。

杨改琴

杨改琴，硕士研究生，主任医师，硕士研究生导师。毕业于陕西中医药大学。第四批全国老中医药专家学术经验继承人。任中国中医药研究促进会埋线分会副会长，世界中医药学会联合会第三届针刀专业委员会理事会理事，陕西省针灸学会埋线专业委员会主任委员，陕西省保健学会中医保健专业委员会副主任委员。擅长应用腹针、微针、埋线、中药及小针刀等治疗面瘫、中风、耳鸣、耳聋、失眠、胃痛、胃胀、反酸、腹泻、便秘、慢性支气管炎、咳喘、咽炎、颈肩腰腿痛、月经不调、痛经、更年期综合征、前列腺肥大、干眼症、带状疱疹、黄褐斑、痤疮、肥胖症等。治疗各种疾病。主持陕西省科技攻关课题、陕西省中医药管理局课题、陕西省卫生健康委员会科学研究基金、西安市科技局计划项目课题8项，参与国家自然科学基金课题1项，参与陕西省科技厅科技攻关课题及陕西省中医药管理局课题多项。发表论文30余篇。

杨颖

杨颖，主任医师，毕业于成都中医药大学。现任苏州高新区人民医院康复医学科主任。兼任中国中医药研究促进会埋线分会副会长，中国研究型医院学会卫生应急学专业委员会青年委员，中国残疾人康复协会残疾分类研究专业委员会常务委员，中国康复医学会手功能康复专业委员会手创伤康复学组委员，中国速度滑冰国家队（跨项组）医疗组顾问，世界中医药学会联合会肿瘤精准医学专业委员会理事，苏州抗衰老学会副秘书长，苏州抗衰老学会老年康复专业委员会副主委，苏州市医学会运动医疗学分会委员，苏州市中西医结合学会康复医学专业委员会常务委员，苏州市中西医结合学会疼痛专业委员会委员。研究方向为以穴位埋线技术为主的神经系统及骨关节系统的中西医结合康复。拥有发明专利1项，实用新型专利4项。主持及参与省级课题2项，中国中医药研究促进会立项课题2项，市级课题3项，区级课题3项，院级课题1项。发表论文15篇，主编《中医临床应用》。获"苏州市医德医风标兵"称号。

杨志新

杨志新，博士研究生，教授，毕业于天津中医药大学。现任承德医学院中医学院院长。兼任中国中医药研究促进会埋线分会副会长，《上海针灸杂志》编委，《中国临床医生杂志》编委，世界中医药学会联合会骨伤科专业委员会常务委员，中国针灸学会针灸临床分会常务委员，河北省针灸学会副会长。主要研究方向有相对穴配穴理论及其临床应用、中药穴位贴敷相对穴的效应及作用机制等。主持河北省自然科学基金、河北省教育厅重点科研项目等。发表学术论文100余篇，参编教材26部。获河北省科学技术进步三等奖2项，中华中医药学会科学技术进步三等奖1项，河北省教学成果二等奖1项。

赵喜新

赵喜新，教授，硕士研究生导师。任中国针灸学会穴位埋线专业委员会主任委员，河南省针灸学会穴位埋线专业委员会主任委员，河南省中医药学会中医及中西医结合美容专业委员会副主任委员，中国中医药研究促进会灸疗技术产业合作共同体副理事长。从事针灸、埋线临床、教学、科研工作40余年，创立分层透刺埋线疗法，综合应用穴位埋线、针灸、贴敷、中西药物等进行减肥塑身、美容、益智等临床医疗。获国家发明专利1项，国家实用新型专利3项。发表论文60余篇，出版专著9部。获医学科研成果奖13项，河南中医药大学课堂教学大奖赛第一名，河南省"五一劳动奖章"。

周钰

周钰。现任新疆医科大学第一附属医院中医诊疗中心针灸推拿科主任。兼任中华中医药学会针刀医学分会副主任委员，中国中医药研究促进会针刀医学专业委员会副主任委员，中华中医药学会国际中医微创联盟副主席，中国针灸学会综合医院针灸分会副主任委员，世界中医药学会联合会埋线研究专业委员会副会长，中国中医药研究促进会埋线分会副会长，中国中医药信息学会疼痛分会副主任委员，中华中医药学会亚健康分会常务委员，世界中医药学会联合会第二届亚健康专业委员会理事会理事，中国针灸学会青年委员会委员，新疆针灸医学会副主任委员，新疆中医药学会针刀专业委员会副主任委员，新疆医学会第一届加速康复外科专业委员会委员。从事中医临床、教学工作多年，长年致力于针灸、针刀治疗脑血管病、小儿脑瘫等的研究。擅长运用督针结合针灸、穴位埋线、针刀、推拿等治疗神经系统、内分泌系统、消化系统、呼吸系统等疾病，以及颈椎病、肩周炎、腰椎间盘突出症等脊柱关节病等疾病。获实用新型专利4项。主持参与省部级课题20余项，国家自然科学基金课题2项。发表论文120余篇，参编学术著作9部，参编教材5部。

第三节　穴位埋线领军人才、梯队人才

中国中医药研究促进会埋线分会致力于穴位埋线疗法学术流派、优秀科技成果、突出人才的挖掘和整理，先后分3批公布了工作成果，详见中国中医药研究促进会《关于公布穴位埋线疗法学术流派、优秀科技成果、突出人才的通知》（中医促会〔2021〕48号）、中国中医药研究促进会《关于公布第四届全国埋线传承创新技能大赛结果的通知》（中医促会〔2022〕76号）、中国中医药研究促进会《关于公布第五届全国埋线传承创新技能大赛结果的通知》。现将文件中公布的穴位埋线领军人才、梯队人才的结果摘录如下。

领军人才：何天有、杨才德。

第一梯队：惠建荣、杨颖。

第二梯队：高敬辉、王旭静、张玉忠、李登科、王明明、米甲龙、郝宏华、李东、杨光锋、张春龙、李源、李霞、姜宏平、赵金荣、徐珺、王永强、方东梅、韩莹。

（主要撰稿人：杨才德、范乾、常林海、李如平等）

第五章　穴位埋线代表性成果

第一节　穴位埋线科研代表性成果

本书收集整理了2000—2023年穴位埋线临床研究的相关科研成果。经统计，正规登记的科研成果有176项（表1），主要完成单位涉及20家医院和高校（表2），成果涉及13种专业和疾病（表3）。

表1　2000—2023年穴位埋线临床研究成果的数量

成果完成年份	成果数量
2023	2
2022	4
2021	12
2020	16
2019	17
2018	12
2017	13
2016	9
2015	11
2014	8
2013	11
2012	12
2011	6
2010	12
2009	5
2008	5
2007	4

成果完成年份	成果数量
2006	6
2005	3
2004	0
2003	1
2002	0
2001	4
2000	3

表2　2000—2023年穴位埋线临床研究科研成果的主要完成单位情况

序号	完成单位	成果数量
1	兰州大学第一医院	10
2	金华市中医医院	7
3	秦皇岛市中医医院	4
4	柳州市中医院	4
5	吉林市人民医院	3
6	齐齐哈尔市中医医院	3
7	中国中医科学院西苑医院	3
8	河南省中医药研究院	3
9	柳州市人民医院	3
10	重庆市黔江区中医院	3
11	烟台市中医医院	2
12	贵阳中医学院（现贵州中医药大学）	2
13	浙江省中医院	2
14	杭州市富阳区中医院	4
15	复旦大学附属上海市第五人民医院	2
16	北京中针埋线医学研究院	2
17	新乐市中医医院	2
18	黑龙江中医药大学附属第二医院	2
19	甘肃省康复中心	2
20	枣庄市中医医院	2

表3　2000—2023年穴位埋线临床研究科研成果涉及专业和疾病的情况

序号	成果涉及专业和疾病	成果数量
1	中医学	133
2	中西医结合医学	113
3	外科学	11
4	消化系统疾病	7
5	内分泌腺及全身疾病	6
6	眼科与耳鼻咽喉科	5
7	急救医学	3
8	中药学	2
9	精神病学	2
10	呼吸系统疾病	2
11	感染性疾病及传染病	2
12	儿科学	2
13	皮肤病与性病	1

成果摘录如下（部分）：

[1] 李琴，穴位埋线联合四妙汤治疗湿热痹阻型痛风的临床研究．青海省，青海省中医院，2023-08-08.

[2] 韩智，穴位埋线治疗高血压研究．吉林省，吉林市中医院，2023-06-20.

[3] 苏干伸，冬病夏治穴位埋线在肺肾气虚型慢阻肺稳定期患者中的应用研究．广西壮族自治区，贵港市中医医院，2023-05-31.

[4] 李江姝，穴位埋线联合循经刮痧法配合补阳还五汤治疗气虚血瘀型中风的临床研究．黑龙江省，齐齐哈尔市第一医院，2023-04-03.

[5] 艾健，埋线联合膏方内外兼治支气管扩张缓解期疗效观察．河北省，秦皇岛市中医医院，2022-12-01.

[6] 孙骏麟，穴位埋线围刺治疗隆椎部纤维脂肪垫症疗效观察．吉林省，白山市中医院，2022-10-31.

[7] 臧国栋，分经定穴埋线治疗腰椎间盘突出症的临床研究．吉林省，吉林市人民医院，2022-10-28.

[8] 应达时，应氏奇穴埋线疗法治疗胃肠病．吉林省，南关区应氏中医门诊部，2022-08-12.

[9] 李军，穴位埋线疗法对早期下肢动脉硬化闭塞症治疗效果的临床观察．河北省，石家庄市中医院，2022-07-22.

[10] 李爱妍，穴位埋线治疗白癜风临床研究．广东省，肇庆市中医院，2022-07-14.

[11] 远颖，埋线疗法干预大鼠炎性因子表达预防 COPD 的实验研究．天津市，天津市中医药研究院附属医院，2022-05-19.

[12] 宁克东，冲击波配合穴位埋线治疗神经根型颈椎病的临床研究．重庆市，重庆市黔江区中医院，2022-04-08.

[13] 李爽，中药联合穴位埋线法与中医护理对脑缺血再灌注的影响与疗效研究．河北省，唐山市丰润区中医医院，2021-12-28.

[14] 朱蓬燕，穴位埋线结合心理康复治疗轻中度抑郁症的近远期疗效与评价．山东省，烟台市中医医院，2021-12-24.

[15] 王品，膏方联合穴位埋线内外兼治哮喘缓解期临床观察．河北省，秦皇岛市中医医院，2021-12-10.

[16] 任媛媛，俞募埋线法治疗肥胖 2 型糖尿病的中枢机制研究．陕西省，西安市中医医院，2021-12-01.

[17] 方先钧，"一种穿刺式埋线针"埋线治疗颈椎病．湖北省，荆门市康复医院，2014-04-11.

[18] 谭红，围刺埋线配合体穴埋线治疗慢性肛门湿疹的临床研究．广西壮族自治区，柳州市人民医院，2013-02-04.

[19] 周定伟，穴位埋线在腹腔镜阑尾切除术后快速康复的临床应用．重庆市，重庆市巴南区中医院，2021-10-28.

[20] 杨才德，微创穴位埋线技术创新与推广．北京市，北京中针埋线医学研究院，2021-07-20.

[21] 李登科，微创埋线新技术临床应用研究．北京市，北京中针埋线医学研究院，2021-07-20.

[22] 张梦婷，穴位埋线联合重复经颅磁刺激对围绝经期综合征的临床疗效研究．浙江省，金华市中医医院，2021-06-09.

[23] 曲博，穴位埋线治疗强直性脊柱炎技术推广．吉林省，吉林省中医药科学院，2021-05-28.

[24] 李杰，刺络放血联合埋线法膀胱经取穴治疗跟痛症．河北省，沧州市中心医院，2021-03-15.

[25] 肖倩，穴位埋线治疗特发性肛周瘙痒症的临床观察．广西壮族自治区，柳州市人民医院，2021-02-09.

[26] 邹铁刚，穴位埋线结合药茶治疗青少年肥胖症的临床研究．广西壮族自治区，广西壮族自治区人民医院，2021-02-05.

[27] 谢潇侠，穴位埋线联合超短波治疗早期糖尿病（2型）肾病的临床疗效观察 . 甘肃省，甘肃省第三人民医院，2021-01-14.

[28] 陈泽莉，穴位埋线治疗肥胖型高脂血症技术 . 浙江省，金华市中医医院，2021-01-05.

[29] 刘仁静，整体辨证穴位埋线治疗癫痫病近期及远期疗效研究 . 山东省，烟台市中医医院，2020-12-29.

[30] 高静安，中药口服结合双侧迷走神经埋线术治疗中风后吞咽障碍临床研究与应用 . 陕西省，宁强县中医医院，2020-12-19.

[31] 盛文贞，埋线联合中药内服治疗肝郁肾虚肥胖型多囊卵巢综合征的临床研究 . 山东省，泰安市中医医院，2020-12-18.

[32] 石鹏岩，安肠颗粒联合穴位埋线治疗缓解期溃疡性结肠炎的临床研究 . 山东省，泰安市中医医院，2020-12-18.

[33] 金新美，穴位埋线治疗肝郁脾虚型更年期综合征的临床研究 . 山东省，日照市中医医院，2020-12-04.

[34] 石云，督脉穴位埋线改善痉挛性脑瘫肌张力的疗效观察 . 广西壮族自治区，柳州市中医医院（柳州市壮医医院），2020-12-01.

[35] 刘刚，益气增液汤联合电针及埋线治疗气虚肠燥证慢传输型便秘的临床观察 . 甘肃省，武威市中医医院，2020-12-01.

[36] 吴丹，穴位埋线联合穴位贴敷治疗多囊卵巢综合征（肾虚痰湿型）的机制研究 . 黑龙江省，黑龙江中医药大学，2020-11-09.

[37] 万丹，合黄滋阴汤联合穴位埋线治疗肾阴虚型卵巢储备功能下降的临床研究 . 重庆市，重庆市中医院（重庆市中西医结合医院、重庆市中医研究院、重庆市第一人民医院），2020-10-21.

[38] 何芳，穴位埋线配合走罐治疗习惯性便秘患者的临床研究 . 河北省，河北省中医院，2020-09-25.

[39] 刘倩，穴位埋线配合质子泵抑制剂治疗慢性非萎缩性胃炎的临床研究 . 河北省，廊坊市人民医院，2020-08-06.

[40] 张妍，穴位埋线联合二甲双胍治疗糖调节受损伴腹型肥胖的临床研究 . 上海市，上海市宝山区中西医结合医院，2020-07-27.

[41] 吴芳，中药联合穴位埋线治疗湿热瘀结型痛经临床研究 . 河北省，秦皇岛市中医医院，2020-07-21.

[42] 张卉，俞募配穴埋线法治疗原发性痛经的临床研究 . 广西壮族自治区，桂林医学院，2020-06-28.

[43] 黄海舸，穴位埋线疗法和奥美拉唑治疗反流性食管炎疗效评价及临床研究应

用．广西壮族自治区，右江民族医学院，2020-05-25.

[44] 马界，穴位埋线结合降压药对高血压病作用的机理研究．四川省，四川省第二中医医院，2020-05-14.

[45] 朱英，刮痧及穴位埋线结合药线点灸治疗乳腺增生症技术集成创新及推广．广西壮族自治区，广西中医药大学附属瑞康医院，2020-04-01.

[46] 金亚蓓，穴位埋线治疗绝经前期女性黄褐斑与情绪障碍相关性的临床研究．浙江省，浙江省中西医结合医院，2020-01-06.

[47] 李丹，穴位埋线联合静脉自控镇痛在妇科腹腔镜手术中的临床应用．黑龙江省，齐齐哈尔市中医医院，2019-12-23.

[48] 臧国栋，穴位埋线疗法对结直肠癌癌性疼痛的临床研究．吉林省，吉林市人民医院，2019-12-01.

[49] 刘二兰，穴位埋线治疗气滞血瘀型癥痕（子宫肌瘤）的临床观察．重庆市，重庆市黔江区中医院，2019-11-21.

[50] 佚名．激痛点埋线治疗颈肩肌筋膜紧张综合征．上海市，上海市浦东新区北蔡社区卫生服务中心，2019-09-26.

[51] 柴增辉，火针疗法联合穴位埋线治疗脾肾阳虚型肠易激综合征（腹泻型）的临床研究．河北省，唐县中医医院，2019-07-18.

[52] 冯炯，标本兼治埋线法对急性脑卒中患者免疫功能及肺炎发生率的影响研究．浙江省，金华市中医医院，2019-06-27.

[53] 张善芳，随机双盲对照穴位埋线治疗慢性阻塞性肺疾病稳定期的疗效观察及气道炎症的影响．上海市，上海市宝山区中西医结合医院，2019-06-25.

[54] 闫福文，一种埋线式影像设备的支撑机构．陕西省，西安中科立德红外科技有限公司，2019-06-01.

[55] 黎宏颖，穴位埋线改善戒烟后烟草依赖的对照研究．广西壮族自治区，南宁市第七人民医院，2019-05-22.

[56] 夏昆鹏，头穴埋线疗法对阿尔茨海默病患者认知功能及血清学指标的影响．黑龙江省，黑龙江中医药大学附属第二医院，2019-04-29.

[57] 陈军，补肾疏肝中药联合穴位埋线治疗卵巢早衰临床研究．浙江省，杭州市萧山区第一人民医院，2019-04-11.

[58] 孙红芳，头腹埋线结合音乐疗法治疗中风后抑郁的临床研究．吉林省，吉林市人民医院，2019-03-13.

[59] 张少坡，穴位埋线配合中药熏洗治疗内痔的临床研究．河北省，新乐市中医医院，2019-02-01.

[60] 冯祯根，针灸及穴位埋线等四项中医外治适宜技术推广应用．浙江省，金华市

中医医院，2018-12-29.

[61] 孟宪静，补气利湿法结合穴位埋线治疗溃疡性结直肠炎的临床研究.河北省，唐山市人民医院，2018-10-24.

[62] 李海涛，足三里穴位埋线治疗糖尿病性胃轻瘫的临床研究.黑龙江省，大庆市中医医院，2018-08-18.

[63] 王淑英，穴位埋线配合中药膏方治疗慢性阻塞性肺疾病肺脾肾阳虚型临床研究.河北省，秦皇岛市中医医院，2018-08-03.

[64] 魏玮，首都市民健康项目培育－辛开苦降法结合穴位埋线治疗难治性胃食管反流病的临床疗效评价研究.北京市，中国中医科学院望京医院，2018-08-01.

[65] 蔡红芳，穴位埋线治疗对原发性高血压患者内皮功能影响的临床研究.浙江省，金华市中医医院，2018-06-20.

[66] 杨孝芳，穴位埋线治疗适宜病种相关临床和基础研究.贵州省，贵阳中医学院，2018-06-13.

[67] 穴位埋线调控 Th17/Treg 细胞平衡治疗早期 RA 的研究.湖北省，武汉市中医医院，2018-04-27.

[68] 李秀晶，埋线法对外科术后病人肠道机能恢复的护理观察及临床研究.黑龙江省，齐齐哈尔市中医医院，2018-03-06.

[69] 孙小英，电针加穴位埋线综合治疗面肌痉挛的临床研究.浙江省，杭州市富阳区中医医院，2018-01-02.

[70] 李小兰，穴位埋线疗法治疗类风湿关节炎临床及机理研究.河北省，张家口市中医院，2017-12-30.

[71] 黄咏梅，依巴斯汀联合穴位埋线治疗高原地区慢性荨麻疹临床疗效观察.青海省，西宁市第一人民医院，2017-12-28.

[72] 周仲瑜，穴位埋线治疗单纯性肥胖临床优势评价及机理研究.湖北省，湖北省中医院，2017-12-21.

[73] 唐梁英，华佗夹脊穴埋线调控脑卒中后痉挛状态的临床研究.广东省，阳江市中医医院，2017-12-15.

[74] 邢恺，中药补肾调经配合毫针、穴位埋线治疗围绝经期综合征的临床研究.浙江省，杭州市富阳区中医医院，2017-12-14.

[75] 郑艳华，穴位埋线联合 α－干扰素治疗慢性乙型肝炎的疗效研究.河北省，石家庄市第五医院，2017-12-12.

[76] 于淼，龙胆泻肝汤、刺络拔罐疗法联合穴位埋线治疗肝胆湿热型带状疱疹的临床观察.吉林省，吉林省吉林中西医结合医院，2017-10-11.

[77] 高燕，电针结合穴位埋线治疗单纯性肥胖的临床研究.陕西省，延安市中医医

院，2017-09-12.

[78] 邢艳丽，穴位埋线结合康复训练对免疫抑制大鼠血清 T 淋巴细胞亚群及血清 IgG、IgM 影响的实验研究．黑龙江省，黑龙江中医药大学附属第二医院，2017-06-30.

[79] 赵宏，穴位埋线的减肥效应及与 GM-CSF 活化的相关性研究．北京市，中国中医科学院针灸研究所，2017-06-01.

[80] 刘宝琴，微创埋线疗法治疗小儿咳嗽变异性哮喘肺脾气虚证临床研究．河南省，郑州市中医院，2016-09-24.

[81] 田雪秋，穴位埋线治疗强直性脊柱炎技术的推广应用研究．吉林省，吉林省中医药科学院，2016-07-06.

[82] 周蕾，穴位埋线加西药治疗代谢综合征的临床疗效对照研究．浙江省，金华市中医医院，2016-07-01.

[83] 宋素艳，穴位埋线配合穴位注射治疗过敏性哮喘的临床研究．河北省，华北理工大学，2016-06-26.

[84] 李瑜霞，穴位埋线治疗对短暂性脑缺血发作患者脑灌注及预后的影响．河北省，唐山工人医院，2016-04-01.

[85] 盛正和，穴位埋线为主治疗痰湿症（慢性支气管炎）的临床研究．广西壮族自治区，柳州市人民医院，2016-03-28.

[86] 梁燕科，穴位埋线疗法合聚精生子汤治疗男性不育症的临床研究．广东省，清远市妇幼保健院，2016-03-18.

[87] 钟声，足三里穴位埋线在直肠癌术后加速康复中的临床研究．黑龙江省，齐齐哈尔市中医医院，2016-02-22.

[88] 韩雪，穴位埋线联合孟鲁司特钠治疗小儿咳嗽变异性哮喘临床研究．河南省，郑州市儿童医院，2016-01-23.

[89] 沈忠，穴位埋线治疗混合痔术后疼痛的临床应用研究．浙江省，杭州市第三人民医院，2016-01-15.

[90] 刘宝琴，穴位埋线联合麻杏石甘茶治疗小儿咳嗽变异性哮喘的临床研究．河南省，郑州市中医院，2015-12-31.

[91] 龚新宇，针刀松解术结合穴位埋线治疗慢性胃炎临床研究．湖北省，丹江口市中医院，2015-12-08.

[92] 何小华，穴位埋线结合脑益嗪治疗脑外伤综合征的疗效观察．广西壮族自治区，灵山县中医医院，2015-11-30.

[93] 黄振，穴位埋线疗法治疗肝郁脾虚型非酒精性脂肪性肝病的临床疗效评价．浙江省，杭州市第一人民医院，2015-11-30.

[94] 李荣清，穴位埋线联合莫沙必利治疗胃下垂的研究．河北省，怀安县中医院，

2015-11-01.

[95] 冉传生，穴位埋线联合隔姜灸治疗特发性面神经麻痹的临床研究．重庆市，重庆市万州区人民医院，2015-10-29.

[96] 于永铎，便秘埋线疗法的创新与临床疗效评价．辽宁省，辽宁中医药大学，2015-09-23.

[97] 林海燕，穴位埋线联合乳果糖治疗硬粪块型便秘的临床研究．浙江省，杭州市富阳区中医医院，2015-08-28.

[98] 赵玉娟，穴位埋线治疗戒烟综合征的临床研究．黑龙江省，哈尔滨市第二医院，2015-08-25.

[99] 孙文善，应用 BODE 评分评价微创埋线在慢性阻塞性肺病肺康复治疗中的应用价值．上海市，复旦大学附属上海市第五人民医院，2015-08-18.

[100] 李静，穴位埋线疗法临床应用．云南省，保山市人民医院，2015-06-23.

[101] 苏仁强，腰六俞穴位埋线导引术为主结合腰腿痹通胶囊治疗腰椎间盘突出症临床研究．湖北省，武当山旅游经济特区医院，2015-02-28.

[102] 江根深，星状神经节阻滞联合穴位埋线治疗缺血性中风的临床研究．安徽省，铜陵市中医医院，2014-12-02.

[103] 翁双燕，中药加二甲双胍配合穴位埋线治疗多囊卵巢综合征临床观察．重庆市，重庆市中医院，2014-09-28.

[104] 殷小兰，子午流注序贯穴位埋线治疗 HBeAg 阴性乙肝携带者的规范化研究．广西壮族自治区，柳州市中医院，2014-06-19.

[105] 徐福，穴位埋线法对失眠症的临床研究．浙江省，浙江省中医院，2014-05-21.

[106] 杨计永，穴位埋线治疗女性尿道综合征的临床研究．河北省，晋州市中医院，2014-04-17.

[107] 苏仁强，养心消痹汤结合内关穴位埋线治疗稳定型心绞痛临床研究．湖北省，武当山旅游经济特区医院，2014-03-11.

[108] 高建英，埋线配合艾灸治疗雄激素源性脱发的疗效观察．河北省，保定市第二医院，2014-01-09.

[109] 盛燕儿，中药代茶饮联合穴位埋线疗法治疗糖尿病前期．浙江省，富阳市中医医院，2013-12-25.

[110] 李东冰，穴位强化埋线治疗慢传输性便秘的机制研究．北京市，中国中医科学院西苑医院，2013-12-01.

[111] 金慧芳，性别对穴位埋线治疗腹型肥胖疗效的影响．浙江省，杭州市红十字会医院，2013-10-01.

[112] 易进，长强穴埋线治疗混合痔术后伤口疼痛的临床观察．上海市，上海中医药大学附属龙华医院，2013-08-15．

[113] 苏亚妹，五脏俞埋线结合帕罗西汀治疗抑郁症疗效及对患者 P300 影响的观察．河南省，安阳职业技术学院医药卫生学院，2013-07-23．

[114] 田元生，柔筋健步丸配合埋线、刺络疗法治疗强直性脊柱炎的临床研究．河南省，河南省中医药研究院，2013-06-08．

[115] 来玉芹，中药加埋线治疗 40 岁以前卵巢储备功能下降的临床研究．广西壮族自治区，柳州市妇幼保健院，2013-04-24．

[116] 魏旭凤，苁蓉润便丸合穴位埋线治疗便秘的临床研究．河南省，濮阳市中医医院，2013-03-06．

[117] 张迎春，穴位埋线配合中药治疗多囊卵巢综合征的临床观察．湖北省，湖北省妇幼保健院，2013-02-28．

[118] 孙文善，微创埋线技术与临床应用．上海市，复旦大学附属上海市第五人民医院，2012-11-01．

[119] 金亚蓓，穴位埋线预防围绝经期综合征的临床研究．浙江省，杭州市红十字会医院，2012-10-20．

[120] 孟宪璞，穴位埋线配合益气通络方治疗周围性面瘫的临床观察．河北省，新乐市中医院，2012-09-10．

[121] 郭灿，穴位埋线合黄芪中风方治疗中风恢复期的临床应用研究．河北省，万全县中医院，2012-08-22．

[122] 张稳存，创面封闭联合长强穴埋线治疗肛门病术后疼痛研究．陕西省，榆林市第四人民医院，2012-06-01．

[123] 田元生，穴位埋线、耳压、敷贴三联疗法治疗顽固性高血压的临床研究．河南省，河南省中医药研究院，2012-05-31．

[124] 赵绛波，新型穴位埋线疗法对单纯性肥胖症的临床研究．河南省，河南中医学院，2012-05-22．

[125] 张舒雁，简易穴位埋线法治疗习惯性便秘的临床疗效评估．浙江省，浙江省中医院，2012-03-31．

[126] 刘晓辉，解毒化浊活血方配合埋线治疗慢性萎缩性胃炎的临床研究．河北省，河北医科大学中医院，2012-03-01．

[127] 田自力，穴位埋线联合柳氮磺胺吡啶治疗溃疡性结肠炎的疗效及对 ANCA 的影响．河北省，河北大学附属医院，2012-02-24．

[128] 夏粉仙，内关穴埋线结合耳穴贴压治疗失眠．浙江省，富阳市中医医院，2011-11-20．

[129] 邱剑锋，长强穴埋线治疗痔术后疼痛技术．北京市，中国中医科学院广安门医院，2011-08-12.

[130] 武运，穴位埋线治疗癫痫型脑囊虫病临床研究．河北省，张北县中医院，2011-06-26.

[131] 刘保新，分期整体辨证取穴埋线治疗绝经后骨质疏松症的临床研究．广西壮族自治区，柳州市中医院，2011-06-13.

[132] 周晓玲，穴位埋线结合强肝消脂饮治疗非酒精性脂肪性肝病的临床研究．广西壮族自治区，柳州市中医院，2011-05-30.

[133] 周蕾，简易穴位埋线法治疗乳腺增生的临床观察和研究．浙江省，金华市中医医院，2011-05-01.

[134] 黄洪波，基于红外热像分析的穴位埋线补泻效应研究．河北省，玉田县中医院，2011-04-28.

[135] 杨重兴，溃结散配合穴位埋线治疗溃疡性结肠炎临床研究．甘肃省，甘肃省康复中心医院，2011-03-31.

[136] 郭玉琴，缓解期微创穴位埋线疗法预防哮喘发作的临床研究．河南省，郑州市中医院，2010-12-26.

[137] 柴一峰，温针灸加穴位埋线治疗萎缩性胃炎临床研究．山东省，枣庄市中医医院，2010-12-08.

[138] 叶立汉，穴位皮下埋线治疗面肌痉挛的临床研究．广东省，肇庆市第一人民医院，2010-11-29.

[139] 勾庆芬，点扎埋线法重睑成形术的应用研究．湖北省，武汉科技大学附属天佑医院，2010-10-20.

[140] 徐令祥，辨证选穴之穴位埋线治疗慢性荨麻疹．湖北省，潜江市皮肤病医院，2010-10-13.

[141] 卢振中，陆氏埋线针疗结合药物治疗胃下垂的临床研究．浙江省，金华市中心医院，2010-06-12.

[142] 于永铎，穴位埋线治疗慢传输型便秘的临床应用．辽宁省，辽宁中医药大学，2009-10-01.

[143] 毛红蓉，穴位埋线治疗高脂血症的临床研究．湖北省，中西医结合医院，2009-05-01.

[144] 杨恂，杨氏溃疡散配合穴位埋线治疗消化性溃疡的临床研究．甘肃省，甘肃省康复中心医院，2009-04-09.

[145] 杜艳，微创埋线疗法治疗相关疾病的临床应用研究．广西壮族自治区，广西中医学院附属瑞康医院，2009-03-13.

[146] 周晓燕，脂肪移植应用于双环埋线法治疗先天性乳头内陷的临床研究．山东省，日照市人民医院，2009-01-01．

[147] 侯岩珂，中药并埋线结合关节镜下关节腔清理术治疗痰瘀型膝骨关节炎的临床研究．山东省，德州市中医院，2008-10-26．

[148] 王禹增，埋线加中药治疗骨科大手术后失血性贫血的临床研究．山东省，德州市中医院，2008-10-26．

[149] 庄礼兴，穴位埋线治疗癫痫的临床与动物实验系列研究．广东省，广州中医药大学，2008-04-17．

[150] 庄礼兴，穴位埋线疗法治疗全面性发作型癫痫的临床研究．广东省，广州中医药大学，2008-04-17．

[151] 张焕峰，臭氧融核为主中药埋线为辅治疗腰椎间盘突出症的临床研究．河北省，沧州市人民医院，2008-01-15．

[152] 程芳，长强及双承山穴埋线治疗陈旧性肛裂临床研究．北京市，中国中医科学院西苑医院，2008-01-01．

[153] 蔡永敏，埋线配合黄龙抑亢汤（胶囊）治疗甲状腺机能亢进症多中心近期临床疗效评价．河南省，河南省中医药研究院，2007-12-15．

[154] 刘金凤，改良连续埋线重睑成形术临床应用研究．安徽省，蚌埠市第三人民医院，2007-09-15．

[155] 李东冰，穴位强化埋线配合肛门局部手术治疗慢传输型及混合型便秘的临床研究．北京市，中国中医科学院西苑医院，2007-01-12．

[156] 臧红学，穴位注射埋线治疗慢性非细菌性前列腺炎临床观察．河北省，唐县人民医院，2006-12-31．

[157] 刘芳，穴位埋线结合耳穴贴压治疗绝经后骨质疏松症的临床疗效观察与评价．山东省，德州市人民医院，2006-01-15．

[158] 王国明，穴位埋线法治疗单纯性肥胖症．河北省，廊坊市中医医院，2006-01-01．

[159] 跳跃缝合隧道植结连续埋线重睑成形术．北京市，北京中医药大学，2006-01-01．

[160] 王丽丽，埋线疗法治疗单纯性肥胖病的临床观察与研究．河北省，河北医科大学中医药研究院，2005-04-30．

[161] 崔瑾，简易穴位埋线法及其对大鼠免疫功能影响的实验研究．贵州省，贵阳中医学院，2005-01-01．

[162] 张燕，电脑牵引配合水针刀埋线法治疗腰椎间盘突出症的临床研究．山东省，章丘市中医医院，2003-11-11．

[163] 谢潇侠，头皮针埋线治疗帕金森病大鼠的实验研究．甘肃省，甘肃省干部医疗保健院，2002–12–16.

[164] 佚名，穴位埋线治疗运动性疲劳疗效评价．浙江省，浙江体育职业技术学院，2002–11–03.

[165] 佚名，迎香穴埋线治疗萎缩性鼻炎临床研究．山东省，济南市中心医院，2001–07–15.

[166] 佚名，割治埋线治疗"癫痫"500 例分析报告．内蒙古自治区，阿拉善左旗巴镇医院，2001–01–01.

[167] 佚名，交巢穴埋线预防奶牛产后疾病的研究．天津市，天津农学院，2001–01–01.

[168] 佚名，王有达，胃疡汤配合埋线疗法治疗消化性溃疡临床应用．广东省，广东省普宁市中医院，2000–01–01.

[169] 佚名，皮下结膜下埋线重睑成形术．辽宁省，新民市人民医院，2000–01–01.

[170] 佚名，穴位埋线治疗颈椎病的临床研究．湖北省，鄂州市民政康复医院，2000–01–01.

第二节　穴位埋线专利代表性成果

本书收集整理了近年来有关穴位埋线方面的发明专利、实用新型专利，共计 550 项，涉及外科学、中医学、生物医学工程、医药卫生方针政策与法律法规研究等专业。现摘录如下。

[1] 李杰，乔海法．一种新型自动埋线装置：CN202411634137.2[P].2025–01–10.

[2] 张佳丽，赵忠辉，黄香红，等．一种带刻度的埋线管针装置：CN202420611334.1[P].2025–01–03.

[3] 王怀学，李小娟，王瑞洋．一种用于中医穴位埋线注射装置：CN202420085008.1[P].2024–12–24.

[4] 林昀，周旭旭．一种线雕埋线针：CN202420360471.2[P].2024–12–24.

[5] 刘宇．一种可视化埋线针及操作方法：CN202411417486.9[P].2024–12–10.

[6] 王海军，刘畅，曹玉霞，等．一种旋转式医用连续穴位埋线针具：CN202420391830.0[P].2024–12–06.

[7] 宗洁，王晓，钱俊希，等．埋线针（可回弹 1）：CN202430191587.3[P].2024–11–29.

[8] 温微微，杨钰，陈铁英，等．一种针灸埋线装置：CN202410960264.5[P].2024–11–29.

[9] 宗洁，王晓，钱俊希，等．埋线针（可回弹2）：CN202430191704.6[P].2024-11-26.

[10] 宋可新，张明子，刘浩．一种用于连续埋线法重睑术的针：CN202323201531.0[P].2024-11-15.

[11] 陈金亮，田明杰，马振江，等．一种新型埋线器：CN202420101281.9[P].2024-11-12.

[12] 张锋，王丽雅，周倩倩．一种埋线针自动推送机构：CN202323092731.7[P].2024-11-05.

[13] 顾海，张革新，蒋承宇．一种组合式埋线针：CN202420075901.6[P].2024-11-01.

[14] 顾海，张革新，蒋承宇．一种新型预装线式埋线针：CN202420075903.5[P].2024-11-01.

[15] 杨永晖，夏帅，伍闲．一种具有超声引导的埋线针刀：CN202322825110.9[P].2024-10-29.

[16] 张祯捷，黄洋，李莹，等．一种穴位埋线针：CN202323624791.9[P].2024-10-25.

[17] 刘荣荣，邱金涛，虎义平．一种中医穴位连续埋线针具及其应用方法：CN202411152657.X[P].2024-10-18.

[18] 陈赛，孙平良，唐璜，等．一种自动化表层皮肤埋线笔：CN202410887183.7[P].2024-10-15.

[19] 刘权威，杨午尧，张琪，等．一种动物肌腱穴位埋线及其制备方法：CN202410717643.1[P].2024-10-01.

[20] 王保，陈楚云，方晓仪．一种用于穴位埋线的针灸工装：CN202322978606.X[P].2024-09-24.

[21] 厉鹤．一种防止针芯脱落的埋线针：CN202323659818.8[P].2024-09-20.

[22] 顾海，张革新，蒋承宇．一种设有刻度线的埋线针：CN202323543597.8[P].2024-09-20.

[23] 解淑贞．一种中医埋线减肥方法：CN202410745821.1[P].2024-09-20.

[24] 王莉莉，徐刚．一种用于针灸的埋线针：CN202122745408.X[P].2024-09-13.

[25] 张蕾．美容鱼骨线：CN202321912392.X[P].2024-08-23.

[26] 徐贤伟．一种中医学埋置线用送针装置：CN202323523095.9[P].2024-08-23.

[27] 庄昆海，刘永尚，万旻旻，等．轮轴式穴位埋线器：CN202410632275.0[P].2024-08-20.

[28] 吴宇，苗芙蕊，范郁山．一种穴位埋线装置：CN202322754912.5[P].2024-08-16.

[29] 顾海，张革新，蒋承宇．一种设有放大镜的埋线针：CN202323377866.8[P].2024-08-16.

[30] 潘国梁，包昌福，汪可心，等．一种埋线自动切断与成型的机器：CN20232295 6022.2[P].2024-08-06.

[31] 王洪峰，李孟媛，赵博，等．一种辅助预测穴位埋线改善戒毒效果的诊断标志 物组合物：CN202410265291.0[P].2024-07-23.

[32] 顾海，张革新，蒋承宇．一种便捷装线的埋线针：CN202322565994.9[P]. 2024-07-19.

[33] 苏海茹．一种新型埋线针：CN202322195652.2[P].2024-07-16.

[34] 赵晟伦．用于埋线疗法的线及包括其的用于埋线疗法的针具：CN201980057740. X[P].2024-07-02.

[35] 杜垫玲．一种螺旋式针线一体埋线针管装置：CN202322062068.X[P].2024-07- 02.

[36] 王慧．一种美容整形用埋线穿刺针：CN202322633818.4[P].2024-06-28.

[37] 刘雨，李明忠，卢神州，等．一种抗菌防血肿长效医用复合埋线及其制备方法 与应用：CN202410454078.4[P].2024-06-21.

[38] 唐才峰，韦义彩．一种可拆卸埋线卡扣：CN202322825888.X[P].2024-06-14.

[39] 顾海，张革新，蒋承宇．埋线针：CN202330573450.X[P].2024-06-11.

[40] 王文清．一种埋线针穿线装置：CN201910421257.7[P].2024-06-11.

[41] 黄成团．一种埋线提拉弧形导针：CN202321998931.6[P].2024-06-11.

[42] 刘雨，李明忠，卢神州，等．一种抗菌防血肿长效医用复合埋线及其制备方法 与应用：CN202410454078.4[P].2024-05-17.

[43] 马珺轶．应用于脸部 Multi-ultra 提升修补用埋线装置：CN202111360787.9[P]. 2024-05-10.

[44] 马珺轶．一种 E-Original 胎式无痕重睑用埋线装置及其使用方法：CN20211136 1975.3[P].2024-05-07.

[45] 苏浩东．一种防凹陷和防露线式缝合埋线针：CN202223342964.3[P].2024-05-03.

[46] 李硕，刘宁．一种埋线针：CN202321733272.3[P].2024-03-08.

[47] 钱俊希，宗洁，徐海东．埋线针（可回弹）：CN202330487272.9[P].2024-03-05.

[48] 季友胜，季晋皓．一种针刀款埋线针：CN202321666271.1[P].2024-02-23.

[49] 周倩倩，朱爱勇，曹文婷，等．一种自动裁剪埋线针：CN202311527021.4[P]. 2024-02-13.

[50] 张静芝．一种无菌档位可调式自动埋线器及其工作方法：CN201810699539.9[P]. 2024-02-09.

[51] 张乃明．一种美容埋线生产用穿线装置：CN202321783314.4[P].2024-02-06.

[52] 杨其峰．一种用于肿瘤诊断及标记的装置：CN202011408752.3[P].2024-01-26.

[53] 偶鹰飞，刘芳，沙蕉，等.两种操作模式的穴位埋线枪及其工作方法：CN201811267982.5[P].2024-01-09.

[54] 陆娟，邱金勇，仇小龙.一种一次性便于操作的无菌埋线针：CN202321581273.0[P].2024-01-09.

[55] 季友胜，季晋皓.埋线针：CN202330400848.3[P].2024-01-05.

[56] 韩霞，李欣，王晨媛，等.一种自动断线穴位埋线微针：CN202311327408.5[P].2024-01-05.

[57] 邢学亮.一种改良的面部埋线提升套管针：CN202222881574.7[P].2024-01-02.

[58] 袁瑱，王聪敏，吴英英，等.一种带有多储针腔位的埋线针：CN202321377970.4[P].2023-12-26.

[59] 廖永安，黄海滨，王懋成.一种自动埋线针：CN202111286646.7[P].2023-12-22.

[60] 杨颖，王明明，严心波，等.一种埋线针刀装置：CN201810714945.8[P].2023-12-08.

[61] 王孟，殷继超，刘诗若，等.一种多功能埋线针：CN202321698402.4[P].2023-12-08.

[62] 贾梦雅，罗啸，李彦华.穴位埋线针：CN202230521853.5[P].2023-12-05.

[63] 季友胜，季晋皓.一种新型埋线针：CN202321666264.1[P].2023-11-14.

[64] 郭妍，张义，杜玫，等.一种便于操作的穿线器：CN202321204856.1[P].2023-10-31.

[65] 卢智慧.一种微整形用的液体麻药和线体同时注入的针：CN202320670446.X[P].2023-10-31.

[66] 石玉甄.一种用于中医穴位埋线的注射定位辅助装置：CN202310006572.X[P].2023-10-27.

[67] 李登科，杨才德，伏嘉欣，等.一种专用针刀埋线注射工具：CN202320963586.6[P].2023-10-13.

[68] 高敬辉，王双平，赵晶.一种易定位埋线针：CN202222343974.2[P].2023-10-13.

[69] 郭斌，刘东，马惠昇，等.一种用于针灸埋线的辅助装置：CN202111315567.4[P].2023-10-03.

[70] 聂婕.一种中下面部埋线提升引导器：CN202320750467.2[P].2023-10-03.

[71] 吴迪.一种下颌缘收紧埋线针：CN202320529998.9[P].2023-09-29.

[72] 李安伟，孙孟孟.覆膜支架及其缝合方法：CN202210266472.6[P].2023-09-22.

[73] 陆娟，邱金勇.一种埋线针：CN202321350027.4[P].2023-09-19.

[74] 刘渝松，张文斌，贺广权，等.一种针灸治疗装置：CN202310294607.4[P].2023-09-12.

[75] 董润标，陈茵，廖伟，等．一种新型穴位埋线针：CN202320799508.7[P].
2023-09-01.

[76] 黄雪．一种面部提拉术用埋线针：CN202320340592.6[P].2023-08-29.

[77] 庄俭，薛庆隆，张浩琳，等．一种可溶性藏线针及制备方法：CN20231040
8597.2[P].2023-08-22.

[78] 胡可．一种基于美容整形的埋线穿刺针：CN202222813275.X[P].2023-08-22.

[79] 赵伟．一种中面部埋线复位固定针：CN202320463742.2[P].2023-08-22.

[80] 王志婕，王鑫彦，刘丽坤，等．一种穴位埋线装置：CN202222360972.4[P].
2023-08-22.

[81] 林毅，王军．一种分体式埋线针：CN202320825639.8[P].2023-08-22.

[82] 郑惠．一种面部微整形拉皮埋线引导器：CN202223420974.4[P].2023-08-15.

[83] 王培，李敏，于曼，等．一种便于穿线的埋线装置：CN202222749141.6[P].
2023-08-11.

[84] 李本金．一种阴道紧缩埋线引导器：CN202223375718.8[P].2023-08-08.

[85] 季盛．一种穴位埋线枪：CN202223392939.6[P].2023-07-28.

[86] 殷刘琴，张宠．一种用于眼周埋线的导引针：CN202320271876.4[P].2023-07-21.

[87] 程波敏，刘卓超，尹霖，等．一种针灸埋线器：CN202222420177.X[P].2023-
07-21.

[88] 季盛．一种穴位埋线针具：CN202223392934.3[P].2023-07-21.

[89] 宗洁，徐海东，王晓，等．一种镁基埋植线及其制备方法、埋线装置及埋线方
法：CN202310381128.6[P].2023-07-07.

[90] 邓启粤，宁百乐，符文彬．一种埋线器具：CN202320161249.5[P].2023-07-07.

[91] 孙凌云，闫蕴孜，刘稼玺，等．一种预填充式中医穴位埋线针管装置：
CN202222762762.8[P].2023-07-07.

[92] 刘旭，金肖青，诸剑芳，等．针刀：CN201710262257.8[P].2023-07-04.

[93] 陈双佳，张锋，李荣，等．一种自动埋线针：CN202222641404.1[P].2023-06-27.

[94] 刘敏．一种自动穿线针装置：CN202310104124.3[P].2023-06-23.

[95] 李本金．一种阴道紧缩埋线引导器：CN202211617875.7[P].2023-06-23.

[96] 周涛，蒋开梅，王建，等．一种埋线针保护套管：CN202223022460.3[P].
2023-06-13.

[97] 刘迈兰，张浩琳，庄俭，等．一种基于气动的可自动退针的穴位埋线针用针具：
CN202211593854.6[P].2023-06-09.

[98] 周涛，蒋开梅，王建，等．一种穴位埋线针：CN202222601009.0[P].2023-06-09.

[99] 赵亮祥，秦琴，张恩军，等．一种埋线提升用定向精准导引器：CN20222292

8613.4[P].2023-06-06.

[100] 王乐.导管埋线结构:CN202223420310.8[P].2023-05-26.

[101] 方樱琳,徐宓宓,蒋红芳.一种中医埋线治疗的剪线钳:CN20222319 4428.3[P].2023-05-23.

[102] 梁淑敏,董润标,陈茵,等.一种新型预装线式穴位埋线针:CN20222301 4935.4[P].2023-05-23.

[103] 王晓旭,闫旭,李成,等.一种具有注射功能的埋线针:CN202223406111.1[P]. 2023-05-23.

[104] 陆娟,邱金勇.埋线针:CN202330011805.6[P].2023-05-12.

[105] 段君毅,廖丽君,王毅兴,等.一种穴位埋线仪:CN202222086603.0[P]. 2023-05-09.

[106] 张晓梅,孙建华,张健.一种改进型埋线针:CN202222998521.3[P].2023- 05-05.

[107] 胡可.一种医学美容使用的无菌埋线美容针:CN202222605675.1[P].2023- 05-02.

[108] 魏继昌,张小明,万乔浩,等.一种覆膜支架、覆膜支架系统及其使用方法: CN202211505406.6[P].2023-04-14.

[109] 张浩琳,李东,霍则军.一种便携式埋线器具:CN202222024842.3[P]. 2023-04-11.

[110] 任晓红.一种双套管多用途埋线针:CN202221321616.5[P].2023-03-31.

[111] 熊利泽,黄佳,李宛蓉,等.一种用于针灸穴位埋线材料的载药纳米纤维及 其制备方法和应用:CN202210018624.0[P].2023-03-24.

[112] 侯燕,陈磊.一种新型埋线提升辅助工具:CN202221792301.9[P].2023-03-24.

[113] 殷岳杉.一种可连续施针的软线埋线装置:CN202222239337.0[P].2023-03-21.

[114] 周红亮.一种面部微整形拉皮埋线引导器:CN202222008167.5[P].2023-03-14.

[115] 李梅,叶静静,陈宁刚.穴位埋线针具:CN202221865470.0[P].2023-03-14.

[116] 孙英霞,孔庆悦,张晓蓓,等.一种一次性简易埋线针:CN202221639024.8 [P].2023-03-10.

[117] 沈叶.一种无菌埋线医疗美容针:CN202222435801.3[P].2023-02-24.

[118] 张建军.皮下除皱线埋线引导针:CN202230526270.1[P].2023-02-10.

[119] 章东萍.一种一次性注射埋线针:CN202221515547.1[P].2023-01-24.

[120] 殷岳杉.一种可以连续上线的埋线针:CN202221970069.3[P].2023-01-10.

[121] 陈双佳,张锋,李荣,等.一种自动埋线针:CN202211226073.3[P].2023- 01-03.

[122] 罗东，黄蔹茹，王艳，等 . 一种医用缝合埋线引导穿刺针：CN20222174
2299.4[P].2022-12-23.

[123] 张维茂，魏宝贵，张军 . 一种带埋线针具：CN202122972980.X[P].2022-11-25.

[124] 贾梦雅，李彦华，罗啸 . 套管埋线针：CN202230521852.0[P].2022-11-18.

[125] 李登科，杨才德，包金莲 . 一种用于中医穴位埋线注射器：CN20222133
3049.5[P].2022-11-11.

[126] 梁永久，任晋峰，史秋宇 . 一种面部微创提升埋线引导针：CN20222055
7248.8[P].2022-10-28.

[127] 王歌 . 一种埋线针上线装置：CN202210987262.6[P].2022-10-21.

[128] 鲁海，阮建国，汪洋，等 . 一种八髎 - 中髎穴定位、深部埋线装置包及使用
方法：CN202210733023.8[P].2022-10-14.

[129] 张哲，陈卓，王芳，等 . 一种蛋白线埋线针：CN202122726270.9[P].
2022-10-14.

[130] 季友胜，季晋皓 . 一种埋线针：CN202220210899.X[P].2022-10-14.

[131] 王一，廖仕川 . 一种防止感染的埋线针：CN202121424672.7[P].2022-09-13.

[132] 王仲明 . 一种可调节出针长度的埋线针：CN202220609379.6[P].2022-08-30.

[133] 李敏 . 一种用于穴位埋线的针：CN202220879870.0[P].2022-08-23.

[134] 刘子汇 . 一种埋线专用针具：CN202122965026.8[P].2022-08-23.

[135] 袁河 . 一种埋线针刀装置：CN202221030102.4[P].2022-08-16.

[136] 张艳红，杨永成，刘申松 . 一种埋线用引导针：CN202220424222.6[P].
2022-08-16.

[137] 郭春艳，李绍荣，王祖红，等 . 一种基于按压切割特定长度羊肠线的穴位埋
线装置：CN202123152919.7[P].2022-08-16.

[138] 黄靖秋，黄倩芸 . 一次性使用埋线针：CN202210551955.0[P].2022-08-09.

[139] 许凤芝，黄剑飞，陈珍荣，等 . 用于线雕手术的埋线处理针：CN20222002
2651.0[P].2022-08-02.

[140] 许凤芝，黄剑飞，陈珍荣，等 . 埋线处理套组：CN202220022669.0[P].
2022-08-02.

[141] 白春艳 . 中医穴位用针线一体埋线针：CN202122904608.5[P].2022-07-22.

[142] 李敏 . 穴位埋线针：CN202230215405.2[P].2022-07-19.

[143] 苗同贺，欧阳慧，李江涛 . 一种穴位埋线针：CN202123240089.3[P].
2022-06-17.

[144] 李红山，朱儒雅 . 一种改良的自动切割进线埋线器：CN202122101765.2[P].

2022-06-07.

[145] 杜晓韵.一种面部微整形拉皮埋线引导器: CN202122565793.X[P].2022-05-31.

[146] 季友胜, 季晋皓.埋线针: CN202230114530.4[P].2022-05-27.

[147] 郑雪平, 侯毅, 谭妍妍, 等.医用多芯埋线装置: CN202122877975.0[P].2022-05-17.

[148] 马珺轶.应用于脸部 Multi-ultra 提升修补用埋线装置及其使用方法: CN202111360787.9[P].2022-05-06.

[149] 张元锋.一种便于退针的埋线针管: CN202122514361.6[P].2022-05-06.

[150] 张元锋.一种新型埋线针具: CN202122447020.1[P].2022-05-06.

[151] 蔡群.穴位埋线器: CN202010868106.9[P].2022-05-03.

[152] 杨学良, 赵占国.一种用于眼周胶原培植手术的埋线装置: CN202121905176.3[P].2022-05-03.

[153] 黄振, 张狄, 韩金生.一种用于针灸埋线治疗的埋线针: CN202120413670.1[P].2022-04-29.

[154] 杨学良, 赵占国.一种用于面部紧致提升手术的埋线装置: CN202121905156.6[P].2022-04-26.

[155] 熊利泽, 黄佳, 李宛蓉, 等.一种用于针灸穴位埋线材料的载药纳米纤维及其制备方法和应用: CN202210018624.0[P].2022-04-22.

[156] 张维茂, 魏宝贵, 张军.带埋线针具: CN202130789718.4[P].2022-04-19.

[157] 周敏茹.一种埋线双眼皮手术用持针器: CN202122722480.0[P].2022-04-19.

[158] 董小艳, 李强, 汪厚莲, 等.一种医用埋线器: CN202122557117.8[P].2022-04-15.

[159] 汪厚莲, 刘鑫烨, 唐伶芳, 等.一种医用微创减肥塑形调理用的自动上线埋线针: CN202122558803.7[P].2022-04-15.

[160] 李强, 董小艳, 汪厚莲, 等.一种医用埋线器: CN202122559937.0[P].2022-04-15.

[161] 郭斌, 刘东, 韩怀钦, 等.一种针灸埋线组件: CN202122693399.4[P].2022-04-15.

[162] 郭斌, 赵君利, 马英峰, 等.一次性无菌穴位埋线器具: CN202122693398.X[P].2022-04-15.

[163] 周敏茹.一种双眼皮埋线针的收纳设备: CN202122614706.5[P].2022-04-12.

[164] 毕均芬.一次性穴位埋线针具: CN202122745234.7[P].2022-04-12.

[165] 周敏茹.一种埋线双眼皮手术用设备: CN202122704854.6[P].2022-04-12.

[166] 吴梅锋，翁梓锋，蒋连成．一种改良型儿童穴位的埋线装置：CN202122384792.5[P].2022-04-12.

[167] 周敏茹．一种便于缠线的双眼皮定型器：CN202122635292.4[P].2022-04-08.

[168] 黄靖秋，黄倩芸，吴凤玲．一种蛋白埋线设备：CN202111608025.6[P].2022-04-05.

[169] 孙英霞，刘爽，王吉林，等．一种穴位埋线贴：CN202122417897.6[P].2022-04-05.

[170] 顾春蕾．一种针灸科用穴位埋线枪：CN202111531564.4[P].2022-03-25.

[171] 周敏茹．一种双眼皮埋线针的消毒装置：CN202122675632.6[P].2022-03-18.

[172] 马珺轶．一种 E-Original 胎式无痕重睑用埋线装置及其使用方法：CN202111361975.3[P].2022-03-18.

[173] 周芋伶，张倩，金园，等．一种 SD 大鼠穴位埋线取材方法：CN202111475134.5[P].2022-03-18.

[174] 郭斌，韩怀钦，何家杰，等．一种针灸埋线装置：CN202111290914.2[P].2022-03-15.

[175] 刘荣荣，邱金涛．埋线针：CN202121344269.3[P].2022-03-08.

[176] 莫媛．一种便携式穴位埋线用手提箱：CN202121502035.7[P].2022-03-04.

[177] 王贤海，弓国华，孟令坤．一种穴位埋线针刀：CN202121379936.1[P].2022-02-22.

[178] 张泓，卓越，许明，等．一种埋线针筒：CN202121604286.6[P].2022-02-22.

[179] 郭斌，刘东，马惠昇，等．一种用于针灸埋线的辅助装置：CN202111315567.4[P].2022-02-08.

[180] 邢学亮．美容整形用埋线穿刺针：CN202122012989.6[P].2022-02-08.

[181] 黎护忠．一种便于快速穿线的眼睛整容埋线用防菌针：CN202022803426.4[P].2022-02-08.

[182] 王秀彦．一种具有精确定位功能的埋线针灸装置：CN202120598868.1[P].2022-02-08.

[183] 刘晶，林巧璇，卢莉铭，等．一种针刀埋线针具：CN202122202952.X[P].2022-01-28.

[184] 季友胜．一次性使用埋线针：CN202122007648.X[P].2022-01-28.

[185] 何灏龙，刘密，张倩，等．一种 sd 大鼠穴位埋线方法：CN202111240025.5[P].2022-01-21.

[186] 段晓荣，张芳，王祖红，等．一次性简易埋线针：CN202120526426.6[P].2022-01-18.

[187] 王一，廖仕川．一种具备自动回位功能的埋线针：CN202121425141.X[P].2022-01-18.

[188] 季正斌，季邈墨涵，陈娴．一种具有弹簧复位功能的埋线针：CN202023227776.7[P].2022-01-04.

[189] 廖永安，黄海滨，王懋成．一种自动埋线针：CN202111286646.7[P].2021-12-21.

[190] 杨才德．一种埋线针刀装置：CN202121845761.9[P].2021-12-21.

[191] 黄振，张狄，韩金生．一种便于穿线的注射式埋线针：CN202120417849.4[P].2021-12-17.

[192] 季友胜．埋线针（一次性）：CN202130554498.7[P].2021-12-14.

[193] 叶锋，于露，佘国柱，等．一种一次性无菌埋线针：CN202120303860.8[P].2021-12-14.

[194] 叶锋，于露，佘国柱，等．一种具备刻度调节功能的一次性埋线针：CN202120304287.2[P].2021-12-14.

[195] 金炳旭，赵勇．一种一次性埋线针：CN202120840271.3[P].2021-12-14.

[196] 程孝顶，曲善忠，王晓旭，等．一种穴位埋线针：CN202121312581.4[P].2021-12-14.

[197] 程孝顶，曲善忠，王晓旭，等．一种新型穴位埋线针具：CN202121318845.7[P].2021-12-14.

[198] 王敏，崔玉美，王伟鉴，等．一种奇穴穴位埋线治疗糖尿病的制备方法：CN202010525972.8[P].2021-12-10.

[199] 陈芙莉．一种具有加强效果的医用埋线：CN202120015287.0[P].2021-12-10.

[200] 徐优璐，郭菲，刘红霞，等．一种针线一体无菌埋线器：CN202120517708.X[P].2021-12-03.

[201] 伊芸．一种一次性穴位埋线针的长度调节装置：CN202120596194.1[P].2021-12-03.

[202] 赖思旺．一种埋线植入器：CN202120302459.2[P].2021-12-03.

[203] 来玉芹，郭钦源，牛聪，等．一种穴位埋线针芯：CN202120019206.4[P].2021-11-30.

[204] 艾凡荣．一种可 3D 打印的硬度及降解周期可调节的 PGLA 中医药针灸埋线材料及其制备方法：CN202110958542.X[P].2021-11-26.

[205] 郑雪平，张彩荣，孙雨晴．一种穴位埋线器：CN202121473203.4[P].2021-11-26.

[206] 陆娟，邱金勇．一种穿刺式埋线针：CN202023135256.3[P].2021-11-26.

[207] 樊金灼，孙志高，刘帆，等.一种新型带线埋线针：CN202023046376.6[P].
2021–11–26.

[208] 季正如，季正斌，季邈墨涵.一种微型埋线针：CN202023227804.5[P].
2021–11–19.

[209] 张炳艳.一种中医针灸埋线装置：CN202120479933.9[P].2021–11–19.

[210] 张彩荣，郑雪平，孙雨晴.一种穴位埋线施针装置：CN202121514584.6[P].
2021–11–19.

[211] 张永伟.一次性骨穿孔牵引埋线针：CN202023096458.1[P].2021–11–02.

[212] 刘小微，刘小雯，刘刊，等.一种子弹形埋线器、穴位埋线方法及穴位埋线
枪：CN202110782750.9[P].2021–09–28.

[213] 蔡群.一种穴位埋线器：CN202022275607.4[P].2021–09–10.

[214] 吴宏志，秦永平，易梅芳，等.埋线软组织钳：CN202110620327.9[P].
2021–09–03.

[215] 丁爱军.一种气密性高的埋线针具：CN202022630062.4[P].2021–08–06.

[216] 严敏.一种用于瘦身减肥的溶脂线：CN201910338989.X[P].2021–08–06.

[217] 罗芳丽，廖伯年，雷枭，等.一种一次性埋线针：CN202022165880.1[P].
2021–08–03.

[218] 郑雪平，侯毅，谭妍妍，等.医用多芯埋线装置：CN202110564756.9[P].
2021–07–30.

[219] 易东风，郑京湘.一种无菌埋线美容针：CN202022059772.6[P].2021–07–30.

[220] 庄月利.一种超细小光滑埋线美容针：CN202022578189.6[P].2021–07–30.

[221] 王运菊，王顺义，张鹏翔.不用穿线的医用微创减肥塑形调理埋线器：
CN202020649247.7[P].2021–07–23.

[222] 殷美霞.一种便于收纳的埋线针收纳装置：CN202021602542.3[P].2021–07–16.

[223] 向健.一种面部微整形拉皮埋线引导器：CN202022605302.5[P].2021–07–06.

[224] 李洋.一次性多功能穿刺埋线针：CN202022216643.3[P].2021–07–06.

[225] 王博涵.医用连续埋线针具：CN202022264820.5[P].2021–06–29.

[226] 李永军.一种整形提升埋线双管针：CN202022284491.0[P].2021–06–29.

[227] 江树舒.一种可埋线完成再退针的针灸埋线针针头：CN202022420621.9[P].
2021–06–22.

[228] 王瑞华，张永伟.埋线筋骨牵引针（一次性）：CN202130043736.8[P].
2021–06–15.

[229] 王秀彦.一种具有精确定位功能的埋线针灸装置：CN202110316192.7[P].
2021–06–08.

[230] 周邓霆.一种埋线提升用引导器：CN202021073344.2[P].2021-06-01.

[231] 王瑞华，张永伟.一次性埋线筋骨牵引针（2）：CN202130074635.7[P].2021-05-28.

[232] 赵彬.一种埋线针支架：CN202021640219.5[P].2021-05-28.

[233] 郎健，黄荼熙，刘喆.一种新型多功能埋线雕线针具：CN202021383907.8[P].2021-05-25.

[234] 陈青.一种新型功能埋线针具：CN202021137879.1[P].2021-05-18.

[235] 陈青.一种多用途埋线针：CN202021137880.4[P].2021-05-18.

[236] 陈舒，代琪，曹明淦.一种刻度式半自动裁线穴位埋线装置：CN202020950898.X[P].2021-04-30.

[237] 王健.一种基于注射器的埋线装置：CN202021496307.2[P].2021-04-30.

[238] 杨颖，王明明，赵金荣，等.一种埋线针：CN202021404331.9[P].2021-04-27.

[239] 王业坤.一种双套管多用途埋线针：CN202021581069.5[P].2021-04-27.

[240] 刘晶，林巧璇，卢莉铭，等.埋线针具：CN202030773331.5[P].2021-04-23.

[241] 赵晟伦.用于埋线疗法的线及包括其的用于埋线疗法的针具：CN201980057740.X[P].2021-04-16.

[242] 饶赟.一种具有减肥功效的穴位埋线装置：CN202011557601.4[P].2021-04-06.

[243] 祝葆华，蒋亦，蒋元宝，等.阴道紧缩埋线导引器：CN202020618705.0[P].2021-04-06.

[244] 王瑞华，张永伟.埋线针（一次性）：CN202030730463.X[P].2021-04-02.

[245] 杨其峰.一种用于肿瘤诊断及标记的装置：CN202011408752.3[P].2021-03-30.

[246] 陆巧琴.一种用于埋线的针管：CN202020878021.4[P].2021-03-26.

[247] 王子明.埋线针：CN202030549465.9[P].2021-03-23.

[248] 许红丽.一种整形提升埋线双管针：CN202020511833.5[P].2021-03-12.

[249] 刘晶，林巧璇，卢莉铭，等.一种针刀埋线针具：CN202011448108.9[P].2021-02-26.

[250] 范琳.一种埋线针灸推进针：CN202020265373.2[P].2021-02-19.

[251] 任媛媛.一种一次性穴位埋线针的长度调节装置：CN202020636138.1[P].2021-02-12.

[252] 王运菊，王顺义，张鹏翔.不用穿线的医用微创减肥塑形调理埋线器：CN202010336348.3[P].2021-02-09.

[253] 孙刚毅，尚子义.一种新型针灸用自动埋线笔：CN202021588703.[P].2021-02-09.

[254] 田娟.一种修复蛋白埋线造成的皮内增生的修复素的仪器：CN20202083

3120.0[P].2020-12-29.

[255] 张艳，李封，王彩霞，等.便捷的埋线针：CN202020343499.7[P].2020-12-29.

[256] 张硕，高宏宇，张玉福.一种中医学埋置线用送针装置：CN202011030218.3[P].2020-12-29.

[257] 郑加法，齐登彬，周云龙.埋线重睑成形器：CN202020244302.4[P].2020-12-25.

[258] 尹相天.具备可更换手柄的埋线用针刺器：CN201680066477.7[P].2020-12-11.

[259] 于子强，于海峰.埋线提升针：CN201921917285.X[P].2020-11-27.

[260] 王文清.一种埋线针穿线装置：CN201910421257.7[P].2020-11-24.

[261] 黄菲菲，覃周韦，梁宜，等.一种用于针灸埋线的辅助装置：CN202020214550.4[P].2020-11-10.

[262] 杨艳芬，陈奔.埋线盒：CN201922390765.1[P].2020-10-23.

[263] 孙刚毅，尚子义.一种新型针灸用自动埋线笔：CN202010770934.9[P].2020-10-20.

[264] 蔡群.穴位埋线器：CN202010868106.9[P].2020-10-16.

[265] 张艳红，杨永成，刘申松.一种面部提升线的埋线装置：CN201922077587.7[P].2020-10-09.

[266] 李慧灿.一种面部埋线手术免剪头发固定器：CN202020043226.0[P].2020-10-09.

[267] 张俊琴.一种脸部埋线术前塑形方法：CN202010633408.8[P].2020-10-09.

[268] 张燕.一种治疗高血压的埋线套装：CN201922193116.2[P].2020-09-29.

[269] 李杰.一种新型自动埋线笔：CN201922356496.7[P].2020-09-29.

[270] 张耿铨，张耿豪，张琳琳，等.穴位埋线针：CN201921609315.0[P].2020-08-25.

[271] 魏霞霞，刘冬，周梅.一种用于中医穴位埋线注射器：CN201920319556.5[P].2020-08-25.

[272] 杨春景，杨良机.穴位埋线疗法治疗恶性肿瘤的药线制备方法：CN202010479579.X[P].2020-08-21.

[273] 段曼利，邓涵.一种线雕局麻探针：CN201921907186.3[P].2020-08-21.

[274] 张高照，张冲.一种便于穿线的注射式埋线针：CN201921864343.7[P].2020-08-18.

[275] 周沙.一种鸡尾酒溶脂术用埋线针：CN201922284695.1[P].2020-08-18.

[276] 王新义，杨坤鹏，张玉飞，等.一种自动埋线送线器：CN201921569882.8[P].2020-08-11.

[277] 罗金刚 . 一种连续埋线重睑定位保护装置：CN201921825768.7[P].2020-07-28.

[278] 陈星宇 . 一种面部微整形拉皮埋线引导器：CN201921863786.4[P].2020-07-17.

[279] 乔敏，周艳丽，吴毅明，等 . 一种多功能的穴位埋线治疗辅助装置：CN201921104223.7[P].2020-06-30.

[280] 丁砚江，宋玉龙 . 一次性多功能埋线器具：CN201921511406.0[P].2020-06-26.

[281] 王文清 . 一种埋线针穿线装置：CN201920727554.X[P].2020-06-26.

[282] 文谦，李宁 . 一种埋线针具：CN201920888247.X[P].2020-06-26.

[283] 王守东，任晓艳，王焱垚，等 . 一种套管穴位针灸埋线针：CN201921376072.0[P].2020-06-19.

[284] 刘玲，赵涛，马翠玲 . 一种螺旋状套管针：CN201920690552.8[P].2020-06-19.

[285] 杨坤鹏，田元生，杨泰然，等 . 一种埋线针进针装置：CN201921340814.4[P].2020-06-16.

[286] 何丹，刘顺美，李尤艳，等 . 一种眼部整形用埋线钝针消毒装置：CN201920804052.2[P].2020-06-12.

[287] 夏有辰 . 一种埋线针：CN201921123489.6[P].2020-06-02.

[288] 廖越，张羽，吴宝贤 . 一种可实现自我剪切的中医穴位埋线针：CN201821822282.3[P].2020-05-19.

[289] 赵亮 . 一种线雕 v 型导引器：CN201920505013.2[P].2020-05-19.

[290] 司长河 . 一种带有距离调节型的埋线针：CN201821781669.9[P].2020-05-12.

[291] 张燕 . 埋线针：CN201930685452.1[P].2020-05-12.

[292] 张勇，彭德明，李树茂，等 . 松筋埋线针：CN201920552694.8[P].2020-05-08.

[293] 杨其峰，王一飞，王晓龙 . 一种乳腺病灶埋线定位针：CN201911137223.1[P].2020-04-24.

[294] 李贝，刘海静，童正兰，等 . 一种埋线针：CN201920143436.4[P].2020-04-10.

[295] 杨颖，王明明，严心波，等 . 一种埋线针刀装置：CN201821049449.7[P].2020-04-07.

[296] 梁建，马宪礼，李真，等 . 一种刃口注射埋线针刀：CN201920703674.6[P].2020-03-27.

[297] 黄倩芸 . 埋线小盒：CN201830745405.7[P].2020-03-27.

[298] 李杰 . 一种新型自动埋线笔：CN201911353025.9[P].2020-02-25.

[299] 司长河 . 一种新型埋线针：CN201821782646.X[P].2020-02-18.

[300] 王新义，杨坤鹏，张玉飞，等 . 一种自动埋线送线器：CN201910891588.7[P].2020-01-24.

[301] 于子强，于海峰 . 埋线提升针：CN201911085607.3[P].2020-01-10.

[302] 鲜琦琦, 吴永胜. 一种新型的可控埋线器: CN201920524206.2[P].2020-01-10.

[303] 马过龙, 田福霞. 一种新型中医用穴位埋线针具: CN201821297631.4[P].2020-01-10.

[304] 马克奇. 一种埋线针: CN201920306105.8[P].2020-01-07.

[305] 张彩荣, 郑雪平, 孙雨晴. 一种针灸埋线组件: CN201910971671.5[P].2019-12-20.

[306] 谢愿, 赵龙波, 孙佳. 一种一次性穴位埋线针具可调节长度装置: CN201821908364.X[P].2019-12-20.

[307] 蔡贤兵, 易纬. 埋线针具: CN201821896058.9[P].2019-12-03.

[308] 韩红艳, 李汉伟, 李丹, 等. 一种用于阿尔茨海默病气血亏虚型穴位埋线药线的制备方法: CN201510948603.9[P].2019-10-11.

[309] 陆娟, 邱金勇. 一种针灸埋线装置: CN201821898415.5[P].2019-09-27.

[310] 张洪杰. 一种用于埋线的针管: CN201821933842.2[P].2019-09-24.

[311] 王丹, 范刚启, 孔德松, 等. 一种防止针芯脱落的埋线针: CN201820685637.2[P].2019-09-10.

[312] 金庚均, 权韩真. 用于防止损伤皮下组织及血管的埋线推进器: CN201580020408.8[P].2019-09-10.

[313] 季邈莫非, 季正斌, 陈娴. 一种刃口注射针刀埋线针具: CN201822058279.5[P].2019-09-10.

[314] 江树舒. 一种可连续施针的针灸埋线针: CN201811334437.3[P].2019-08-23.

[315] 叶锋. 一种注射埋线针具: CN201821627994.X[P].2019-08-20.

[316] 余来明, 司徒茗茵. 一种新型埋线针刀: CN201821651513.9[P].2019-08-06.

[317] 杨坤鹏, 赵翅, 张玉飞, 等. 一种多功能埋线针具: CN201821809468.5[P].2019-08-02.

[318] 王艳. 一种内科埋线辅助装置: CN201821617695.8[P].2019-07-26.

[319] 严敏. 一种用于瘦身减肥的溶脂线: CN201910338989.X[P].2019-07-26.

[320] 张杰, 吴丹, 邵初晓. 医用穿刺针: CN201821330369.9[P].2019-06-25.

[321] 黄倩芸. 包装盒（埋线）: CN201830744344.2[P].2019-06-14.

[322] 宋瑞昕, 李颖, 关成城, 等. 埋线器: CN201720963651.X[P].2019-06-14.

[323] 周锐, 庄礼兴. 一种埋线专用羊肠线: CN201820132142.7[P].2019-06-14.

[324] 谷亦涵. 一种整形提升埋线双管针: CN201821009462.X[P].2019-06-14.

[325] 偶鹰飞, 刘芳, 沙蕉, 等. 一种自动穴位埋线枪: CN201721834169.2[P].2019-05-14.

[326] 刘兵, 赵胜有, 刘晓吉, 等. 弯折的预埋线导引针: CN201820224816.6[P].

2019-05-10.

[327] 张永彬，边志富，郭瑞.一种埋线针具：CN201721215280.3[P].2019-05-10.

[328] 张洪杰.一种用于埋线的针管：CN201811401311.3[P].2019-04-26.

[329] 娄丽.一种苹果肌提升埋线针：CN201820841218.3[P].2019-04-23.

[330] 黄倩芸.一种埋线组合包：CN201721785288.3[P].2019-03-26.

[331] 杨才德.包装盒（一次性使用埋线针）：CN201830618755.7[P].2019-03-12.

[332] 江树舒.一种可连续施针的针灸埋线针：CN201811334437.3[P].2019-03-08.

[333] 偶鹰飞，刘芳，沙蕉，等.两种操作模式的穴位埋线枪及其工作方法：CN201811267982.5[P].2019-03-01.

[334] 谷对杰.一种溶脂线和溶脂液及利用其的埋线减肥方法：CN201811349818.9[P].2019-03-01.

[335] 黄倩芸.一种医用埋线：CN201721778421.2[P].2019-02-19.

[336] 庄礼兴，周锐，严苗苗.埋线器：CN201721262151.X[P].2019-02-15.

[337] 陆娟，邱金勇.一种针灸埋线装置：CN201811372972.8[P].2019-02-15.

[338] 顾劲松，顾洛莎，白洁，等.埋线重睑镊：CN201721837356.6[P].2019-02-05.

[339] 张洪杰.一种用于埋线的针管：CN201721125188.8[P].2019-02-01.

[340] 张洪杰.用于埋线的针管：CN201721124728.0[P].2019-02-01.

[341] 周锐，庄礼兴.一种笔式埋线器：CN201820132143.1[P].2019-02-01.

[342] 梁家庆.一种埋线针上线装置：CN201811092501.1[P].2019-01-18.

[343] 张宗学.一种埋线提拉弧形导针：CN201720881514.1[P].2019-01-11.

[344] 王佳.四棱松筋正骨埋线针手柄：CN201720639943.8[P].2019-01-01.

[345] 张静芝.一种无菌档位可调式自动埋线器及其工作方法：CN201810699539.9[P].2018-12-28.

[346] 魏婧.一种自立式手术器械归置压线盒：CN201720906222.9[P].2018-12-28.

[347] 于云龙.一种用于埋线提拉的锯齿缝合线（带刺）及其制作方法：CN201810722226.0[P].2018-11-20.

[348] 王沫楠，安贤俊，王新宇，等.一种埋线提升整形手术仿真系统：CN201610533307.7[P].2018-11-16.

[349] 不公告发明人.整形美容埋线钝针：CN201710311352.2[P].2018-11-13.

[350] 李养铭.一种穴位埋线疗法材料装载板：CN201820034971.1[P].2018-11-13.

[351] 徐善颜.一种埋线针：CN201721486774.5[P].2018-10-26.

[352] 马福彦，苏久辉.一种用于穴位埋线的可调控针具及其制作工艺：CN201810080740.9[P].2018-10-19.

[353] 张宗学，祝葆华."双 M 一点通"面部埋线软组织复位技术：CN20181019

4585.3[P].2018-10-02.

[354] 马广记，马力 . 一种排毒埋线方法：CN201810490776.4[P].2018-09-28.

[355] 杨颖，王明明，严心波，等 . 一种埋线针刀装置：CN201810714945.8[P].2018-09-28.

[356] 陆娟，邱金勇 . 一种一次性埋线针组件：CN201810456204.4[P].2018-09-18.

[357] 崔娟 . 一种美容用提线针：CN201720789042.7[P].2018-09-14.

[358] 王翰林，郭惟，张嘉豪，等 . 埋线平头针以及埋线套管针组件：CN201720416226.9[P].2018-08-07.

[359] 尹相天 . 具备可更换手柄的埋线用针刺器：CN201680066477.7[P].2018-07-31.

[360] 陆娟，邱金勇 . 一次性使用埋线针：CN201720209693.4[P].2018-07-24.

[361] 杨巍，徐飞飞 . 一种螺旋式埋线针：CN201720600810.X[P].2018-06-29.

[362] 陆娟，邱金勇 . 一次性使用针刀埋线针：CN201720209295.2[P].2018-06-22.

[363] 王文生，高扬 . 一种整形提升埋线针：CN201710044363.9[P].2018-06-19.

[364] 王佳 . 四棱松筋正骨埋线针：CN201730222933.X[P].2018-06-12.

[365] 任晓艳 . 一次性针灸埋线针装置：CN201720169580.6[P].2018-05-25.

[366] 陆娟，任晓艳，王守东，等 . 一种钝口埋线装置：CN201720209674.1[P].2018-05-25.

[367] 顾劲松，顾洛莎，白洁，等 . 埋线重睑镊：CN201711418624.5[P].2018-04-27.

[368] 马睿杰，张艳阳 . 简便埋线笔：CN201720139016.X[P].2018-04-20.

[369] 王淼，季光 . 穴位埋线疗法治疗肥胖的血清蛋白标志物及其检测方法：CN201710809513.0[P].2018-04-13.

[370] 杨良机 . 穴位埋线疗法的改性生物蛋白线的制作方法：CN201710978486.X[P].2018-03-02.

[371] 崔炳一 . 埋线植入器：CN201621204388.8[P].2018-01-19.

[372] 张洪杰 . 用于埋线的针管：CN201710786867.8[P].2018-01-16.

[373] 孙文善，王余民，王偲婧 . 一种针刀埋线针：CN201621470947.X[P].2018-01-12.

[374] 张洪杰 . 一种用于埋线的针管：CN201710786865.9[P].2017-12-26.

[375] 宋瑞昕，李颖，关成城，等 . 埋线器：CN201710657500.6[P].2017-12-15.

[376] 陈丽姝 . 自动穴位埋线器：CN201621065916.6[P].2017-11-24.

[377] 马晓芃，谢晨，陈云飞，等 . 一种针对失眠的穴位埋线及其应用：CN201710707778.X[P].2017-10-24.

[378] 张磊，周鑫，扶世杰，等 . 安全快捷埋线针：CN201710557673.0[P].2017-10-03.

[379] 郭培丽，范闯，冯娜，等.新型穴位埋线推针:CN201620757618.7[P].
2017-08-25.

[380] 陈明涛，陈晓东，郑晓东.系列埋线针刀:CN201610094906.3[P].2017-08-15.

[381] 莫晗，郭零一，程晨，等.一种埋线针:CN201620784276.8[P].2017-08-11.

[382] 陆娟，邱金勇.一次性使用埋线针:CN201730027441.5[P].2017-08-08.

[383] 杨孝芳，崔瑾，杨志虹，等.无菌一体可拆卸式穴位埋线笔:CN20151043
1448.3[P].2017-06-20.

[384] 黄文贤，李进雄.埋线工具:CN201510847729.7[P].2017-06-09.

[385] HUANG, WEN-HSIEN, LEE, et al.Surgical catgut embedding tool:TW2015013
9033[P].2017-06-01.

[386] 刘力.可调式一次性埋线针:CN201620855390.5[P].2017-05-31.

[387] 王文生，高扬.一种整形提升埋线针:CN201710044363.9[P].2017-05-24.

[388] 周明雄.埋线针头:CN201510664617.8[P].2017-05-17.

[389] HONG R Y .Cannula for catgut-embedding therapy:US201515318365[P].
2017-05-04.

[390] 王奕兴，王国力，王国权.一次性医用多用途埋线针:CN201620729120.
X[P].2017-03-15.

[391] 孙志芳，郑有福，郑有鑫，等.一种注射式埋线针刀:CN201620479515.9[P].
2017-01-18.

[392] 缪东初，毛翠兰.双套管多用途埋线针:CN201610838229.1[P].2017-01-04.

[393] 郭太品，刘自力，邰先桃，等.一种改良的穴位埋线装置:CN2016204
76702.1[P].2016-12-28.

[394] 杨孟涛，王钰，赵鹏辉，等.可连续施针的穴位埋线针及可自动退针的穴位
埋线针:CN201620272737.3[P].2016-12-21.

[395] 金庚均，权韩真.用于防止损伤皮下组织及血管的埋线推进器:
CN201580020408.8[P].2016-12-14.

[396] HUANG, WEN-HSIEN, LEE, et al.Suegical catgut embedding tool:
TW20150139033[P].2016-11-01.

[397] 于丹丹，宋晓芳，宋英文，等.埋线针组件:CN201620005164.8[P].
2016-09-14.

[398] 李方旭，孙盈，朱延哲，等.一种简易埋线针:CN201620210607.7[P].
2016-08-31.

[399] 董洪钵，李鹏，张良，等.一种针灸埋线装置:CN201521141140.7[P].
2016-08-17.

[400] 刘宝琴，李海金，张艳梅，等 . 一种新型快速进针穴位埋线器：CN20162010 2320.2[P].2016-08-17.

[401] 杨东运，汪静美 . 滚珠埋线针：CN201620142665.0[P].2016-08-17.

[402] 姜海波，丁平 . 埋线美容针：CN201521101408.4[P].2016-05-11.

[403] 孙文善 . 一种用于针灸埋线治疗的埋线针：CN201520672185.0[P].2016-04-27.

[404] 韩红艳，李汉伟，李丹，等 . 一种用于阿尔茨海默病气血亏虚型穴位埋线药线的制备方法：CN201510948603.9[P].2016-04-20.

[405] 郑明龙，曾毓淇，曾俊凯 . 一种埋线减重用之羊肠线保存装置：CN201520869655.2[P].2016-04-13.

[406] 郑明龙，曾毓淇，曾俊凯 . 一种皮下埋线暨无菌埋线减重之针具结构：CN201520856942.X[P].2016-04-13.

[407] 洪侑利 . 用于埋线疗法的套管：CN201580001176.1[P].2016-03-23.

[408] 韩红艳，李丹，李汉伟，等 . 一种用于阿尔茨海默病肾精亏虚型穴位埋线药线的制备方法：CN201510948604.3[P].2016-03-09.

[409] 周军臣 . 整形提升埋线双管针：CN201520714231.9[P].2016-02-24.

[410] 周军臣 . 整形提升埋线双管针：CN201510585443.6[P].2016-02-03.

[411] 蔡会萍，程序 . 一种新型埋线针：CN201520693080.3[P].2016-01-13.

[412] 蔡会萍，程序 . 一种穴位埋线针：CN201520693120.4[P].2016-01-13.

[413] HONG，REE Y.Cnnula for catgut-embedding therapy：KR2015005629[P]. 2015-12-30.

[414] 刘春强，张岚 . 便携式电动穴位埋线器及一次性穴位埋线针具：CN20141020 5395.9[P].2015-11-25.

[415] 杨孝芳，崔瑾，杨志虹，等 . 无菌一体可拆卸式穴位埋线笔：CN20151043 1448.3[P].2015-11-25.

[416] 蔡会萍，程序 . 新型穴位埋线针具：CN201510567765.8[P].2015-11-11.

[417] 刘炼，杨春英 . 穴位埋线针具：CN201520317759.2[P].2015-11-11.

[418] 徐建国 . 一种疾病预防用的埋线装置：CN201520111407.1[P].2015-10-07.

[419] 陈日东 . 一种简易多功能埋线针注射器：CN201520155218.4[P].2015-09-30.

[420] 邱金勇，陆娟 . 一次性使用针灸埋线组件：CN201520290060.1[P].2015-09-23.

[421] 隋康民 . 一种穴位埋线针刀：CN201520063973.X[P].2015-07-29.

[422] 韩超，韩好启，李汶洁 . 一种钝头埋线针：CN201420805473.4[P].2015-06-10.

[423] 袁博，李林 . 一种妇科肿瘤穴位治疗装置：CN201310403150.2[P].2015-03-18.

[424] 王佳 . 套管埋线针：CN201430244930.2[P].2015-03-04.

[425] 季正斌 . 一次性埋线针：CN201430290516.5[P].2015-03-04.

[426] 王晶花.埋线式重睑成形法：CN201310317423.1[P].2015-02-11.

[427] 杨红军，向艳丽，皮玉萍，等.一种新型穴位埋线及其制备方法：CN201310226671.5[P].2015-01-21.

[428] 张明平.一种水针刀合穴位埋线针：CN201420409562.7[P].2014-12-24.

[429] 王佳.套管埋线针：CN201420400529.8[P].2014-12-10.

[430] 徐梦茜，张珍，徐章猛，等.轮轴式穴位埋线针：CN201310229294.0[P].2014-11-12.

[431] 李应昆，宋丹平.埋线床：CN201420280216.3[P].2014-10-08.

[432] 李俊集，李俊吉，郑璨熙.医疗埋线用手术线：CN201330649253.8[P].2014-09-03.

[433] 李俊集，李俊吉，郑璨熙.医疗埋线用手术线：CN201330649391.6[P].2014-09-03.

[434] 李俊集，李俊吉，郑璨熙.医疗埋线用手术线：CN201330649346.0[P].2014-09-03.

[435] 王国森.一次性使用穿刺、埋线、注射多用理疗针刀河北：CN201420080578.8[P].2014-07-23.

[436] 唐汉春，李晗郁，沈峰.一种新型埋线针具：CN201320848024.3[P].2014-06-18.

[437] 任晓艳，王守东.针线合一的穴位埋线微针：CN201320725414.1[P].2014-05-07.

[438] 张永雷.一种埋线器具：CN201320502587.7[P].2014-02-26.

[439] 杨才德，包金莲，杨泽林，等.一种专用埋线针刀：CN201320515726.X[P].2014-02-12.

[440] 詹子昇.埋线消脂线的制作方法：CN201210229229.3[P].2014-01-22.

[441] 章东萍.一种回抽排气式无菌埋线针：CN201320423952.5[P].2013-12-25.

[442] 徐梦茜，张珍，徐章猛，等.轮轴式穴位埋线针：CN201320332380.X[P].2013-11-06.

[443] 李应昆，何沁娟.一种锥面快速定位埋线针：CN201320291855.5[P].2013-10-30.

[444] 李应昆，何沁娟.一种锥面快速定位埋线针：CN201320291907.9[P].2013-10-30.

[445] 李应昆，何沁娟.快速定位埋线针：CN201320291919.1[P].2013-10-30.

[446] 李应昆，何沁娟.便于快速定位的新型埋线针：CN201320292005.7[P].2013-10-30.

[447] 李应昆，何沁娟．带涂层快速定位埋线针：CN201320293508.6[P]2013-10-30.

[448] 徐梦茜，张珍，徐章猛，等．轮轴式穴位埋线针：CN201310229294.0[P].2013-08-28.

[449] 熊恒辉，李学荣，彭家龙．腰椎间盘埋线套针系统：CN201010231946.0[P].2013-08-14.

[450] 孙文善，王余民，马伊磊．一种用于微创埋线治疗的植入材料：CN201310157100.0[P].2013-08-07.

[451] 卢振中，陈大林．一种快速进针穴位埋线器：CN201320061301.6[P].2013-07-03.

[452] 方先钧．一种穿刺式埋线针：CN201110396645.8[P].2013-06-05.

[453] 卢振中，陈大林．一种快速进针穴位埋线器：CN201310042058.8[P].2013-05-15.

[454] 赖霓．一种埋线针：CN201220443263.6[P].2013-02-27.

[455] 褚兰勇．埋线针：CN201230282003.0[P].2013-02-20.

[456] 李贤玲．一种妇科肿瘤穴位治疗装置：CN201120472545.4[P].2012-10-10.

[457] 丁平．一种面部微创提升埋线引导针：CN201210101227.6[P].2012-08-01.

[458] 夏雪松．一次性安全无菌穴位埋线用器械包：CN201120105192.4[P].2012-07-25.

[459] 高冠华．一种注射埋线针具：CN201120361161.5[P].2012-07-04.

[460] 张月，狄浩然，张晗，等．一种埋线治疗乳腺增生的设备：CN201210048756.4[P].2012-07-04.

[461] 卢爱军，杨景震．一种蛋白线的浸渍工艺和装置：CN201010271663.9[P].2012-03-21.

[462] 熊恒辉，李学荣，彭家龙．腰椎间盘埋线套针系统：CN201010231946.0[P].2012-02-01.

[463] 杨孝芳，崔瑾，陈迎龙，等．一种无菌可调式穴位埋线器：CN201120114331.X[P].2011-11-16.

[464] 张金霞，马立昌．一种微创埋线针：CN201120105054.6[P].2011-11-09.

[465] 卢爱军，杨景震．一种浸渍蛋白线的浸渍容器：CN201020516272.4[P].2011-08-31.

[466] 邱幼妮．针灸埋线装置的改良结构：TW100200624[P].2011-07-11.

[467] 王学昌．多功能埋线针：CN201020257533.5[P].2011-04-27.

[468] 徐海彬．埋线针刀：CN201020541214.7[P].2011-04-13.

[469] 王子明．埋线针河南：CN201020264294.6[P].2011-01-19.

[470] 陈守强，郝鑫，万鹏飞，等.一次性药物洗脱线埋入装置：CN20102020 1665.6[P].2010-11-24.

[471] 王学昌.多功能埋线针：CN201010225732.2[P].2010-11-03.

[472] 郑治敬.穴位埋线治疗功能性消化不良：CN201010141904.8[P].2010-08-18.

[473] 刘颖，吴亚梅，阮利元.穴位埋线法：CN200910216373.1[P].2010-05-12.

[474] 周士杰.穴位埋线针具结构改良：TW098219182 [P].2010-03-21.

[475] 丁平.面部微创提升埋线引导器：CN200920172303.6[P].2010-02-17.

[476] 侯岩珂，邱秀春，赵作君.一种穴位埋线器：CN200820173174.8[P].2009-08-12.

[477] 刘力.一次性可调式埋线针：CN200820128152.X[P].2009-04-29.

[478] 魏书敏.用于注射和穴位埋线注射器：CN200820069222.9[P].2009-01-07.

[479] 张俊峰.一种治疗小儿遗尿的穴位埋线药物：CN200710151202.6[P].2008-02-27.

[480] 高德荣.穴位埋线针：CN200730026760.0[P].2008-02-20.

[481] 张兴茂，李东矿，陈恒龙，等.一种新型头针埋线器：CN200620161456.7[P].2008-02-13.

[482] 张骥.一次性针灸用局部药物注射及医用埋植材料多功能注入器：CN200720066285.4[P].2008-01-02.

[483] 裴继荣.一种穴位埋线专用装置：CN200620135913.5[P].2007-10-24.

[484] 李仙玉.一次性使用无菌穴位埋线针组合器：CN200620103060.7[P].2007-09-05.

[485] 谭昭英，谭学伦.一种治疗银屑病的埋线浸泡液及其制备方法：CN20051004 3628.0[P].2007-05-16.

[486] 李玉琴.穴位埋线包装管：CN200630059119.2[P].2007-04-25.

[487] 杨俊亚，陆红研，连海丹.一次性使用多功能阻滞埋线器具：CN20052012 7134.6[P].2006-12-27.

[488] 熊曙光.超声波埋线装置：CN200520106278.3[P].2006-09-20.

[489] 任晓艳.穴位埋线针：CN200520019553.8[P].2006-08-02.

[490] 夏雪松.一次性无菌穴位埋线器械包：CN200520055191.8[P].2006-06-14.

[491] 慕娟.一种用于减肥的中药及一次性专用减肥羊肠线埋线器：CN20051004 3111.1[P].2006-02-15.

[492] 江岳.埋线去斑液：CN200510018959.9[P].2005-12-21.

[493] 李雪莹.针灸穴位埋线推针：CN200420096846.1[P].2005-12-07.

[494] 谭昭英，谭学伦.一种治疗银屑病的埋线浸泡液及其制备方法：CN20051004

3628.0[P].2005-11-23.

[495] 杨俊亚，陆红研.一次性全套埋线器具：CN200420016724.7[P].2005-09-14.

[496] 宋方中.针刺穴位埋线器：CN200420074520.9[P].2005-08-24.

[497] 刘力.一次性可调式埋线针：CN200420059768.8[P].2005-08-17.

[498] 杨良机.一种用于穴位埋线疗法的药线及其制备方法：CN200510000486.X[P].2005-06-29.

[499] 任晓艳.穴位埋线针：CN200420066599.0[P].2005-06-29.

[500] 章东萍，黄卫平.一种排气式无菌埋线针：CN200420040891.5[P].2005-06-01.

[501] 侯涛.连续埋线法重睑手术用器具：CN200420008548.2[P].2005-03-30.

[502] 潘超凡.针灸用一次性埋线器：CN200420043437.5[P].2005-03-16.

[503] 潘超凡.针灸用一次性埋线器：CN200320128828.2[P].2005-02-16.

[504] 任晓艳.药物羊肠线的制备方法：CN01129449.3[P].2005-01-12.

[505] 冯立来，杨玲.穴位切割埋线治疗器：CN200320120870.X[P].2004-12-01.

[506] 张燕，宋振江.组合式埋线针：CN200320107196.1[P].2004-11-17.

[507] 董卫.穴位埋线针：CN02267631.7[P].2003-05-14.

[508] 李荣农.一次性注射式埋线针：CN02219868.7[P].2003-02-19.

[509] 任晓艳.药物羊肠线：CN01129449.3[P].2003-01-22.

[510] 许姿妙.可抛弃式穴位埋线器：CN01266044.2[P].2002-09-18.

[511] 陆健，陆红研，陆鹤文，等.一种微型笔管式埋线针：CN01209317.3[P].2001-12-19.

[512] 邹大明.头部皮下埋线除面部皱纹的方法：CN00116172.5[P].2001-04-04.

[513] 杨邦才.埋线埋药器暨用其埋线埋药方法：CN99117593.X[P].2001-03-14.

[514] 鞠作泉，王善海，张梅，等.穴位埋线器：CN99246852.3[P].2000-08-16.

[515] 刘丕成.直接埋线穿刺针：CN99241127.0[P].2000-07-19.

[516] 曲雅文，张羽，张景栋.一种羊肠埋线针：CN98239663.5[P].2000-02-09.

[517] 邹义希.穴位埋线针：CN98249608.7[P].1999-11-24.

[518] 任晓艳.专用埋线针：CN98252138.3[P].1999-11-17.

[519] 李荣农.一种医用套管式埋线针：CN95226146.4[P].1997-04-16.

[520] 贾德贵.针刺穴位埋线器：CN93224238.3[P].1994-06-01.

[521] 贾德贵.针刺穴位埋线疗法：CN88108084.5[P].1990-06-13.

[522] 李云山，郑业明.多功能液线注射针头：CN97211431.9[P].1998-12-23.

[523] 陈德林.多功能组合式扁针：CN97249447.2[P].1999-04-14.

[524] 孙文善.可降解材料缝合线在穴位埋植中的应用：CN200510028490.7[P].2006-03-22.

[525] 张伟，李凤垒．组合式针刀：CN02228267.X[P].2003-07-16.

[526] 孙殿卿，孙乾虎，孙三虎，等．经穴生物线及其植入器：CN03246048.1[P].2004-09-15.

[527] 綦朋．重睑成形术用的缝线：CN200420038240.2[P].2005-01-26.

[528] 李文喜．一次性羊肠线埋置针灸注射器：CN200420029753.7[P].2005-09-28.

[529] 任晓艳．纳米银丝线：CN200420088111.4[P].2005-10-19.

[530] 杨良机．穴位埋植疗法的改性羊肠线的制作方法：CN200710067994.9[P].2008-10-15.

[531] 李文喜，李珍．一次性使用无菌微创线针注射器：CN201020126024.9[P].2011-04-06.

[532] 孙文善，王余民．可调节深度的医用埋植材料注入器：CN201220333672.0[P].2013-01-02.

[533] 江宝华，张志千．用于双眼皮成形的空心预置线缝合针：CN201420402043.8[P].2014-12-10.

[534] 曲新华，戴剋戎，刘序强，等．可降解金属材料在制备用于穴位埋植的植入体中的应用：CN201310451068.7[P].2015-04-15.

[535] 赵德强，彭文，邰俊清，等．一种治疗冠心病心绞痛的复方中药制剂：CN201410054396.8[P].2015-04-29.

[536] 邰俊清，彭文，赵德强，等．一种治疗心律失常的复方中药制剂及其药线：CN201410054447.7[P].2015-04-29.

[537] 李冉．指圈式微创双眼皮成形缝合针：CN201520507193.X[P].2016-01-13.

[538] 袁明省，高云，张万海．一种穴位植入用药栓及其制备方法：CN201610672388.9[P].2016-12-07.

[539] 白秀丽，肖志华，陈素娟．线雕辅助器：CN201720693281.2[P].2018-11-23.

[540] 杜光会，张冲，叶志君，等．一种肠线埋针：CN201820130951.4[P].2019-05-21.

[541] 刘华，王志博，高长宏，等．一种生物线植入装置：CN201821138909.3[P].2019-07-26.

[542] 权肖云，久我，李丽，等．一种斜面双头美容针管：CN202020125810.0[P].2020-09-29.

[543] 邵起可．一种用于线雕的导引器装置：CN202120145287.2[P].2021-12-07.

[544] 赵金环，赵子山．治疗不孕不育症的中药组合物及其制备方法：CN200910308060.9[P].2011-04-06.

[545] 杨良机．穴位埋植疗法的改性羊肠线的制作方法：CN200710067994.9[P].

2012-12-05.

[546] 张元锋 . 一种便于穿线的埋植线注射器：CN202122581244.1[P].2022-05-06.

[547] 李超，陈贞宜 . 一种面部提拉的多尺寸线雕针具：CN202222916865.5[P].
2023-05-12.

[548] 冯聪，韩亚光，姜玥，等 . 改善多囊卵巢综合征的药物组合物及其应用：
CN202310271304.0[P].2023-06-13.

[549] 徐燕，张美英，李昌辉，等 . 一种重睑手术双眼上睑提肌腱膜软悬挂对称处
理方法及装置：CN202310348553.5[P].2023-06-30.

[550] 周泽洋 . 一种带有多提拉效果且安全性高的美容针：CN202223297810.7[P].
2023-08-08.

第三节　穴位埋线硕士研究生代表性成果

在埋线人才队伍的建设中，研究生教育是主力军。2000—2024 年，我国有 30 余所
高校和研究机构培养出了 758 名穴位埋线方向的硕士研究生（表 4～表 6）。

表 4　2000—2024 年培养的穴位埋线方向硕士研究生的高校分布情况

序号	大学	培养人数
1	广州中医药大学	203
2	山东中医药大学	75
3	黑龙江中医药大学	42
4	广西中医药大学	39
5	成都中医药大学	38
6	南京中医药大学	34
7	云南中医药大学	34
8	北京中医药大学	32
9	河南中医药大学	24
10	福建中医药大学	22
11	北京中医药大学	18
12	湖南中医药大学	18
13	长春中医药大学	14
14	安徽中医药大学	13
15	甘肃中医药大学	17
16	浙江中医药大学	15

续表

序号	大学	培养人数
17	山西中医药大学	15
18	新疆医科大学	14
19	黑龙江省中医药科学院	9
20	辽宁中医药大学	9
21	中国中医科学院	6
22	重庆医科大学	5
23	江西中医药大学	4
24	贵阳中医学院	4
25	上海中医药大学	4
26	河北北方学院	3
27	南方医科大学	3
28	大连医科大学	3
29	贵州医科大学	2
30	河北医科大学	2
31	其他	37

表5 2000—2024年培养的穴位埋线方向硕士研究生的年度分布情况

培养年度	培养人数
2024	35
2023	59
2022	55
2021	56
2020	77
2019	69
2018	54
2017	37
2016	52
2015	38
2014	51
2013	31
2012	23
2011	25

培养年度	培养人数
2010	27
2009	18
2008	25
2007	12
2006	7
2005	4
2004	1
2003	1
2002	1
2001	0
2000	0

表6　2000—2024年培养的穴位埋线方向硕士研究生的专业分布情况

专业方向	培养人数
针灸推拿学（专业学位）	304
针灸推拿学	190
中医外科学（专业学位）	40
中医外科学	35
中西医结合临床	25
中西医结合临床（专业学位）	24
中医内科学（专业学位）	23
中医内科学	18
中医妇科学（专业学位）	17
儿科学（专业学位）	17
中医学（专业学位）	15
中医妇科学	7
外科学（专业学位）	4
中医学	3
外科学	3
中医五官科学	2
中西医结合	2
康复医学与理疗学	1

专业方向	培养人数
中医儿科学（专业学位）	1
中医骨伤科学（专业学位）	1
其他	26

第四节　穴位埋线博士研究生代表性成果

埋线人才队伍的建设中，研究生教育是主力军，2000—2024 年，我国有 10 所高校和研究机构（培养出了 57 名穴位埋线方向的博士研究生（表 7～表 9）。

表 7　2000—2024 年培养的穴位埋线方向博士研究生的院校分布情况

序号	大学	培养人数
1	广州中医药大学	38
2	成都中医药大学	5
3	北京中医药大学	4
4	南京中医药大学	3
5	中国中医科学院	2
6	华中科技大学	1
7	上海中医药大学	1
8	大连医科大学	1
9	南方医科大学	1
10	湖北中医药大学	1

表 8　2000—2024 年培养的穴位埋线方向博士研究生的年度分布情况

培养年度	培养人数
2024	1
2023	1
2022	4
2021	2
2020	2
2019	4
2018	0

培养年度	培养人数
2017	5
2016	2
2015	4
2014	7
2013	3
2012	3
2011	4
2010	5
2009	3
2008	5
2007	0
2006	1
2005	0
2004	0
2003	0
2002	0
2001	0
2000	1

表9　2000—2024年培养的穴位埋线方向博士研究生的专业分布情况

专业方向	毕业人数
针灸推拿学	41
中医五官科学	4
中西医结合临床	4
中医外科学	4
外科学	1
中医妇科学	1
中医内科学	1
中医基础理论	1

本书收集整理了2000—2024年培养的以穴位埋线为研究方向的博士研究生的研究

成果，现摘录如下。

1. 基于 SP–ERS– 黏膜屏障功能探讨迎香穴位埋线改善局部变应性鼻炎（LAR）的作用机制研究（向凤，成都中医药大学）

本研究通过体内动物实验探讨迎香穴位埋线是否通过 P 物质（SP）– 内质网应激（ERS）保护局部变应性鼻炎大鼠模型的鼻黏膜屏障功能，从而减轻 LAR 临床表现；通过体外细胞实验探讨 SP 对鼻黏膜屏障功能的直接影响。

2. 从 Trp–Kyn 途径探讨穴位埋线调节围绝经期惊恐障碍的作用机制（林燊，广州中医药大学）

围绝经期惊恐障碍以围绝经期女性反复出现不可预期的惊恐发作为主要特征，其发病原因可能是色氨酸代谢失调，进而引起大脑兴奋与抑制性失衡。该研究以前期临床发现的围绝经期惊恐障碍患者脑影像学变化特征及穴位埋线临床干预效应为工作基础，通过构建围绝经期惊恐障碍动物模型，围绕"恐惧中枢"的前额叶皮质、海马及杏仁核，从色氨酸代谢与围绝经期惊恐障碍发病的内在联系出发，探索色氨酸代谢通路变化及兴奋 / 抑制性失调的生物标志物，以及 ERK–CREB–BDNF 信号通路变化的分子机制，探讨穴位埋线对围绝经期惊恐障碍的疗效机制与脑神经效应，为围绝经期惊恐障碍的防治措施提供实验依据。

3. 血小板浓缩物辅助的埋线提升中面部年轻化治疗（黄莉雯，南方医科大学）

颊中沟是面部衰老过程中的常见表现之一，但现有的方法治疗效果都不令人满意。本研究旨在研究不同埋线提升技术及填充技术对于改善颊中沟的疗效，并探讨不同类型血小板浓缩物对埋线提升技术的辅助作用，从而探索更好的改善颊中沟的治疗方法。

4. 基于代谢组学探讨穴位埋线治疗抑郁症的机制研究（段礼宁，广州中医药大学）

本研究通过皮质酮（CORT）重复皮下注射建立抑郁症动物模型，观察 CORT 抑郁模型小鼠的行为学变化。观察百会、大椎穴位埋线对 CORT 抑郁模型小鼠抑郁样行为、海马病理学与神经生化指标、海马代谢状态的影响，从海马代谢角度探讨穴位埋线的抗抑郁机制，为穴位埋线临床防治抑郁症提供一定的实验依据。

5. 穴位埋线干预绝经后骨质疏松症的静息态功能磁共振研究（梁峻铨，广州中医药大学）

绝经后骨质疏松症（PMOP）的发病率逐年升高，但实际临床早期干预难度较大，给中国的医疗保健系统带来一定负担。前期临床试验初步证实，PMOP 患者存在特异性中枢神经系统改变，需进一步深入探索。本研究在前期研究成果的基础上，基于 rs–fMRI 技术探寻 PMOP 特异性神经影像学标志物，以期为 PMOP 的超早期筛查及诊断提供指标，并以穴位埋线疗法为干预手段进行随机、阳性药物对照研究，发现干预手段起效的中枢神经系统机制及效应靶点，以期为今后优化 PMOP 临床管理方案提供证据。

6. 基于 KABP 的阿克森费尔德 – 里格尔（AR）综合征患者穴位埋线治疗意愿调查及穴位埋线调节 AR 大鼠肠道菌群的 16SrDNA 研究（钟娟，成都中医药大学）

本研究通过了解 AR 患者穴位埋线的治疗意愿，即穴位埋线治疗 AR 的知晓度、认可度和选择度，尝试探寻穴位埋线可能被患者广泛接受的扳机点，为将来的临床研究做铺垫。通过 AR 大鼠迎香穴位埋线和 16SrNDA 高通量测序，分析穴位埋线对调节 AR 大鼠肠道微生物的作用。

7. 浮刺埋线治疗带状疱疹后遗神经痛的临床疗效及对调节性 T 细胞、Th17 细胞的影响（李庄，广州中医药大学）

本研究通过对穴位埋植治疗带状疱疹后神经痛（PHN）的中英文临床随机对照试验进行荟萃分析，评价穴位埋植是否是一种安全有效的治疗 PHN 的方法；通过随机对照临床试验，评估林国华教授创新性浮刺埋线治疗 PHN 的临床疗效及安全性，为临床医生提供一种治疗 PHN 的新方法；观察浮刺埋线治疗 PHN 前后外周血调节性 T 细胞、Th17 细胞比例的变化，推断浮刺埋线治疗 PHN 的可能免疫调节机制。

8. 穴位埋线治疗绝经后骨质疏松症的临床疗效观察及作用机制研究（石娜，南京中医药大学）

绝经后骨质疏松症（PMOP）发生在 25% ~ 50% 的绝经后女性中，患者常可出现全身乏力、骨痛等症状，且伴有较高的骨折发生率，对患者的生活质量产生严重影响。穴位埋线可以有效防治 PMOP，但尚不清楚穴位埋线治疗 PMOP 的作用机制。研究表明，肠道菌群可以影响人体骨量代谢，与骨质疏松的发生密切相关，而代谢组学可以测量生物样品中所有代谢产物组成及其在内外刺激下的动态变化。该研究拟通过观察穴位埋线对 PMOP 的治疗效果，并通过代谢组学及肠道菌群检测来初步探讨穴位埋线治疗 PMOP 的作用机制。

9. 大椎穴埋线调控 Egr1–T 型 Ca_2^+–Limk1–cofilin 通路治疗癫痫的机制研究（王志婕，广州中医药大学）

本研究先经系统综述验证穴位埋线疗法治疗癫痫的临床有效性及安全性，再以动物实验探究大椎穴埋线疗法调控 Egrl–T 型 Ca_2^+–Limk1–cofilin 通路对癫痫小鼠模型的可能作用机制，以期为临床治疗癫痫提供有效的方案及有力的证据学依据。

10. 穴位埋线治疗功能性排便障碍的临床及实验研究（程一乘，北京中医药大学）

本研究在文献学习基础上进行临床及实验研究，研究内容包括以下方面：①通过临床研究，观察穴位埋线联合生物反馈疗法的临床疗效；②通过动物实验，构建符合罗马Ⅳ诊断标准的功能性排便障碍动物模型，并从炎症、脑肠肽、胃肠动力、行为学等方面对功能性排便障碍的发病机制进行探究；③对功能性排便障碍模型大鼠进行穴位埋线治疗，从炎症、脑肠肽、胃肠动力、行为学等方面对穴位埋线的治疗机制进行研究、探讨。

11.穴位埋线法对胆囊结石伴胆囊收缩功能不全的改善效应及作用机理研究（段君毅，上海中医药大学）

本研究通过观察穴位埋线改善胆囊结石导致的胆囊收缩功能不全的临床疗效，以及探讨穴位埋线改善胆囊结石胆囊收缩功能不全小鼠模型胆囊收缩功能的机制，为穴位埋线改善胆囊结石胆囊收缩功能提供一定的临床和实验依据。

12.穴位埋线治疗糖尿病前期的临床研究（林玲如，广州中医药大学）

本研究观察穴位埋线疗法治疗糖尿病前期的临床疗效和安全性，通过随机对照试验，观察接受穴位埋线疗法的糖尿病前期患者、接受糖尿病健康教育的对照组患者，以及选取相同穴位进行普通针刺的患者，在分别接受不同治疗方案后的证候改善情况，以及血糖水平，通过分析不同临床治疗方法的疗效，为糖尿病前期的治疗寻找新的治疗途径。

13.穴位埋线法治疗便秘型肠易激综合征的临床与实验研究（刘薇，北京中医药大学）

肠易激综合征（IBS）是一种常见的功能性胃肠道疾病。IBS有4种亚型，便秘型肠易激综合征（IBS-C）是其中一种。由于本病的发病机制尚未明确，且常合并精神心理症状，临床上缺乏有效的治疗手段，西医学治疗往往是对症处理，而中医学治疗有一定优势，其中，中医穴位埋线法治疗IBS-C特色明显。本研究从临床研究和实验研究两部分出发，探讨穴位埋线疗法治疗IBS-C的治疗效果和作用机制。临床部分目的：通过前瞻性随机对照研究方法，观察穴位埋线疗法治疗IBS-C的临床疗效。

14.电针与穴位埋线治疗痰浊阻遏型高脂血症的临床研究（谢玉龙，广州中医药大学）

本研究对近年来治疗高脂血症的方案进行筛选和优化，在遵循循证医学的基础上，进行随机对照试验，以期为针灸治疗高脂血症的有效性提供客观依据，使针灸治疗高脂血症的方案能够在临床上广泛推广。研究目的：确认电针疗法、穴位埋线疗法不同方案治疗高脂血症的有效性；评价不同治疗方案治疗高脂血症的作用特点及作用优势；探讨脂质代谢与胰岛素抵抗之间的关系及电针、埋线疗法对其影响。

15.穴位埋线改善慢性萎缩性胃炎的临床观察及实验研究（马林，广州中医药大学）

慢性萎缩性胃炎是消化系统疾病中常见且难治的一种疾病，穴位埋线疗法对于治疗慢性萎缩性胃炎有较为突出的疗效，但是具体的作用机制尚不十分清楚，不利于埋线疗法在治疗本病上的推广普及。本研究通过临床和实验研究，期望从JAK-STAT炎症传导通路角度来进一步探讨埋线治疗慢性萎缩性胃炎的机制，为埋线治疗慢性萎缩性胃炎提供理论支持，同时为临床选择慢性萎缩性胃炎的治疗方案提供有益参考。

16.穴位埋线治疗原发性三叉神经痛临床观察（郑家丰，广州中医药大学）

原发性三叉神经痛又称痛性痉挛，是公认的疑难杂症之一，以一侧面部三叉神经分布区内反复发作的剧烈疼痛为主症。目前药物治疗主要是对症止痛，但患者要长期服药，不良反应严重，且未能做到完全有效控制疼痛。穴位埋线疗法具有刺激时间长、不需反复操作的优势，埋入后在大脑皮层建立新的兴奋灶，进一步抑制原疼痛兴奋灶，从而起到止痛的效果。为了进一步探寻治疗原发性三叉神经痛更好的手段，本研究采用常规穴位进行穴位埋线，并运用董氏奇穴中对原发性三叉神经痛有确切治疗效果的侧三里穴、侧下三里穴进行穴位埋线，通过随机对照，观察穴位埋线治疗原发性三叉神经痛的临床疗效，探讨其科学性和可行性，并试述其机制。

17. 穴位埋线治疗变应性鼻炎的临床疗效评价及不同中医证型变应性鼻炎大鼠复合模型的实验研究（何苗，成都中医药大学）

本研究的临床部分目的是评价穴位埋线治疗变应性鼻炎的临床疗效，基础理论部分探讨不同中医证型 AR 大鼠复合模型鼻腔黏膜神经源性炎症的特点，以期为穴位埋线防治变应性鼻炎提供临床和基础相关科学依据。

18. 埋线配合耳压治疗肝郁气滞型经前期综合征的临床研究（张信彦，广州中医药大学）

本研究采用临床科研方法学，运用穴位埋线配合耳压治疗肝气郁滞型经前期综合征，设立常用针刺组、口服中成药组作为对照组，观察三组经前期综合征患者的中医证候评分、雌二醇、孕酮及症状自评量表的变化情况，以探索治疗肝气郁滞型经前期综合征有效的途径。

19. 穴位埋线疗法治疗寒湿痹阻型腰椎间盘突出症的临床研究（杨仲立，广州中医药大学）

本研究通过观察穴位埋线疗法与电针疗法治疗寒湿痹阻型腰椎间盘突出症的临床疗效，评估穴位埋线疗法治疗此病的有效性及优越性，为穴位埋线疗法治疗寒湿痹阻型腰椎间盘突出症的临床开展及推广提供依据。

20. 穴位埋线合并中药治疗脾虚痰湿型肥胖的临床研究（曾俊凯，广州中医药大学）

肥胖症是一种慢性代谢性疾病，由多因素引起，与基因、环境、炎症和生活方式等密切相关。随着工业化的发展、经济的进步，肥胖症在一些发达国家和地区广泛流行。肥胖是心血管疾病、糖尿病、痛风、癌症等疾病的重要危险因子，因此，治疗肥胖症成为公共卫生事业的重要内容。本研究旨在探讨穴位埋线结合中药治疗脾虚痰湿型正常代谢性肥胖症患者的临床疗效，为今后中医药治疗肥胖症奠定研究基础，同时提供更好的临床治疗策略。

21. 基于人体成分分析观察穴位埋线及电针法对单纯性肥胖的临床疗效（古得宁，南京中医药大学）

本研究鉴于电针和埋线疗法在治疗单纯性肥胖中的大量临床运用，观察对比分析常见电针、穴位埋线及两者结合治疗的疗效差异，并进一步基于人体成分分析来比较3种方法对人体成分尤其是脂肪分布的影响，明确其在治疗单纯性肥胖中的安全性、作用机制及各自优势，便于临床选择。

22. 穴位埋线、穴位注射对2型糖尿病大鼠胰腺衍生因子促凋亡途径的影响（赵沁慧，湖北中医药大学）

2型糖尿病对人类健康构成巨大威胁，具有危害大、难根治、费用高的特点，是当前我国第四大致死原因。胰岛 β 细胞功能障碍是2型糖尿病发病的中心环节。如何保护胰岛 β 细胞功能是治疗2型糖尿病的关键，对于预防糖尿病及其并发症具有重要意义。本研究利用高脂高糖饲料加小剂量链脲佐菌素复制2型糖尿病动物模型，研究穴位注射、穴位埋线对2型糖尿病大鼠空腹血糖、体重、血清胰岛素、胰岛素敏感指数及胰腺衍生因子促凋亡途径的干预作用，探讨穴位注射、穴位埋线保护胰岛 β 细胞功能的机制，从分子水平研究其对2型糖尿病的作用机制，为穴位埋线、穴位注射治疗2型糖尿病及临床筛选治疗方法提供理论依据。

23. 迎香穴埋线调节变应性鼻炎鼻黏膜神经源性炎症的实验研究（陈晴，成都中医药大学）

本研究通过动物实验探讨、验证迎香穴埋线调节变应性鼻炎鼻黏膜神经源性炎症的机制假说——迎香穴埋线产生的刺激信号经迎香穴－三叉神经－蝶腭神经节－鼻黏膜通路，抢先抑制了鼻腔C类感觉神经纤维的传入冲动，抑制其轴索反射中感觉神经肽的释放，从而减轻变应性鼻炎鼻黏膜神经源性炎症反应，为穴位埋线治疗变应性鼻炎提供科学依据。

24. 背俞穴埋线干预慢性疲劳综合征大鼠的作用机制研究（杨启昭，广州中医药大学）

本研究采用动物实验的方法，对背俞穴埋线治疗慢性疲劳综合征大鼠的作用效应进行了探讨，希望找到其起效作用机制，并为临床推广本疗法提供理论依据。

25. 穴位埋线治疗过敏性哮喘豚鼠模型的作用机制研究（孙宗鼎，广州中医药大学）

本实验采用卵蛋白致敏法建立过敏性哮喘豚鼠模型，以过敏性哮喘豚鼠为研究对象，观察穴位埋线对过敏性哮喘豚鼠的治疗效应及肺、支气管组织病理学变化，运用苏木精－伊红染色和免疫组织化学方法，观察肺部组织炎症细胞及其细胞分类，分析穴位埋线对肺组织细胞因子 IL-21 及 IL-21R、黏附分子 ICAM-1 及 VCAM-1 表达的影响，深入探讨穴位埋线对过敏性哮喘的治疗效应及其作用机制，为穴位埋线防治过敏性哮喘提供实验依据。

26. 八髎穴强化埋线治疗慢传输性便秘的临床和实验研究（曲牟文，中国中医科

学院）

针灸治疗慢传输性便秘历史悠久，在多部中医古代经典著作中均有记载，由于其有效性和安全性，近年来逐渐受到重视和研究。在现代医学理论的指导下，本研究设想将八髎穴埋线与骶神经刺激治疗慢传输性便秘的理论相结合，为临床治疗慢传输性便秘提供一种新的方法和手段。本研究通过建立一种制作方便、符合慢传输性便秘临床特点、稳定可靠的大鼠模型，探索性研究八髎穴埋线治疗慢传输性便秘的初步结果，阐述其可能的治疗机制，并在临床初步进行八髎穴埋线治疗慢传输性便秘的尝试，为进一步深入研究提供经验和依据。

27. 足阳明经埋线治疗面部皮肤老化的临床及实验研究（周双琳，北京中医药大学）

本研究采用足阳明经埋线的方法治疗面部皮肤老化，为穴位埋线的临床应用及面部皮肤老化的治疗提供新思路。本研究通过研究中医学及西医学对皮肤老化的认识及治疗经验，分析足阳明经埋线治疗面部皮肤老化的可行性，通过临床研究论证足阳明经埋线治疗面部皮肤老化的有效性并探讨埋线的整体作用机制，通过动物实验研究探讨埋线的局部作用机制，为穴位埋线疗法治疗面部皮肤老化的临床应用提供依据。

28. 环跳穴及坐骨点埋线结合针刺治疗坐骨神经痛的临床研究（陈琪琦，广州中医药大学）

坐骨神经痛是现代都市人的常见病、多发病，发病年龄已有日渐年轻化的趋势。该病缠绵难愈，反复发作，给患者带来身心困扰。本研究采用环跳穴与坐骨点埋线结合普通针刺治疗坐骨神经痛，并与普通针刺组进行对照，对两组患者治疗前后的视觉模拟评分、行为疼痛测定评分及麦吉尔疼痛评分进行比较与分析，最终评价临床疗效。

29. 穴位埋线治疗变应性鼻炎的临床疗效和安全性评价及相关机制的动物实验研究（李昕蓉，成都中医药大学）

本研究评价穴位埋线治疗变应性鼻炎的临床疗效和安全性，探讨穴位埋线对变应性鼻炎机体鼻黏膜神经源性炎症及免疫相关基因表达谱的调节作用，从临床和基础两个方面为穴位埋线治疗变应性鼻炎的临床运用提供科学依据。

30. 肥三针合穴位埋线治疗脾虚型单纯性肥胖的临床研究（郑旭茵，广州中医药大学）

本研究采用随机对照研究方法观察肥三针合穴位埋线治疗单纯性肥胖的临床效果，比较肥三针合埋线疗法与单纯肥三针、埋线疗法之间的效果差异，观察肥三针合穴位埋线疗法对单纯性肥胖患者生存质量的影响，分析肥三针合穴位埋线疗法的可能作用机制。

31. 穴位埋线配合艾灸神阙穴治疗原发性痛经的临床研究（关竹君，广州中医药大学）

本课题采用随机对照研究方法，应用痛经症状积分标准、视觉模拟评分量表、语言评价量表、行为疼痛测定表、麦吉尔疼痛问卷及回顾性症状量表，评价艾灸神阙穴及配合关元穴、三阴交穴位埋线治疗原发性痛经的临床近期、远期疗效，为穴位埋线配合艾灸神阙穴治疗原发性痛经提供临床依据。

32. 穴位埋线疗法治疗子宫内膜异位症痛经疗效观察研究（陈广贤，广州中医药大学）

本研究是在传统中医学理论指导下，结合现代医学研究成果，观察穴位埋线疗法治疗子宫内膜异位症痛经的临床疗效，以及改善患者生活质量的效果，旨在为子宫内膜异位症痛经寻找更有效的治疗方法，为患者减轻子宫内膜异位症痛经带来的痛苦，提高生活质量，为运用穴位埋线疗法治疗子宫内膜异位症痛经提供临床依据。

33. 穴位埋线结合耳穴贴压对单纯性肥胖患者疗效及血脂、血糖的临床观察研究（郑开文，广州中医药大学）

本研究采用随机对照研究方法，以穴位埋线结合耳穴贴压治疗为治疗组，对照穴位埋线组、常规针刺组，观察穴位埋线结合耳穴贴压治疗单纯性肥胖的临床疗效，旨在探讨穴位埋线、耳穴贴压、针刺治疗单纯性肥胖的临床疗效，以及对肥胖患者血脂、血糖的影响，为治疗单纯性肥胖提供一定的研究依据。

34. 中药配合穴位埋线治疗气滞血瘀型原发性痛经的临床研究（陈雯婕，广州中医药大学）

本研究旨在对收集的原发性痛经患者进行辨证分型后，观察加味逍遥散配合穴位埋线治疗气滞血瘀型原发性痛经患者的临床疗效，探讨此方法对气滞血瘀型原发性痛经的作用机制，为该病探求一种确切有效的综合治疗方法。

35. 穴位埋线治疗单纯性肥胖的临床疗效及分子机制研究（闫润虎，大连医科大学）

本研究旨在观察穴位埋线疗法治疗单纯性肥胖病及肥胖并发银屑病的临床疗效，并进行分子机制研究。

36. 穴位埋线治疗慢性盆腔炎的临床研究（王志文，广州中医药大学）

慢性盆腔炎是妇科常见病、多发病，发病率有逐年上升的趋势，且病情顽固，病程较长，迁延反复，严重影响女性的身心健康和正常生活。针灸治疗慢性盆腔炎具有悠久的历史，穴位埋线是近年来兴起的新型治疗方法。本研究观察穴位埋线与常规针刺治疗慢性盆腔炎的临床疗效差别，为穴位埋线治疗本病提供依据。

37. 穴位埋线治疗月经后期的临床疗效观察（刘建良，广州中医药大学）

月经后期是临床常见的妇科疾病。本研究旨在探索疗效好、不良反应小、有效提高生活质量的埋线合并中药治疗月经后期的方法。本研究通过对照穴位埋线疗法加中药、单纯中药疗法治疗月经后期的疗效，为穴位埋线治疗月经后期提供依据。

38.靳三针配合电针、穴位埋线疗法治疗单纯性肥胖症的临床研究（林国峯，广州中医药大学）

本研究采用随机对照研究方法，观察以靳三针为指导，电针结合穴位埋线疗法对单纯性肥胖患者的临床疗效，为电针结合穴位埋线疗法治疗单纯性肥胖提供临床依据。

39.埋线腧穴"肠病方"治疗实验性结肠炎大鼠的机制研究（张夏毅，华中科技大学）

本研究旨在探讨埋线上巨虚、天枢、大肠俞治疗大鼠实验性结肠炎的作用机制。

40.穴位埋线治疗便秘型肠易激综合征的临床研究（董亮见，广州中医药大学）

本研究采用随机对照的方法，观察穴位埋线治疗便秘型肠易激综合征患者症状自评量表、临床便秘症状的变化，以及不良反应。

41.穴位埋线结合中药治疗脾虚湿盛型单纯性肥胖症的临床研究（郭人嫚，广州中医药大学）

本研究通过观察穴位埋线结合中药对单纯性肥胖的治疗作用，旨在探求一种治疗单纯性肥胖的有效方法，为临床应用提供思路。

42.针刺合并埋线治疗肌筋膜疼痛综合征的临床研究（李怡贞，广州中医药大学）

本研究观察针刺合并埋线治疗肌筋膜疼痛综合征的疗效，为治疗该病提供一种简便、无创、安全、有效的新疗法。

43.穴位埋线治疗单纯性肥胖病的瘦素和胰岛素抵抗机制研究（姜军作，南京中医药大学）

本研究从理论、临床和动物实验 3 个方面研究了穴位埋线治疗单纯性肥胖的中医穴病机、作用及机制。理论研究方面：本研究提出单纯性肥胖的病机为脏腑功能失调（主要是脾胃功能失常）导致的以痰湿内停为主的阴阳失调。临床研究方面：穴位埋线具有降低单纯性肥胖病患者体重和体脂的作用，能降低肥胖机体过高的血脂水平，纠正紊乱的瘦素、胰岛素水平。动物实验方面：经穴位埋线治疗的肥胖大鼠体重均出现显著下降，穴位埋线可通过中枢和外周途径抑制机体的瘦素抵抗和胰岛素抵抗。

44.穴位埋线与针刺结合治疗根性坐骨神经痛的临床研究（刘科佑，广州中医药大学）

本研究采用随机对照研究方法，观察穴位埋线与针刺结合治疗根性坐骨神经痛的临床疗效和安全性，并进行客观的疗效评价。

45.穴位埋线治疗经前期综合征的临床研究（江政达，广州中医药大学）

本研究采用随机对照研究方法，以单纯中药组为对照组，观察穴位埋线疗法治疗经前期综合征的临床疗效，并对其治疗经前期综合征的作用机制和安全性进行初步评价。

46.穴位埋线疗法治疗单纯性肥胖之有效性评估——一个随机分派、单盲研究（郑

昌贤，广州中医药大学）

目前虽有许多运用穴位埋线治疗单纯性肥胖的研究，但仍缺乏严谨的临床研究来排除穴位埋线治疗对肥胖患者的安慰剂效应。本研究将受试者随机分为实验组、对照组，采用对受试者保密的单盲设计，评估穴位埋线疗法对于单纯性肥胖患者之疗效是否为安慰剂效应所导致。

47. 穴位埋线疗法治疗单纯性肥胖的临床研究（黄国荣，广州中医药大学）

本研究采用随机对照研究方法，以针灸疗法和单纯中药组为对照组，观察穴位埋线疗法治疗单纯性肥胖的临床疗效，旨在探讨穴位埋线疗法与针灸疗法、单纯中药治疗单纯性肥胖的临床疗效差异及其作用机制，为临床治疗单纯性肥胖提供依据。

48. 穴位注药埋线法干预肛门病术后疼痛临床及实验研究（舒涛，中国中医科学院）

本研究采用长强穴注药埋线法干预肛门病术后疼痛，经临床初步验证，安全有效。本研究历经文献研究、前期研究、临床研究、实验研究 4 个阶段，从临床研究及实验研究两方面来研究其临床疗效及作用机制，为其进一步推广应用提供依据。

49. 背俞穴埋线法治疗脾气虚型结肠慢传输型便秘的临床研究（维奥来尔·霍查，北京中医药大学）

本研究应用背俞穴埋线治疗脾气虚型结肠慢传输型便秘，综合评价其对人体的安全性及临床疗效，进一步确定有关标准和操作规范，促进临床推广工作。

50. 穴位埋线治疗单纯性肥胖的临床评价及实验研究（吴爱莲，广州中医药大学）

本研究旨在探讨穴位埋线法治疗单纯性肥胖的疗效，进一步明确穴位埋线法对单纯性肥胖的作用机制。

51. 穴位埋线治疗单纯性肥胖的临床研究（许瑞香，广州中医药大学）

本研究观察穴位埋线疗法对单纯性肥胖患者体脂、体重、体围、体重指数、体脂率等肥胖相关指标的影响，并与口服降脂中药组进行比较，评价穴位埋线疗法对单纯性肥胖的临床效果，借此促进穴位埋线疗法在临床中的进一步推广。

52. 穴位埋线治疗更年期妇女肥胖的临床研究及其对血清生殖激素的影响（张梅，广州中医药大学）

本研究应用穴位埋线治疗女性更年期肥胖，观察治疗的临床效果、更年期综合征的改善情况，以及生殖激素的变化。

53. 穴位埋线防治糖尿病胃肠运动功能障碍的作用及其机理研究（陈耀龙，广州中医药大学）

糖尿病胃肠运动功能障碍是糖尿病常见的并发症，可累及全胃肠道。本研究从穴位埋线的角度对糖尿病胃肠运动功能障碍进行了系统探讨，为病程较短的糖尿病患者可能并发的胃肠运动功能障碍进行早期诊断、早期干预，提高远期生存质量提供依据。

54. 穴位埋线治疗良性前列腺增生症的临床研究（李明贞，广州中医药大学）

本研究选择良性前列腺增生症患者为研究对象，采用穴位埋线与传统针灸的不同疗法，进行治疗前后比较研究。

55. 穴位埋线抗癫痫的临床观察及对大鼠海马神经元凋亡影响的时效研究（陈文华，广州中医药大学）

本研究临床部分观察穴位埋线疗法治疗原发性全面发作型癫痫的临床疗效、对生活质量的影响等，规范操作规程，并对其临床疗效进行再评价。基础研究部分动态观察埋线法对电点燃癫痫模型大鼠海马神经元凋亡及凋亡相关基因的影响。

56. 穴位埋线治疗女性更年期综合征临床疗效观察及其生殖内分泌机制研究（陈贵珍，广州中医药大学）

本研究从中医针灸学的角度对更年期综合征进行系统探讨，结果表明穴位埋线对更年期综合征的疗效确切，为穴位埋线治疗更年期综合征提供了客观依据。

57. 穴位埋线治疗儿童原发性癫痫的临床和实验研究（彭尧书，广州中医药大学）

本研究分为文献研究、临床研究、实验研究。文献研究：研究者对中医古代文献中有关癫痫的理法方药，从病名、病因病机、证候、治则方药、针灸、埋线等方面进行探讨，并就西医学对癫痫的研究状况，从免疫学、病理生理学、生物化学、基因学，以及临床脑电图、临床治疗学的研究情况进行了概述。临床研究：研究者观察穴位埋线治疗儿童原发性癫痫的临床疗效，并进行了有关机制的探讨，并与西药丙戊酸钠进行了比较。实验研究：研究者观察穴位埋线对癫痫动物模型脑电图的影响，对癫痫动物模型大脑单胺类神经递质含量的影响，以及对小鼠记忆行为和脑胆碱酯酶活性的影响。

第五节　穴位埋线优秀成果

中国中医药研究促进会埋线分会致力于穴位埋线疗法学术流派、优秀科技成果、突出人才的挖掘和整理，先后分 3 批公布了工作成果，详见中国中医药研究促进会《关于公布穴位埋线疗法学术流派、优秀科技成果、突出人才的通知》（中医促会〔2021〕48 号）、中国中医药研究促进会《关于公布第 4 届全国埋线传承创新技能大赛结果的通知》（中医促会〔2022〕76 号）、中国中医药研究促进会《关于公布第五届全国埋线传承创新技能大赛结果的通知》。现将文件中公布的穴位埋线优秀成果摘录如下。

一、科研类

1. 穴位埋线治疗运动性疲劳疗效评价

完成人：陈永珍、郭海英等。2009 年 5 月获浙江省中医药科学技术创新奖。

2. 微创穴位埋药线治疗心悸的临床观察

完成人：龚旺梅、杨才德等。2012 年 8 月获庆阳市科学技术进步奖二等奖。

3. 穴位埋线疗法治疗神经根型颈椎病的临床研究

完成人：杨颖等。本研究为苏州高新区科技项目，2020 年 5 月通过验收。

4. 八会穴为主埋线对膝骨性关节炎临床疗效研究以及对患者生存质量的影响

完成人：赵达、杨才德等。本研究属甘肃省中医药管理局课题（GZK-2014-83），2017 年 7 月通过验收。

5. 星状神经节埋线为主治疗高血压病以及对 Ang Ⅱ、ALD 的影响

完成人：高敬辉等。本研究属甘肃省中医药管理局课题（GZK-2017-65）。

6. 甘肃省埋线技术创新与推广

完成人：严兴科、杨才德等。本研究属甘肃省教育厅 2018 年度甘肃省高等学校协同创新团队项目（2018C-18）。

二、专利类

1. 一种专用埋线针刀

发明人：杨才德、包金莲、杨泽林、于灵芝、宋建成。

专利号：ZL201320515726.X。

授权公告日：2014 年 2 月 12 日。

2. 一种专用埋线针

发明人：杨颖、王明明、赵金荣、徐珺。

专利号：ZL201321404331.9。

授权公告日：2021 年 4 月 27 日。

三、论文类

1.《星状神经节埋线治疗心肾不交型失眠对患者睡眠情况及血清 TNF-α、IL-6、IL-1β 水平的影响》

该文获甘肃省针灸学会 2020 年度优秀论文奖。获奖人：王明明。

2.《杨氏"颈五针"埋线针刀治疗慢性胃炎临床体会》

该文获中国中医药研究促进会埋线分会 2019 年度优秀论文奖二等奖。获奖人：米甲龙。

3.《穴位埋线治疗常见胃肠疾病的临床概括》

该文获中国中医药研究促进会埋线分会 2019 年度优秀论文奖三等奖。获奖人：董蕊。

4.《埋线为主治疗抑郁症的临床观察》

该文获中国中医药研究促进会埋线分会 2019 年度优秀论文奖三等奖。获奖人：张婧婧。

5.《针刺及针药结合治疗面瘫》

该文获中国中医药研究促进会埋线分会 2019 年度优秀论文奖三等奖。获奖人：张攀。

6.《调节内脏运动神经系统是埋线针刀疗法的独特模式》

该文获中国中医药研究促进会埋线分会 2019 年度优秀论文奖二等奖。获奖人：王江。

7.《穴位埋线治疗失眠的选穴规律探讨》

该文获中国中医药研究促进会埋线分会 2019 年度优秀论文奖一等奖。获奖人：侯旋。

8.《应用星状神经节埋线为主治疗慢性荨麻疹的临床研究》

该文获 2018 年第九届全国微创埋线经验交流大会优秀论文奖。获奖人：李登科。

四、著作类

1.《埋线疗法》

本书由贵州省革命委员会生产领导小组卫生办事组"六二六"医疗小分队编，1969 年 9 月出版。

2.《埋线疗法》

本书由陆健主编，1983 年 8 月出版。

3.《实用穴位埋线疗法》

本书由温木生、魏光祥主编，1991 年 12 月出版。

4.《实用穴位埋线疗法》

本书由陈德林编著，1993 年 4 月出版。

5.《中华埋线疗法指南》

本书由马玉泉著，1994 年 1 月出版。

6.《穴位埋线疗法》

本书由黄鼎坚、庞勇、李保良编著，1999 年 11 月出版。

7.《穴位埋线疗法》

本书由崔瑾、杨孝芳编著，2002 年 1 月出版。

8.《埋线疗法治百病》

本书由郑祥容、温木生编著，2002 年 6 月出版。

9.《埋线针疗学》

本书由陆健、杨东方编著，2004 年 1 月出版。

10.《现代穴位埋线与美容》

本书由任晓艳、李红娟著，2009 年 1 月出版。

11.《微创埋线与临床治疗应用》

本书由孙文善主编，2010 年 10 月出版。

12.《微创穴位埋线实用技术》

本书由马立昌、单顺、张金霞主编，2011 年 7 月。

13.《中医穴位埋线疗法》

本书由任树森主编，2011 年 9 月出版。

14.《埋线美容塑形实用技术》

本书由张金霞、马立昌主编，2012 年 7 月出版。

15.《埋线疗法》

本书由岳增辉主编，2012 年 9 月出版。

16.《微创埋线减肥》

本书由孙文善、戴淑琴主编，2013 年 6 月出版。

17.《特效四维三通埋线治疗绝技》

本书由王子明著，2013 年 7 月出版。

18.《临床实用微创埋线技术》

本书由孙文善主编，2013 年 9 月出版。

19.《穴位埋线》

本书由王海军主编，2014 年 6 月出版。

20.《穴位埋线疗法》

本书由杨才德、雒成林主编，2015 年 9 月出版。该书获中华中医药学会学术著作奖二等奖。

21.《中华埋线名医百家荟萃》

本书由孙文善主编，2016 年 1 月出版。

22.《埋线针刀百问百答》

本书由杨才德主编，2016 年 9 月出版。

23.《单氏埋线经验精粹》

本书由单顺、吴建华、单晋杰、赵淑英主编，2016 年 9 月出版。

24.《任氏针灸埋线腧穴宝典》

本书由任晓艳、王守东主编，2016 年 9 月出版。

25.《现代针灸埋线疗法》

本书由任晓艳、王守东著，2016 年 9 月出版。

26.《埋线疗法治百病》

本书由向阳、向云飞编著，2016 年 11 月出版。

27.《中国埋线疗法大全》

本书由温木生、甘思主编，2017 年 2 月出版。

28.《星状神经节埋线治百病》

本书由杨才德主编，2017 年 9 月出版。该书获中国民族医药学会学术著作奖二等奖。

29.《常见病中医穴位埋线疗法》

本书由麦凤香、李国徽、何晓华主编，2018 年 1 月出版。

30.《常见病中医穴位埋线疗法》

本书由朱庆文主编，2018 年 1 月出版。

31.《图解穴位埋线疗法》

本书由李强、李迎红主编，2018 年 1 月出版。

32.《埋线针刀治疗学》

本书由杨才德、高敬辉、刘文韬主编，2018 年 6 月出版。

33.《埋线针刀技术操作规范》

本规范由甘肃省针灸学会发布施行，主要参与人员有杨才德、刘安国、马重兵等，2018 年 6 月出版。

34.《中医医术确有专长：穴位埋线（长效针灸）优势病种专家共识》

本书由杨才德主编，2020 年 7 月出版。

35.《中医微创穴位埋线疗法》

本书由周钰、吴军瑞主编，2021 年 5 月出版。

36.《埋线针刀技术操作安全指南》

本书由杨才德主编，2022 年 6 月出版。

37.《埋线等中医适宜技术治疗过敏性鼻炎》

本书由杜光勇、杨颖、杨才德主编，2022 年 6 月出版，获中国中医药研究促进会学术成果奖三等奖。

38.《龙虎五刺埋线疗法》

本书由杨颖、赵金荣、杨才德主编，2024 年 8 月出版。

39.《埋线在神经康复中的应用》

本书由徐珺、杜光勇、杨才德主编，2024 年 8 月出版。

五、技术能手类

个人一等奖：赵金荣、严茜、袁勇、韩亚东、孙义玲。

个人二等奖：于璐璐、靳红玉、何乃卉、方东梅、丁丫、余清华、彭贞、韩欣浩、秦彩娟、米甲龙、曹燕燕。

个人三等奖：杨雪、朱祥、王宇、王永强、曲晨宁、郭鹏、刘勇林、苟纯莉、马巍、李霞、韩莹、陈亮胜、肖燕、张萍、王结能、李震、闫大全、刘秀芬、李圆、李彦晖、石平清、王彤彤、王恺年、王星星、郝强、甘新艳、赵喜红、刘静、徐倩、谷平伟。

优秀裁判奖：杨才德、杨改琴、周钰、惠建荣、杨颖、李虹霖、于灵芝、高敬辉、李登科、陆天宝、侯玉玲、王双平、田瑞瑞、芦红、谷亚斌、陈永革、郑明中、祁文、张国库。

优秀团队奖：苏州高新区人民医院、太原市中心医院、陕西中医药大学附属医院、宁夏医科大学附属中医医院、定西市中医医院、川护联合队、宁强县中医医院、皋兰县石洞镇卫生院、共进团队（民勤县人民医院）、兰州代表队。

（主要撰稿人：杨才德、范乾等）

附　录

附录一　穴位埋线人物访谈录 [*]

本部分为我国老中青三代埋线人物的访谈录，从基层到高校，从临床到科研，从内科到外科，从中医到西医，全面反映了我国埋线事业的发展情况。

白丽

主持人：观众朋友们大家好，欢迎收看本期的"穴位埋线名家"栏目。今天我们很荣幸邀请到新疆医科大学药理学教授白丽来到我们的栏目。白教授您好，和我们的观众朋友们打声招呼吧！

白丽：大家好，各位同人好。

主持人：白教授好，您是从什么时候与穴位埋线"结缘"的？

白丽：我从 2003 年底患脑梗死以后就开始研究应用穴位埋线了，可以说我是用埋线的方法治疗的脑梗死。

主持人：您还得过脑梗死吗？

白丽：是的，我得过脑梗死。

主持人：您从事穴位埋线工作这么多年了，自身的体会是什么？

白丽：在埋线的过程中，我慢慢地发现穴位埋线效果非常好。我刚开始接触穴位埋线的时候，也是"头痛医头，脚痛医脚"。但当我从整体去看待疾病的时候，我发现在治疗某个疾病的同时，其他疾病也会好转，而且最主要的一个原因是没有用药，更加绿色安全。

主持人：现在很多人"谈癌色变"，您作为一名药理学博士，是如何通过穴位埋线治疗和调理癌症的呢？

白丽：在临床当中，我发现癌症患者的心态和饮食结构对改善病情特别重要。我

---

[*]　本书收录23位埋线人物的访谈录，以姓氏首字母为序。访谈内容均收集整理于"穴位埋线名家"栏目。

常给患者讲，想要治病，我的调理方案只占三分，患者自身的调理占七分，七分里面50%以上是心态，剩下的是饮食结构。医生的方案、患者的心态、患者的饮食结构，这就是三位一体。

主持人：您讲的三位一体我是这样理解的：第一，干预患者的情绪；第二，调整他们的饮食结构；第三，通过穴位埋线去调理。那么，三位一体方案的治愈率大概能到多少呢？

白丽：刚开始治疗时可以分成这三块，如果是癌症早期，基本不用药，患者基本能够痊愈；如果是癌症中期，要适当地用些抗癌药；对癌症晚期的患者，痊愈的难度较大，我们能做到的是努力帮助他提高生活质量。

主持人：乳腺癌是一种比较常见的癌症。很多女性朋友都非常关注乳腺癌的问题。乳腺癌可以用埋线治疗吗？可以用哪几个穴位？

白丽：乳腺癌的发病多半和肝气郁结有关，所以可以用肝俞疏肝理气。还可以取天宗、肩髃、阳陵泉。阳陵泉又称为消气穴。还可以取太冲，但是血压低的人不能埋太冲，因为太冲有降压作用。我发现一些患者用太冲，虽然治乳腺癌的效果不错，但会头晕，不埋太冲，就不会头晕。此外，我还发现在治乳腺癌的时候，不能埋三阴交。这也是通过多年的临床经验总结出来的。

主持人：我们刚才说的是治病，那该如何去防病呢？

白丽：像乳腺类疾病，我主要通过饮食指导患者防病，让他们少吃一些豆制品，多吃一点白菜、土豆、胡萝卜等。总之，我不提倡乳腺癌患者吃豆制品。因为我生活在新疆，新疆的饮食结构有它地域性的特点，饮食中有很多高蛋白的食品，比如牛羊肉，我会建议患者多吃一些，因为蛋白质是人体必需的营养物质，机体修复也需要补充蛋白质。

主持人：穴位埋线疗法对心脑血管疾病、中风后遗症的效果如何？

白丽：非常好。

主持人：好在哪里？

白丽：我有个患者，来就诊的时候左冠状动脉已经堵了50%以上，右冠状动脉堵了35%。然后我给他穴位埋线，并指导他调整饮食结构。1年之后，他又做了检查，这时左冠状动脉的堵塞已经变成了轻度，且其余未见异常。

主持人：我看资料说您现在还在使用羊肠线埋线，为什么呢？

白丽：我认为羊肠线更接近自然，而且刺激量比较大。

主持人：羊肠线和其他线有什么区别？

白丽：我认为，羊肠线的本质是一种蛋白，当它注入人体后，会调动人体的免疫功能，且比其他线调动的力度大。

主持人：也就是说羊肠线和其他市面上所见到的线相比，最大的优势就是刺激性比较强，是吗？

白丽：是的。像刚才提到的心血管系统疾病，我除了用羊肠线埋线，有时还会加用脉络放血。

主持人：这样看来脉络放血的效果不错。我看中医谈到癌症，很多都是血瘀导致的。那从这个角度讲，穴位埋线配合脉络放血，癌症也就会慢慢地好转吗？

白丽：大体是这个意思，不仅是乳腺癌，像肝癌也可以采取这种方法。

主持人：您治疗过肝癌患者吗？

白丽：我治过肝癌。之前有个患者，我通过穴位埋线等疗法把他调理得不错了，叮嘱他最好继续坚持，再调理 3 年。但他是做生意的，工作很忙，应酬又多。他觉得自己好了就不来治疗了，再加上经常喝酒，过了 2 年就肝癌复发去世了。所以说，对于疾病，治疗是一方面，自身的调理也很关键。

主持人：我们刚才提到了乳腺癌、肝癌，都可以用穴位埋线治疗，那您对于骨癌，有没有临床治疗的病例呢？

白丽：有的，我治过 2 例骨癌。其中一个患者病情很严重，最严重的时候连路都走不了了。我给他治疗了一段时间，他能去街上转转，但是后来他没有坚持治疗。

主持人：白教授，您行医多少年了？

白丽：我行医有 15 年了。

主持人：您大概治疗了多少临床病例？

白丽：有 1 万多例。

主持人：在这 1 万多例患者中，哪种患者比较多？

白丽：最多的是颈腰椎骨质增生患者。这也是我擅长的领域。

主持人：穴位埋线大概多久做一次比较合适？

白丽：看情况吧，我一般让患者 1 个月治疗 1 次。

主持人：我还有一个问题，对于女性的更年期，穴位埋线效果好吗？

白丽：效果很好的。女性更年期的出现主要是和卵巢功能有关，就是卵巢功能衰竭以后，机体短时间内不能适应这种状态，就会出现一系列症状，主要是自主神经功能紊乱的症状。

主持人：对这种情况，我们应该怎么办？

白丽：对有潮热的患者，我们可以取太溪、复溜、合谷。对肝郁的人，我就给她扎肝俞，扎完后，她的脾气都变好了。对睡眠不好的人，我就给她扎翳风、风池、安眠穴。

主持人：我知道中医都讲"治未病"，如果我们还没生病，只想保健一下身体，多久做一次穴位埋线比较合适？

白丽：如果你对自己的健康要求比较高的话，可以 1 个月埋线 1 次。

主持人：您认为穴位埋线的特点在哪里？

白丽：其实我刚才讲的都是穴位埋线的特点，就是不用药也能治好病。很多患者到我诊所看病，都问我你这里怎么不开药啊，没有药怎么治病，我就告诉他们，我们的穴位就是药，经络就是药库，但是很多人还是不能理解，所以说我做这项工作，跟患者的沟通也是很重要的。

主持人：您能不能送给我们的观众朋友们几句话。

白丽：不管是老百姓，还是医者，请相信你的自我修复能力是很强大的，这是第一句话；第二句话：一定要记住，心态很重要，不管发生任何事情，你要去乐观地对待；第三句话：人类的生存离不开食物，你在做饭的时候，要用愉悦的心情，认真地把你的食物做好，吃饭的时候要开心地享用。

主持人：感谢白丽教授与我们分享她的治疗体会，我认为不论是对业内人士还是患者，这都是很重要的启示。再次感谢白丽教授，再见。

陈明涛

主持人：我们今天十分有幸请到针刀埋线名家陈明涛主任跟大家进行交流。陈主任，您好！

陈明涛：主持人好！观众朋友们，大家好！

主持人：陈主任，据我们了解，您最初是在1966年夏开始学习针灸疗法的，用"一根针、一把草"为乡亲们防病治病，后来还参加了"新医疗法"培训班，从医至今已近60年了。那您能不能给我们讲一下，从您早年从师到现在的一个发展经历？

陈明涛：我是在1966年开始自学针灸的，1970年7月参加了中国人民解放军举办的"新医疗法"培训班，师从原中国人民解放军106医院的郭述苏医生，学习内容有长针深刺透穴的新针疗法、穴位穿线疗法、小儿麻痹穴位强刺激结扎疗法、赤医针疗法、野兔或家兔脑垂体穴位埋藏疗法等。1988年，我跟随朱汉章教授学习针刀疗法，由此步入了针刀医学和埋线疗法的医、教、研之路。1993年8月，我参加了天津中华针灸进修学院出国人员高级专修班。1994年，我师从西安医科大学黄枢教授学习针法微型外科学。1998年3月，我跟随宣蛰人教授学习银质针疗法，深入系统地学习了软组织外科学理论，实现了将针刀医学的动态平衡失调理论和软组织外科学的无菌炎症致痛学说有机结合。2004年10月，我又学习了中外脊柱矫正手法技术和整体灸疗技术，将以上方法整合为一体，由此形成了陈氏六联疗法，即针刀、银质针、穴位埋线、刺络放血、脊柱矫正术、整体艾灸疗法。该疗法具有不开刀、无痛苦、收费低、见效快的特点。

主持人：那您现在所研究的陈氏六联疗法，主要针对哪些疾病呢？

陈明涛：主要针对各种颈椎病、顽固性肩周炎、腰椎间盘突出症、强直性脊柱炎、腰椎管狭窄症、腰椎滑脱、股骨头坏死、膝关节炎、偏瘫、脑瘫、三叉神经痛、椎基底动脉供血不足、颈源性癫痫、过敏性鼻炎、咽炎、气管炎、心动过缓、颈性高血压、顽固性失眠、头痛、阿尔茨海默病、带状疱疹后遗神经痛、老年性皮肤瘙痒症、神经性皮炎、脊柱源性糖尿病、肝硬化、颈源性抑郁症等。

主持人：我关注到您研究的方向主要有埋线针刀治疗膝关节疼痛、寰枢椎位置异常引起的一系列颈源性疾病，能不能为我们具体讲解一下？

陈明涛：可以。埋线针刀是杨才德教授的专利，是在埋线针的基础上改进而成的一种新型针灸治疗器械。它在结构上，是将埋线针针尖磨成平刃，在埋线针方柄的下端设置了和刃口方向一致的向两侧凸起的扁柄，使埋线针刀在操作时有了方向性。与传统单一的埋线针或针刀比较，埋线针刀增强了埋线针的刺激作用和松解作用；埋线针刀在临床使用时，配合线体的长效刺激和理化作用，可以明显减少针刀治疗的次数。埋线针刀是埋线针和针刀两种工具的完美结合，使埋线疗法和针刀疗法又一次结合并得到拓展和提高。因为我是二级医院的临床医生，会在临床中遇到大量膝关节疼痛的患者，大多数都已具备置换膝关节的指征，但很多患者受经济条件限制无法接受置换术，还有部分是同时有置换术禁忌证，在这种情况下，很多患者要求我用埋线针刀为他们解除疼痛。我也给患者解释说，他的病已经到了关节置换的程度，埋线针刀的效果可能不明显，但大多数患者对我说："治不好也不埋怨你！"我也表示尽力用埋线针刀为他们解除痛苦。就在这种情况下，我开始了埋线针刀治疗膝关节疼痛的临床研究。我根据针刀医学的慢性软组织损伤理论、骨质增生的病因病理学理论、弓弦力学解剖系统及网眼理论指导临床，采用针刀的内手法和外手法治疗膝关节痛，相比膝关节置换术有四大特点：首先，避免了手术带来的痛苦和假体造成的不适。其次，大大减轻了患者的医疗费用负担，大约只有手术费用的10%。再次，节省国家医保费用支出。最后，为难治性膝关节骨性关节炎探索出了新的治疗方法。我根据临床的成功经验，花费7年时间撰写了《针刀治疗膝痛病》一书，全书60万字，论述了130种膝关节疼痛类疾病的针刀治疗方法。

头颈部的解剖结构复杂，其病理变化也相对复杂。随着生产和生活方式的转变，人们长期低头伏案的机会增多，使颈椎相关疾病的发病率不断增高，发病年龄不断前移。现有资料显示，颈源性疾病有100余种，以头面部五官和颅脑神经症状为主要表现，如眩晕、头痛、失眠、健忘、肢体麻木、疼痛痉挛、恶心、呕吐、耳鸣、耳聋、视力下降、血压异常、面部病变（痉挛或面瘫）。这些症状属于中枢或周围神经系统病变的主要表现，统称为颈源性疾病。我在临床中根据异病同治的原则，采用针刀结合埋线整体松解颈部肌肉，并对患者的症状、体征进行前后对比，效果显著。我多次在国内外大型学术会议上介绍埋线针刀治疗颈源性疾病的经验。

主持人：您曾经发表过《埋线针刀整体松解术治疗萎缩性胃炎合并乙肝大三阳2

例》一文，能简要地我们介绍一下，埋线针刀治疗萎缩性胃炎合并乙肝大三阳的治疗原理吗？

陈明涛：埋线针刀疗法研究认为，慢性萎缩性胃炎和慢性乙型肝炎的根本病因是有关的交感神经和电生理线路的功能紊乱。另外，肝脏本身的劳损也是本病的根本病因之一。针刀医学根据内脏弓弦力学系统和脊柱病因学理论，调节交感神经和电生理线路，恢复它们的正常功能，改善肝脏和胃体的血液循环，从而取得显著疗效。临床证实，埋线针刀治疗慢性肝炎具有简单易行、见效快、疗程短、安全、经济等优点。

主持人：我们知道颈源性疾病，不仅在中老年人群中发病率上升，在部分青年人和学龄期儿童中，发病率也是越来越高。您研究过埋线针刀治疗颈源性疾病的机制，那具有不同临床表现的颈源性疾病，是不是都可以采用颈部埋线针刀的治疗方法，治疗后能不能彻底地消除症状，达到病愈的目的呢？

陈明涛：颈源性疾病是颈部后侧、左右侧或前侧相关肌肉粘连、挛缩，导致神经、血管循行路线受阻或卡压而引起的。通过埋线针刀辨位整体松解治疗，可以彻底地消除症状，达到病愈的目的。此外，采用埋线针刀，还可以激发人体自我代偿、自我调节能力，为自我修复创造条件。对于需要行开放性手术的脊髓型颈椎病，可以采用埋线针刀整体松解颈部肌肉，使颈椎周围肌肉松弛，只要椎管有 1mm 的扩大，就能消除脊髓受压的体征和症状，从而消除症状，使患者免受开刀的痛苦，达到康复的目的。

主持人：您能不能给我们一些预防颈源性疾病的建议？

陈明涛：可以。①放下包袱，解除顾虑，保持心情舒畅。②保持规律的生活作息。③手卡项部，屈伸颈项，平心静气，缓慢操作；双手心放在双耳上，从下往上搓耳心侧，返回时搓耳背侧，每天早晚各 1 次，每次搓 100 下。坚持天天做，可预防颈源性疾病。

主持人：我们了解到您还研究过埋线针刀治疗中风后遗症，能简要地向我们讲解一下吗？

陈明涛：可以。全套方法分为中脏腑和中经络两个部分。中脏腑以醒脑开窍为重点，选用椎枕部穴位，进行椎枕部各肌肉起止点的埋线针刀治疗；中经络以疏通经络、矫偏活络为重点。若处于恢复期及后遗症期，对上、下肢的伸、屈侧肌肉纤维进行松解治疗。

主持人：您从事医学事业到如今有 50 余年了，获得过无数的奖项和荣誉，是什么样的原因让您当初选择了医生这个职业呢？

陈明涛：我是在山区农村长大的孩子，我小的时候山村里卫生条件差，夏秋季苍蝇到处飞，几乎每户都有急性胃肠炎的患者。我们村没有诊所和医生，乡亲们生病时，需要到 10km 外的公社卫生院或者邻村诊所去看病。我小时候身体很弱，上小学时还患过肺炎，需要到县城医院去看病，很不方便。为了解除乡亲们的疾苦，我坚定不移地选择了医生这个职业。

主持人：您曾经获得过无数的奖项，这些对于您来说意味着什么？是什么支撑您获得这些成就的呢？

陈明涛：是群众的信任和支持，是组织的培养和教育，是从青年时代起周围环境对我的影响，使我对健康事业产生了无限的崇敬和爱好。我看着一个个久受病魔折磨的患者康复，就会有无比的自豪感。

主持人：您在研究这些医学成果的过程中，有没有遇到过让您印象深刻的难题？

陈明涛：有。我刚开始自学针灸的时候，没有老师和教材，是靠借书、抄书来学习医学知识的。山区农村没有电，家里收入很少，白天要干农活挣工分，冬天的晚上就借柴火取暖，借光读书。后来到了 20 世纪 80 年代，我开始能参加一些学习班进行学习，但很多学习班都是在收麦和种秋农忙时办班，我抽不开身，家属有时也不支持。

主持人：您的职业理念是什么？您认为作为一个医生，应该具有怎样的职业素质？

陈明涛：奉献精神，求真务实，勤奋敬业，机敏有序。与有肝胆人共事，从无字句处读书。善交杏林忠义友，勤学名家精湛术。埋线针刀建伟业，造福人类济众生。

主持人：非常感谢您今天能做客我们的演播室，为大家分享这么多的心得体会，也感谢各位观众的收看，我们下期节目再会。

范利青

主持人：我们今天十分有幸请到范利青主任跟大家进行交流。范主任，您好！

范利青：主持人好！观众朋友们，大家好！

主持人：什么是穴位埋线疗法？其机制是什么？

范利青：穴位埋线疗法是针灸学理论、神经生物学和现代物理学相结合的产物，它通过针具和特殊材料在穴位内产生的生物物理作用和生物化学变化，将刺激信息和能量通过经络传入体内，从而达到治疗疾病的目的。埋线疗法实际上是一种融多种疗法、多种效应于一体的复合性治疗方法。

主持人：穴位埋线可治疗哪些疾病及特点？

范利青：可以治疗很多疾病，如慢性咽炎、过敏性哮喘、鼻炎、肠胃炎、便秘、失眠、中风后遗症、肿瘤、颈椎病、肩周炎、腰椎间盘突出症、关节炎、顽固性湿疹、荨麻疹、神经性皮炎、牛皮癣、月经不调、痛经、更年期综合征等。穴位埋线疗法在祛斑、美容、亚健康调理、减肥等领域都有着巨大的潜力。该疗法为微创治疗，痛苦小，疗效非常显著，作用稳定持久，是国家重点推广的中医传统治疗项目。

主持人：穴位埋线治疗肿瘤的原理是什么？

范利青：穴位埋线疗法是针灸疗法的延伸。它是将人体可吸收的特殊材料线体埋入穴位，长效刺激穴位，疏通经络，从而防治疾病的一种现代针灸替代疗法。这就是说，所有针灸能治的病，埋线都能治，而且埋线还有针灸没有的效应，如穴位封闭效应、针刀效应、埋针效应、刺血效应、化学刺激效应、泛控效应、组织疗法效应等。这些效应可起到协调脏腑、平衡阴阳、疏通经络、调和气血、补虚泻实、扶正祛邪的作用，而肿瘤患者正处于脏腑功能失调、阴阳失衡、气血经络瘀滞、正虚邪实的状态。埋线对身体功能减退、免疫力低下者有非常好的效果，具有提高免疫功能、补虚扶正的作用，对肿瘤患者的康复有很好的促进作用。

主持人：您研究的肿瘤围埋法埋线术及体表投影法埋线术的应用特点是什么？

范利青：肿瘤围埋法埋线术和体表投影法埋线术的应用均以调节肿瘤微环境为目的。肿瘤微环境是肿瘤细胞赖以生存和发展的物质基础，和肿瘤细胞是一个相互依存、相互促进的整体。肿瘤微环境具有低氧、低酸碱值、高间质液压的生理特性，其中存在着多种基质细胞、调控因子和蛋白酶等物质，为肿瘤的发生、发展、侵袭、转移、抵抗药物治疗提供基础。穴位埋线疗法通过上述各种效应对人体神经体液起到复合刺激作用，提高机体及埋线局部的营养代谢，使肌肉合成代谢增高、分解代谢降低，肌蛋白、糖类合成增高，乳酸、肌酸分解代谢降低。穴位埋线会对穴位、神经及整个中枢产生一种综合作用，使组织器官的活动能力加强，促进体内的血液循环及淋巴回流，使局部新陈代谢加速，血液循环及淋巴回流加快，使患者的营养状态得到改善。穴位埋线能促进病灶部位血管床增加，血管新生，增大血流量，使血管通透性和血液循环得到改善，从而加快炎症的吸收。穴位埋线还可能诱导和提高机体应激、抗炎、抗过敏、抗病毒能力。羊肠线在体内软化、分解、液化吸收，可使人体淋巴细胞致敏，产生多种淋巴因子，对穴位产生物理、生物、化学刺激，使局部组织发生无菌性炎症，甚至出现全身反应，从而提高人体的应激能力，激发人体的免疫功能，调节身体有关脏腑器官功能，达到治愈疾病目的。肿瘤围埋法埋线术及体表投影法埋线术是对肿瘤局部微环境的靶向治疗，除上述作用外，配合化疗及放疗，可以增强肿瘤局部的治疗量，达到更好的全身与局部治疗目的。

主持人：穴位埋线疗法可以治疗肿瘤相关心理疾病吗？

范利青：目前我科室正在开展穴位埋线疗法治疗肿瘤合并心理疾病的研究，如抑郁症、焦虑症、恐慌症、顽固性失眠等。目前我们采用埋线疗法结合五行针灸理论及心理课程，对肿瘤相关心理疾病及非肿瘤相关心理疾病的人群开展临床研究，已取得了很好的疗效，解开了很多肿瘤患者的心理枷锁，促进了疾病的康复。心理治疗我们已经在路上，奇迹就在不远的前方。

高敬辉

主持人：观众朋友们，大家好。今天很荣幸邀请到了著名穴位埋线名家高敬辉主任。高主任您好，跟观众朋友们打声招呼吧。

高敬辉：主持人好，观众朋友们，大家好。

主持人：首先很感谢高主任能在百忙之中接受我们的采访，在节目开始之前，请您先给大家介绍一下什么是穴位埋线疗法？它的治疗原理又是什么呢？

高敬辉：穴位埋线疗法就是把可吸收的外科缝合线放在穴位里面，利用线对穴位的持续刺激作用来治疗疾病的一种方法。可吸收的外科缝合线在穴位里面液化、吸收，对穴位产生机械、生物、化学刺激作用，可以调节力的平衡，提高人体的免疫功能，改善血液循环，加速炎症细胞的吸收，达到防治疾病的目的。

主持人：我有颈椎病，还总爱咳嗽，所以在节目开始之前，高主任给我治疗了一下，也让我体验了一次穴位埋线。我想问一下高主任，您刚才给我埋了几针呀？

高敬辉：刚才埋了6针。

主持人：我在做穴位埋线以前，以为埋线针扎下去会很疼，但是刚才治疗时没有疼痛的感觉，反而很舒服。

高敬辉：其实埋线针不是太粗，所以扎下去不会很疼。但很多人不了解，因为怕疼，很抗拒穴位埋线疗法。

主持人：是的。我了解到您不只是穴位埋线名家，同时是兰州市七里河区中医医院针灸科的副主任医师，您能跟我们讲一下，穴位埋线和针灸，它们有什么本质区别吗？

高敬辉：它们几乎没有本质区别。非要说区别的话，针灸时我们大概留针15分钟到20分钟，是一个间断性的刺激，但是穴位埋线的刺激是持续性的，可以持续刺激10～14天。穴位埋线起到的是一个持续的、长期的刺激，所以也叫长效针灸。

主持人：这样看来，穴位埋线就是比较适合没有时间去针灸的人群。那穴位埋线疗法主要针对什么疾病呢？

高敬辉：经过几十年的临床总结，穴位埋线疗法对很多疾病都有非常好的疗效，比如说过敏性鼻炎、过敏性哮喘、慢性阻塞性肺疾病、支气管炎，还有消化系统疾病，比如胃溃疡、胃炎、胃下垂等。

主持人：很多呼吸系统疾病，用穴位埋线效果挺好的，是吗？

高敬辉：效果挺好的，穴位埋线可以提高人体自身的免疫力，帮助呼吸系统疾病的康复。我对这类疾病，会在患者的星状神经节、肺的背俞穴上埋线，这些都是针对肺部疾病的。

主持人：像现在空气污染比较严重，鼻炎、哮喘的发病率比较高，用穴位埋线疗法还是很好的。

高敬辉：对。我刚才就给你在星状神经节埋线了。它对过敏性的、持续发作的哮喘效果很好。我们有时还会在蝶腭神经节埋线，治疗过敏性鼻炎。有些人埋线2次左右，症状就缓解了，3次就几乎没什么症状了。穴位埋线疗法这几年发展得特别快，尤其在治疗过敏性鼻炎方面，临床疗效还是很确切的。

主持人：您在穴位埋线方面有这么多的心得，就不得不提您的老师——杨才德教授了。您是从什么时候开始跟他学习的？

高敬辉：我是从2015年开始跟杨教授学习。甘肃省针灸学会穴位注射埋线专业委员会和北京中针医学研究院，举办了一个穴位埋线经验交流会及穴位埋线新技术培训班。我当时参加了这个培训班。我以前也做穴位埋线，但听了课后，感觉把我以前对穴位埋线的理解完全颠覆了。第一，我最开始埋线用的是大弯针，之后用埋线针埋线，反正用的是传统的那种埋线针，特别不易操作，也很危险。杨教授发明了线体对折旋转埋线法，操作起来特别简单。第二，我们以前在埋线的时候，用的是羊肠线和胶原蛋白线，这些线比较硬，但我们现在用的是高分子缝合线，这种线体比较软，操作简便，而且它是异体蛋白，在人体降解以后只生成二氧化碳和水，对人体没有任何的不良反应。第三，杨教授首创星状神经节埋线法。以前，星状神经节的埋线操作特别麻烦，在这个地方埋线操作风险比较高。杨教授发明手卡指压式星状神经节埋线术，大大降低了操作风险。

主持人：刚才说的都是用穴位埋线治疗疾病，"爱美之心，人皆有之"，很多人包括我自己都有减肥的想法，那穴位埋线对减肥有没有什么特别的方法呢？

高敬辉：有。从我作为北京中针埋线针刀推广团队的一员来说，我们专门有一个美容美体班，专门培训穴位埋线减肥。穴位首选星状神经节。星状神经节主要调节人体的免疫系统、内分泌系统和自主神经系统。我们上课会讲，要根据你的体质，选不同的穴位进行埋线。目前来看，临床疗效还是挺不错的，有几位患者治疗几个疗程后，都减了10kg左右。

主持人：我再问一个，现在孩子近视的特别多，那针对儿童青少年，穴位埋线对近视有没有什么特别好的方法？

高敬辉：目前来说，我还没有在临床上接触过近视的孩子，但是我治疗过视网膜炎的患者。这名患者去过好多医院，进行了大剂量的激素冲击疗法，但他本身是很害怕用激素的，所以找到我给他治疗。他通过穴位埋线治疗以后，临床效果还是挺不错的。

主持人：您能给我们讲解一下，穴位埋线对于患者来说，有什么注意事项吗？

高敬辉：我觉得有这几个方面。第一个是如果你早上没有吃饭，或者情绪特别紧张，就不适合做穴位埋线。有些患者特别紧张，容易引起晕针。第二个就是皮肤有感染、溃疡，感冒、发热，月经期女性，凝血功能不好的人，这些人都慎做穴位埋线。第三个是做完穴位埋线后1～2天，尽量保持伤口的清洁。第四个是在做完埋线治疗后，患者尽量不要做剧烈运动，也不要太劳累，要多休息，因为四肢活动太多的话，针感会特别强，会难受。第五个是有些患者治疗后会出现局部酸麻胀痛的感觉，有些还会有轻微的发热，这都是正常现象。

主持人：因为我还是比较关注孩子的健康，像对孩子咳嗽、发热，穴位埋线的效果如何？

高敬辉：小孩子一般都不做穴位埋线，我们碰到这样的小孩，首先都做小儿推拿。

主持人：我了解到您 1995 年 6 月毕业于甘肃中医学院（现甘肃中医药大学），从事这项医疗事业到如今也有 30 年了，在事业上的成就也备受瞩目，是什么样的原因让您选择了医生这个职业呢？您又是如何接触并专注于穴位埋线疗法的，能为我们讲一下吗？

高敬辉：怎么选择的这个行业呢，当时高考完以后，其实我没想过很多，是我哥给我报的这个专业，现在来看，他太有远见了！我在实习的时候爱上了这个专业。我实习的时候跟随宋贵杰教授学习，我跟他学习了 2 年，学到了很多东西，比如推拿按摩、经皮穿刺切吸术、胶原酶溶解术等。1996 年，我接触到了小针刀。2008 年，我开始做康复，继续跟庞继光教授学习小针刀。后来我接触了穴位埋线，觉得穴位埋线很有发展潜力，尤其在慢性病这个领域里，发展前景更好。我在临床上用穴位埋线治愈了很多患者，越治越有信心，后来又跟杨教授学习，让我对穴位埋线疗法的认识越来越深。

主持人：您认为荣誉对医生来说重要吗？

高敬辉：我觉得荣誉对医生来说还是很重要的。但话说回来，一个患者来找一个医生不是冲着医生有多少荣誉来的，而是冲着这个医生的医术或者是医德来的。对我来说，患者的口碑，或者是同行的口碑要比荣誉重要很多。

主持人：您对自己未来的职业生涯有什么规划吗？还有什么样的期望吗？

高敬辉：对我而言，第一个就是要借助现在的影像学手段，比如说肌骨超声、CT指导特殊部位的操作。我们一定要在影像引导下进行做埋线针刀治疗，帮助提高疗效。第二个就是今年要加大科研的力度。第三个就是现在养生保健很流行，我想利用穴位埋线服务更多的亚健康人群。其实作为医生来讲，我最大的期望就是天下没有病患。

主持人：没有患者就是医生最大的期望，说得太好了。再次感谢高敬辉主任的分享，我们下期节目再见。

高敬辉：再见，祝大家工作顺利，身体健康。

高伟玲

主持人：观众朋友们，大家好。今天很荣幸地邀请到了高伟玲医生来到演播室。高医生您好，和我们的观众朋友们打声招呼吧。

高伟玲：主持人好，观众朋友们，大家好！

主持人：首先很感谢高医生能够来到我们的演播室，我了解到您主要研究皮肤病和美容这块，许多患者都是慕名而去，您在诊断和治疗中有什么特别的方法吗？

高伟玲：在治疗皮肤病方面，我主要是运用外治、激光、穴位埋线和药物等不同的手段，针对不同的疾病用不同的方法，在临床中，我主要采用中西医结合的方法，做到因病施治、因人配方的个体化精准诊疗。

主持人：您能给我详细介绍一下临床中的技术应用吗？

高伟玲：可以的！因为皮肤病的表现是很直观的，所以我主要是外用药物治疗皮肤病，把有效的药物直接作用在病灶部位。对一些常见的皮肤病，如湿疹、皮炎、丘疹性荨麻疹、脓疱疮、疱疹等，我都会直接应用外用药物，效果也是立竿见影的。但是对一些增生性疾病，比方说寻常疣、扁平疣、跖疣、鸡眼、咖啡斑等，我会用激光来直接处理。对一些难治的、顽固性的皮肤病，如黄褐斑、神经性皮炎、银屑病、白癜风、红斑狼疮等，我会在用药物的时候配合穴位埋线，尤其是用星状神经节埋线来治疗这方面的疾病。

主持人：我了解到您是学西医的，但您对中医也有很多的见解，您是怎样看待中医和西医的？

高伟玲：中西医药并重才能够实现文化的传承和创新，更好地为人类的健康服务，在这个方面，我认为两者并不矛盾。我觉得中医治疗有一个宏观的靶向，有一个方向的引领，而西医更为微观，是很精准的治疗，所以这两者结合起来会有很多的交集，也许未来会产生很多的火花，也会给我们未来的科研提供更为新颖的思路。

主持人：您觉得穴位埋线治疗有什么优势？

高伟玲：穴位埋线的优势非常多，在治疗的过程中，它会对人体自我调节能力产生很大的作用，而且很环保，没有太大的不良反应，治疗范围广。所以我很推崇穴位埋线疗法，尤其是星状神经节埋线。

主持人：只要是能针灸的部位，都可以进行穴位埋线，是吗？

高伟玲：不单是能针灸的部位可以埋线，我的老师杨才德教授将西医的解剖学与穴位埋线相结合，现在针灸不能到的地方也可以埋线，比如迷走神经埋线、颈动脉窦埋线。

主持人：在我们的日常生活当中，应该如何去预防疾病？

高伟玲：疾病产生的原因非常复杂，可能是机体内部的原因，也可能与外部环境相关。所以我们在生活中尽量不要去接触污染的环境。另外，情绪对人的健康有很大的影响，所以要调整好情绪，保持乐观积极向上的心态。合理的饮食也很重要，饭吃七分饱，再好吃的东西都不能过量，要适可而止。

主持人：如果疾病拖延救治的话，会产生什么样的后果？

高伟玲：人体是有自愈能力的，有时即使疾病拖延救治，通过人体的自我调节能力，疾病也有可能痊愈。最重要的是，我认为如果患者对自己的疾病没有一个正确的认识，还是要求助于医生，到正规的医院去进行检查，然后进行治疗。

主持人：皮肤类疾病只用穴位埋线疗法进行治疗，可以治愈吗？

高伟玲：可以的。任何一种医疗手段都有它的局限性，穴位埋线疗法也是这样，但我们要综合来看。皮肤病通常比较顽固，穴位埋线疗法对内环境稳态有一个调整作用，当内环境稳态失衡时，穴位埋线疗法的效果非常棒。如果内环境稳态相对较好，就没有必要用到穴位埋线，直接用外用药就可以达到治愈的目的。

主持人：您在美容等方面也有优秀的业绩和成果！俗话说"爱美之心，人皆有之"，我们想美容的时候，可以十分放心地选择穴位埋线疗法这项技术吗？

高伟玲：可以的。我认为只有健康才能美丽，我现在崇尚的是自然疗法，穴位埋线可以帮助我们获得健康，身体健康了，你的精气神就来了，自然就美丽了。

主持人：您能不能给我们一些在日常生活中的健康建议？

高伟玲：我认为拥有一个健康的生活方式很重要。我感觉身体不舒服了，就去医院做埋线；空闲时间，多听听音乐，多做运动，或者在家里看书。

主持人：我了解到您在第二届全国穴位埋线技术能手大赛中荣获了"优秀裁判长"称号，在参加这次活动的过程中，您有没有什么心得可以和我们大家分享？

高伟玲：这次大赛让我感触很深，我觉得每一场比赛都是一次总结，看似是和别人比赛，其实更多的是和我们自己在比。比赛只是一个形式，重要的是通过比赛了解自己是否真正掌握了这项技术的要领。

主持人：您认为穴位埋线疗法在未来能适用于更多的疾病吗？

高伟玲：在我看来，穴位埋线疗法能够适用于绝大多数的疾病，包括癌症，都是很好的、值得研究的方向。

主持人：那么在节目即将结束的时候，您有没有什么健康的小妙招或者小知识，给我们观众朋友们介绍一下。

高伟玲：我给大家的建议就是有事没事儿多埋线，有病治病，没病保健。

主持人：再次感谢高医生来到我们的演播室，今天的节目到此结束，我们下次再见。

高爱杰

主持人：观众朋友们大家好，欢迎收看本期的穴位埋线名家栏目。今天很荣幸邀请到深圳爱杰中医馆的负责人高爱杰先生。高老师您好，和我们观众朋友们打声招呼吧。

高爱杰：大家好！

主持人：高老师，您好！您是什么时候接触穴位埋线的？

高爱杰：我是 1978 年在部队服役时接触的。

主持人：您对于穴位埋线的感受是怎样的？

高爱杰：我刚开始学习的是针灸，治病效果很好，后来又接触了埋线，我现在都是把针灸和埋线结合起来治病。

主持人：穴位埋线是在针灸的基础上形成的，可以这样理解吗？

高爱杰：可以，穴位埋线就是长效针灸。

主持人：穴位埋线有什么作用？

高爱杰：有疏通经络、调整阴阳、调整气血的作用。

主持人：很多人都会担心，线体在身体里会不会有什么不良反应？

高爱杰：不会的，这种线体属于胶原蛋白线，在人体内很好吸收，现在还有从芹菜里提取出的高纤维做成的线，不会产生不良反应。

主持人：您主要用什么线？

高爱杰：我现在用的就是从芹菜中提取的高纤维做成的线。

主持人：这种线体和其他线体相比，治疗的周期是怎样的？

高爱杰：它的治疗周期比其他线体要长，每 18 天埋线 1 次。

主持人：埋线的感觉是什么样的？

高爱杰：埋线后 2 个小时内，人可能会感觉有点不舒服，这时可以平躺着休息，慢慢就没什么感觉了，但有时也会有酸麻胀痛的感觉。

主持人：我们很多人都做过针灸，也知道扎进去以后有酸麻胀痛的感觉才说明扎到位了，可以这样理解吗？

高爱杰：是的。

主持人：您主要用穴位埋线治疗哪些疾病？

高爱杰：我擅长治疗糖尿病、高血压、高脂血症，男科、妇科、皮肤科疾病，我也比较擅长。

主持人：很多人都在说穴位埋线擅长治慢病，它的特点是什么？

高爱杰：它的特点就是要根据病情和病理治病，比如说以高血压为例，治疗前要知道它到底是由什么引起的。很多患者的高血压其实是假性高血压，西医不分假性和真性，都让你吃降压药，但是我们埋线的时候就能知道你是假性高血压还是真性高血压，因为真性高血压多数都是低压高，低压高一般是肾病引发的。还有一部分假性高血压表现为高压高，这些人多数都有颈椎骨质增生或颈椎错位等，压迫椎动脉，导致血压升高。对于这种情况，我们基本能在第 6 颈椎旁的夹脊点上找出结节点，通过穴位埋线松解局部肌肉，血压都能降下来，我还会配合用石学敏院士的降压经验穴人迎穴，效果特别好。

主持人：您刚才提到了石学敏院士，您跟石学敏院士有什么渊源吗？

高爱杰：他是我的老师。

主持人：您刚才提到擅长用穴位埋线治疗糖尿病，那治疗时一般要埋多少个穴位？埋多少根线？

高爱杰：一般情况下，如果患者没有并发症，埋十五六个穴位就可以了。如果有并发症，就要增加五六个穴位，大概 20 个。如果患者有两种并发症，就要埋 30 多个穴位。

主持人：您对于亚健康状态，是用针灸多还是用穴位埋线多？

高爱杰：我一般是结合用。比如说前 3 天多数用针灸，3 天以后就用埋线。埋线的刺激量大，效果好，如果只用针灸，效果没有那么显著，再者患者也没有那么多的时间天天针灸。

主持人：所有患者都适合进行穴位埋线吗？

高爱杰：有的不适合。身体非常虚弱的人就不适合，对于这种患者，我一般先用针灸给他调理一段时间，大约 1 个星期，等他身体好转以后再给他埋线，刚开始埋线穴位少，还要注意随访。如果患者能适应了，就可以多埋几个穴位。

主持人：根据多年的行医经验，您认为穴位埋线治疗什么样的疾病最有效？

高爱杰：我认为穴位埋线对内科病、疼痛类疾病最有效，比如糖尿病、高血压、颈肩腰腿痛等。

主持人：任何疾病都可以通过穴位埋线解决吗？

高爱杰：有的病也不行，像大出血就不行。

主持人：这也说明了一个实际的问题，穴位埋线不是无所不能的，它只针对某些疾病有突出的治疗效果。

高爱杰：对。

主持人：那您能不能给我们一些建议，穴位埋线后应该注意些什么？

高爱杰：穴位埋线以后，要注意饮食。比如对于高血压、糖尿病、高脂血症患者，辛辣、油炸、腌制食物还是要少吃。要少熬夜，看手机、电脑的时间也要减少，多休息。

主持人：再次感谢高爱杰老师为我们讲解穴位埋线治疗常见疾病的方法。我们今天的节目到此结束，下期再见。

高爱杰：谢谢主持人，谢谢大家。

黄振

主持人：观众朋友们，大家好。今天很荣幸邀请到了穴位埋线名家黄振主任，为我们分享穴位埋线的知识。黄主任，和大家打声招呼吧。

黄振：观众朋友们，大家好，我是黄振。

主持人：穴位埋线已经成为诸多疾病的治疗方法之一，穴位埋线具体都用于哪些疾病？

黄振：我归纳了一下，穴位埋线主要治疗慢性病，还有反复发作、难以彻底治愈的疾病。比如肥胖症、高脂血症、颈肩腰腿痛等。

主持人：穴位埋线对这些疾病的治疗效果如何？

黄振：根据我个人的临床经验，还有文献资料的统计，效果还是不错的。

主持人：很多女性都有月经不调、痛经、不孕等困扰，穴位埋线对妇科问题，是不是同样适用？

黄振：是的。穴位埋线号称长效针灸，刺激时间长，刺激量大。像刚才说的那些妇科疾病，中医学讲都与肝、脾、肾，以及冲、任二脉有关。埋线通过刺激相应穴位比如三阴交，调节肝、脾、肾的功能。还可以取气海、关元、肾俞、肝俞等。

主持人：穴位埋线治疗不孕症，大概需要多长时间？

黄振：不孕症的治疗时间要比较久一点，至少3个月，一般是3～6个月，也要看具体情况。很多人会担心，穴位埋线治好了不孕症，怀孕后，之前埋植的线体会不会对孩子造成什么影响。首先，穴位埋线用到的埋线针，就是一个穿刺针，它对人体的伤害是很微小的。其次，埋线用到的线体是胶原蛋白线，原料是天然的胶原蛋白，对人体没有不良影响。

主持人：穴位埋线也能治疗男科疾病吗？能跟我们分享一下吗？

黄振：可以。中医讲究辨证论治，很多男科疾病的患者都可以辨证为命门火衰，就是我们常说的肾虚了，此时可以选一些补肾的穴位，如命门、肾俞。像有一些患者心情不好，这是肝郁气滞了，可以加一些疏肝的穴位。

主持人：我身边有很多人都有过敏性鼻炎，还有些人对花粉过敏，穴位埋线对这种情况，有没有很好的治疗办法？

黄振：根据我的经验来说，穴位埋线的效果还是不错的。像过敏性鼻炎，与现在的空气污染、压力增大、不良生活习惯密切相关。中医讲致病因素包括外因和内因。外因就是受凉受热，比如夏天吹空调着凉了。但对于过敏性鼻炎，内因是关键，就是脏腑功能失调了，熬夜多了，免疫力就会降低，这是最根本的病因。穴位埋线的优势就是可以增加免疫力。只有免疫力提高了，治疗的效果才会好，效果才会更持久，发作的次数才会减少。

主持人：您刚才分享了这么多，那您最擅长治疗的是什么？

黄振：我在临床上治疗肥胖症、颈肩腰腿痛更多一些。现在大家生活条件都比较好，生活方式也不一样了，很多人喜欢喝下午茶、吃夜宵，上班坐地铁、开车，运动也少，所以肥胖的人很多。我给肥胖症患者埋线时，也让他们要管住嘴、迈开腿。如果他们配合得好，治疗效果还是比较理想的。像颈椎病，之前很多患者都做针灸，你给他扎几针，两三天就能好，但过了几天，他就又不舒服了。埋线可以解决这个问题，因为它是一种持久而缓慢的刺激。

主持人：什么样的人群不适合做穴位埋线？

黄振：太小的孩子有时候不太适合，因为我们埋线用的针头比针灸针还是稍微要粗一点，所以 5 岁以下小孩不适合，但对于小儿脑瘫这种特殊情况，也可以考虑用穴位埋线。有习惯性流产的女性或是孕妇尽量不要做穴位埋线。月经期女性、有严重的心脑血管疾病，或肺结核活动期的患者禁用穴位埋线。过敏体质或凝血功能不好的人也不宜做穴位埋线。瘢痕体质的人也要注意，可能不太适合做穴位埋线。

主持人：您在临床做穴位埋线大概多久了？

黄振：我做了将近 10 年了。

主持人：10 年了？我也是最近才听说穴位埋线的，您却已经做了 10 年了，那您接下来的研究方向是什么？

黄振：现在都在讲精准医学，我想将一些穴位埋线优势病种做深、做广一点，探索临床疗效的机制，为穴位埋线的临床效果提供理论支撑。我还想将穴位埋线与全息理论、经筋理论结合一下，看看能否取得更好的临床效果。

主持人：您用穴位埋线治疗过乳腺增生这类疾病吗？

黄振：关于乳腺增生，我有查过文献资料，但临床上还没怎么做过。我有一些肥胖症的患者，很多都是女性。我给她们埋线梁丘这个穴位，本来是治疗肥胖症的，但很多患者反映，埋完梁丘后，乳房增生也改善了。梁丘穴属于胃经，胃经刚好从乳头经过，古籍上也记载了"大惊乳痛，梁丘主之"，所以穴位埋线对乳腺增生也是有效的。

主持人：您能不能给观众朋友们一些建议，什么疾病用穴位埋线治疗效果好？

黄振：我刚才提到的肥胖症、颈肩腰腿痛，用穴位埋线效果非常好。

主持人：穴位埋线治疗疾病，有没有不良反应？

黄振：几乎没有不良反应。穴位埋线的操作是不用麻药的，可能稍微有点疼痛，但大部分人还是能接受的。

主持人：非常感谢黄主任为我们分享了这么多的医学知识，也祝愿黄主任在医学的道路上有重大的发展和突破。再次感谢黄主任来到我们的演播室，我们下期节目再见。

黄子培

主持人：穴位埋线疗法作为中医针灸学的延伸与创新，近年来在医疗领域备受关注。为深入了解这一疗法，我们特别采访了广州中医药大学第一附属医院埋线减肥专科门诊黄子培医生。黄医生，您好！穴位埋线是一种怎样的治疗方法？它的原理是什么？

黄子培：主持人好，观众朋友们，大家好。穴位埋线是将可吸收线体埋入穴位内，通过线体对穴位产生持续刺激，起到疏通经络、调和气血、平衡阴阳的作用。它融合了针灸的效应与线体长时间刺激的优势，激发人体自身的调节功能，从而达到治疗疾病的目的。

主持人：穴位埋线主要适用于哪些疾病呢？

黄子培：其适应证较为广泛。在疼痛性疾病方面，像颈椎病、腰椎间盘突出症、肩周炎、关节炎等，通过埋线能有效缓解疼痛，改善关节活动功能。对于慢性消化系统疾病，例如慢性胃炎、胃溃疡、慢性肠炎、便秘等，穴位埋线可调节胃肠功能紊乱，促进消化吸收。对呼吸系统疾病，如哮喘、慢性支气管炎，穴位埋线能增强机体抵抗力，减轻发作频率与程度。此外，穴位埋线对肥胖症也有很好的疗效，调节机体代谢，抑制食欲，促进脂肪分解。同时，对于一些内分泌失调导致的月经不调、痛经等妇科疾病，以及失眠、焦虑等神经系统疾病，穴位埋线也能发挥积极作用。

主持人：穴位埋线与传统针灸相比有哪些独特之处？

黄子培：传统针灸需每日或隔日治疗，患者需频繁往返医院，而穴位埋线一般1～2周甚至更长时间进行一次治疗，大大减少了就诊次数，方便患者。埋线的刺激持续时间长，能累积治疗效果，对一些慢性顽固性疾病更具优势，在穴位刺激的深度和强度上也有其特点，能更好地激发经气。

主持人：穴位埋线安全吗？有没有什么注意事项？

黄子培：穴位埋线总体上是安全的，但毕竟是侵入性操作，所以我们要严格遵循无菌操作规范，选择合适的线体和穴位，避开重要血管、神经。从患者角度来讲，治疗后局部可能会有轻微红肿、疼痛，一般数日内可自行缓解。治疗当天不宜洗澡，避免局部感染。有出血倾向、体质虚弱、妊娠期女性等特殊人群要谨慎使用或禁用。

主持人：我听说现在还有岐黄针埋线，它和普通埋线有什么区别呢？

黄子培：岐黄针埋线与普通埋线有一定区别。岐黄针设计较为独特，针体更纤细且坚韧，针尖锋利，在进针时患者的痛感相对更轻，对穴位组织的损伤更小，能更精准地抵达穴位深层的特定部位，而普通埋线针在精细度上可能稍逊一筹。

主持人：那在操作手法上，两者有区别吗？

黄子培：岐黄针埋线操作手法有其独到之处。它注重针法的"轻、巧、快"，进针、行针、出针动作连贯流畅，减少了对穴位周围组织的过度扰动。普通埋线操作手法相对多样，但在精准性与高效性上，岐黄针埋线手法有其优势，能够更好地激发经气感传，使刺激效果更集中于穴位的关键部位，提高治疗的有效性。

主持人：这两种埋线方法在治疗效果上会有不同吗？

黄子培：由于岐黄针埋线的精准性和独特针法，对于一些疾病的治疗效果可能更为显著。比如在治疗一些关节疼痛或肌肉劳损类疾病时，岐黄针埋线能够更精准地作用于病变部位的经络气血关键点，较快地缓解疼痛，改善关节活动度。普通埋线虽然也有效果，但在起效速度和效果的精准度上可能与岐黄针埋线存在一定差距。不过，不同疾病和不同个体对两种埋线的反应也不尽相同，需要根据具体情况选择合适的方法。

主持人：那在安全性方面呢？

黄子培：在严格遵循操作规范的前提下，两者都是安全的。但岐黄针因为针体的特性和操作手法的精准性，降低了误操作导致血管、神经损伤的风险。普通埋线只要医生技术娴熟、操作规范，也能保障安全。这只是相对而言，岐黄针埋线在操作安全性上多了一些技术层面的保障因素。

主持人：非常感谢黄医生为我们分享了这么多的医学知识。再次感谢黄医生来到我们的演播室，我们下期节目再见。

惠建荣

主持人：观众朋友们，大家好。今天很荣幸邀请到穴位埋线名家惠建荣博士来到我们的栏目。惠博士，您好，和我们的观众朋友们打声招呼吧。

惠建荣：观众朋友们，大家好！我是来自陕西中医药大学的惠建荣。

主持人：您好！您是从哪年开始从事医疗行业的，又是从哪年开始做穴位埋线的呢！

惠建荣：这个说来话长，因为我出身于中医世家，我爷爷在新中国成立前就在陕西富平行医，我父亲从小就跟着我爷爷学习医学知识，长大后继承了爷爷的衣钵，先是在富平当地行医，后来被抽调到陕西中医药大学附属医院，从事临床、教学及科研工作。我们姐妹几个在这样的家庭环境中长大，从小耳濡目染，接触了中医，逐渐喜欢上了医学。

主持人：您全家都是学中医的？

惠建荣：我们家有4个孩子，除我大姐是学法律的以外，其他3个都是学中医的。

主持人：您做的穴位埋线疗法主要针对哪些疾病呢？

惠建荣：主要是针对各种急性疾病，以及比较顽固的慢性疾病，比如说急性痛症，穴位埋线能够起到立竿见影的效果。慢性疾病，比如说单纯性肥胖，穴位埋线能起到非常好的效果。它不仅能减重，还能改善患者易疲劳、情绪暴躁、气虚乏力等症状。

主持人：我了解到您一直积极在临床中探索针药并用治疗疾病，它有什么优势吗？

惠建荣：我认为作为一名中医大夫，我们要做到理、法、方、穴（药）、术样样熟悉，我们不仅会用药，还要会用术。药就是中医药，术就指各种技术，包含穴位埋线、针刀、穴位注射、针刺、艾灸等。在如今的医疗环境下，我们对患者要采用综合的治疗方法，针药结合就是让针和药协同，发挥作用，它相对于单纯用药或用针，效果会好一些，并且综合治疗能够节省医疗资源。

主持人：我了解到您曾经参与研究过穴位埋线治疗乳腺增生的课题，想问一下，穴位埋线对于乳腺增生，只是起到一个抑制疼痛的作用，还是可以完全治好乳腺增生。

惠建荣：说到乳腺增生，我先给大家来谈一下它的发病机制。从中医针灸理论来讲，天地山河，贯通气象，人体经络，流通气血。经络是人体的河川，穿过九州四野，遍布四肢百骸，载荷能量，促进机体能量、津液代谢，蓄养人体，其"通"则阴平阳秘、健康协调，"不通"则百病丛生。乳腺增生的发病也一样，主要与经络不通、经络阻滞相关，与其相关的经络主要有肝经、胃经。二者的经络走行与乳房相关，胃经"其直者，从缺盆下乳内廉"，肝经"上贯膈，布胁肋"，因此，乳腺增生的发病与肝经、胃经等功能异常密切相关。因此，我们在相应的穴位埋线。临床研究发现，穴位埋线能缓解患者的症状，如乳房胀痛、乳房肿块。另外，基础研究发现，穴位埋线能够调节人体的血清激素，比如说血清雌二醇、孕酮等。

主持人：穴位埋线疗法对于乳腺增生的治疗，相对于药物治疗等，有什么独特之处吗？

惠建荣：穴位埋线疗法是从《黄帝内经》"深内而久留之"理论发展而来的，集穴、线、针感等多种效应于一术，可以达到事半功倍的效果。埋线针刺入体内得气，就会激发人体的精气，激发人体抗病的能力。线是可吸收的外科缝合线，埋进我们的体内，要经过溶解、液化及被人体逐渐吸收的过程，在这个过程中就会产生相应的化学作用、物理作用，作用于腧穴上，对腧穴进行了长久的、柔和的刺激，起到提高免疫力、缓解症状、抵御疾病的作用。它还有一个显著的优势，就是能够帮助患者减少去医院的次数。因为线体的吸收过程一般都是 1～3 周，平均 2 周，也就是说患者可以每 2 周去 1 次医院，不用每天都去医院，大大节省了患者的时间。有些患者很害怕针刺产生的疼痛，埋线能够减轻患者痛苦。

主持人：乳腺增生的发病原因有哪些？有哪些表现呢？

惠建荣：乳腺增生的发病与压力有很大的关系，现代女性面对着来自各方面的压力，有事业的压力、家庭的压力、生育的压力，这也是现在乳腺增生高发的原因。另外，现在环境的改变，使用了添加激素的护肤品，都会使女性内分泌失调，容易诱发乳腺增生。乳腺增生会随着月经周期而发病，有的人发生在月经之前，有的人发生在月经期间，有的人发生在月经之后，表现为周期性的乳房胀痛，以及情绪的改变，比如容易烦躁、容易发怒，还有的人表现为容易疲乏。

主持人：您有没有什么病例能与我们分享一下？

惠建荣：我曾治疗过一名乳腺增生的患者。这名患者属于性格特别敏感的类型，她对各种事情都特别在意，只要跟其他人意见有点不合，就会生气。生气了以后，她就出现乳房胀痛，到医院做检查，发现是乳腺增生。我就给她做埋线治疗。埋线治疗 1 次后，患者就非常高兴地表示"没有想到改变会这么大"。她说治疗后症状缓解了，心情变得特别好，感谢我让她重新找回了自己。其实从中医上讲，这名患者本身肝火较大，容易发怒，穴位埋线治疗乳腺增生主要就是疏肝。肝气疏通了，心情也就好了，乳房也不痛了。

主持人：您能不能给我们介绍一下怎样去预防女性常见疾病？

惠建荣：中医学讲女子以肝为先天，所以女性要把肝保护好了。想保护好肝，第一，要保持良好的情绪。第二，适当的运动锻炼，运动锻炼能够使人自信，使人拥有健康的体魄，使人拥有苗条的身材。第三，要保证充足的睡眠，不能熬夜，长期熬夜容易伤肝，进而伤害免疫系统，免疫系统受损，各种疾病就来了。

主持人：对于穴位埋线疗法的推广，您有什么建议吗？

惠建荣：穴位埋线疗法疗效确实、持久，且创伤比较小，非常值得在临床及基层进行推广。我认为可以举办学术会议，通过举办学术会议进行科普宣传，也可以通过培训基层医生，让他们实实在在地掌握这种方法，然后在临床中造福更多的患者。我们还可以举办临床技能大赛，主要邀请基层医生来参赛，让他们参与其中，对穴位埋线有了一个更深刻的认识及掌握。

主持人：您说的这几点建议特别好。感谢惠建荣博士为我们分享了她的临床经验，以及教我们如何保护好自己的身体。今天的节目到此为止，欢迎收看下期。谢谢大家！

姜宏平

主持人：观众朋友们，大家好，欢迎收看本期的穴位埋线名家访谈节目。今天很荣幸地邀请到中国中医药研究院促进会埋线分会常务理事姜宏平。姜主任，您好，和我们的观众朋友们打声招呼吧。

姜宏平：主持人好，各位观众朋友们好。

主持人：姜主任您好，您是从哪年开始从事医疗行业的，能和观众分享下您的从医经历吗。

姜宏平：我走上医学道路与我外公和小外公关系很大。我外公出身于中医世家，但因为各种原因，没有从事医疗工作。但他懂中医，我去看望他时，他经常谈论各种单验方、养生方法及家乡的中草药，使我受益颇多。我小外公，就是外公的弟弟传承了家学。我小时候经常跑到小外公的中药房去看药，还偷吃了很多大枣、龙眼，从小也知道了有很多药还能做食物，知道了"虫子"也可以做药。我老家就在大巴山脉化龙山主峰脚下，化龙山野生中草药资源丰富，我自小耳闻目染，学会了找草药、用草药治伤。我看到小外公给患者扎针，就觉得好厉害，总想学着给别人扎针，小外公就说这针要消毒扎准穴位才行，要会辨病选穴，叫我好好学习，长大后可以教我。于是，我通过努力学习，1996年考上了陕西渭南中医学校中医班，在学校系统学习了中医及西医知识，从此走上了医学之路。

主持人：我了解到，您主要治疗一些神经内科疾病，那您最常治疗的是什么疾病？

姜宏平：最常治疗的就是失眠。当今社会，睡眠问题越发严重，根据世界卫生组织统计，全球睡眠障碍率达27%，中国成年人失眠发生率高达38.2%。失眠往往给患者带来极大的痛苦和心理负担，很多患者因为滥用失眠药物而损害了身体。

主持人：您是通过什么方式去调理失眠的呢？

姜宏平：我一般用杨氏3A$^+$疗法。我遇到过一些患者，失眠非常严重，跑遍了全国有名的大医院，超剂量服用安眠药也解决不了问题。我之前对这类患者都是针灸和中药联用，有效果，但也只是缓解症状，后来跟杨才德老师学习了杨氏3A$^+$疗法，用于这类严重失眠患者，发现效果比之前好。这套治疗方案埋线以眠五针为主穴，取星状神经节、安眠、内关、心俞、三阴交，配穴辨证配穴，心脾两虚型配脾俞，肝火上扰型配行间，阴虚火旺型配大陵、太溪，心肾不交型配神门、肾俞、太溪，脾胃不和型配胃俞、足三里，肝阳上扰型配肝俞、太冲，心胆虚怯型配胆俞、阳陵泉，痰热内扰型配丰隆、内庭；根据患者脊柱骨盆影像资料，通过正骨针刀解除神经、血管卡压，恢复内环境稳定；通过现代康复理疗、拔罐、刮痧、放血、熏蒸全面改善微循环。上述三步治法做到了标本兼治。

主持人：我还有一个问题，患者在埋线过程中会害怕吗？

姜宏平：我经常能碰到一听说要扎针、做小针刀，就吓着了的患者，但我有1个妙招，就是让患者先感受一下，不管是小孩还是大人，只有让他尝试，他才会接受，许多人是心理恐惧，从小就怕打针，我会将埋线针和注射器针头进行对比，展示给他们看，扎针的时候选细针，从皮薄肉厚处进针，选患者不易看见的部位，不进行捻转等操作。患者发现针进去后没有想象中的那种痛后，自然而然也就接受埋线治疗了。

主持人：刚才我们讲了这么多，那您对于自己未来的职业生涯有什么规划吗？

姜宏平：对未来的规划就是继续推广穴位埋线疗法，把它发扬光大，为更多的患者或亚健康人群提供帮助。但愿人人珍惜健康。

主持人：今天很高兴邀请到姜宏平主任与我们进行分享，下期节目再见。

姜宏平：再见，祝大家身体健康，万事如意，笑口常开。

李登科

主持人：观众朋友们，大家好，欢迎收看本期的"穴位埋线名家"栏目。今天很荣幸地邀请到中国中医药研究促进会埋线分会李登科秘书长。李秘书长，您好，和我们的观众朋友们打声招呼吧。

李登科：主持人好，观众朋友们好。

主持人：我了解到，您担任中国中医药研究促进会埋线分会秘书长，并主讲了公益培训班 100 余场，那埋线分会是什么样的学术组织？您能给我们大家简单介绍一下吗？

李登科：好的。埋线分会是由国家中医药管理局主管，民政部注册的中国中医药研究促进会的分支机构，成立于 2018 年 6 月 8 日。他的挂靠实体单位是北京中针埋线医学研究院，由中国工程院院士石学敏教授、国医大师张大宁教授担任顾问，成都中医药大学原校长梁繁荣教授等四位专家担任名誉会长，何天有教授和杨才德教授等担任会长，全国 193 所高等中医药院校和科研院所的专家们共同参与组成。

主持人：成立埋线分会的目的是什么？

李登科：目的是汇聚更多的专家达成专家共识，制定团体标准。在国家中医药管理局的领导下，在中国中医药研究促进会的要求下，埋线分会本着理论与实践相结合的原则，从穴位埋线疗法技术，从科研、临床、论文、书籍等各个方面，对穴位埋线疗法进行进一步的提升和推广。

主持人：埋线分会的任务是什么呢？

李登科：埋线分会的主要任务是吸纳各企事业单位、科研院所的中医学、中西医结合学、西医学人士，为穴位埋线事业共谋发展。

主持人：埋线分会在当前阶段的任务是什么？

李登科：当前阶段的任务是解决行业规范和行业标准的问题，让更多专家达成共识，将穴位埋线进行规范，让大家在临床使用的过程中有一个操作标准。

主持人：目前埋线分会在推广中做了哪些工作！

李登科：埋线分会自 2018 年成立以来，在杨才德会长的带领之下，在众多埋线专家的支持下，成绩斐然，做了很多实际性的工作，我们举办了全国穴位埋线技术交流大会、全国穴位埋线技术能手大赛、师资规范化培训班、新技术穴位埋线规范化培训班。在当地卫生行政部门的组织下，我们在甘肃、新疆、河南、福建、江西等地，做了 33 场公益培训班，培训人数将近 2000 人。2018 年我们出版了 2 本书，分别是由杨才德教授主编的《埋线针刀治疗学》和甘肃省针灸学会团体标准《埋线针刀技术操作规范》。

主持人：真是成绩斐然。穴位埋线疗法应用于临床时间也比较久了，谈到穴位埋线，大家都会想到羊肠线埋线，会想到推注式埋线术式等一系列比较老的操作方法，目前在埋线领域有没有新的学术理念或科技产品出现？

李登科：谈到新的学术理念和科技产品的出现，就要谈到穴位埋线疗法发展的三次飞跃：第一次飞跃就是针具的创新，第二次飞跃是线体的创新，第三次飞跃是在我们临床操作治疗的过程中的操作术式的改良。

主持人：我们在埋线分会的基础之上，有没有创建什么基地吗？

李登科：谈到基地，杨才德教授在全国率先提出了四级基地模式，所谓四级基地模式指的就是省市大基地、县区中基地、县乡小基地和村镇示范点，也就是在前几年比较火热的一个叫"甘肃模式"，这个模式也是杨才德教授提出来的。目前我们在全国各地建立了 42 家四级基地。

主持人：关于穴位埋线，有什么杂志？

李登科：杨教授在国家中医药管理局主管的《中国中药远程现代教育》杂志开设了一个专栏。这个专栏每期都会有一篇关于穴位埋线的文章，目前已经发表了 130 多篇论文。

主持人：我之前了解过埋线针刀疗法，它和一般的穴位埋线疗法有什么区别吗？

李登科：严格来讲，埋线针刀疗法隶属于穴位埋线疗法，可以说是穴位埋线疗法的一种升级版，实现了埋线、针刀和注射三种功能的结合。埋线针刀在针刀医学的治疗基础之上，将针刀治疗的疾病谱扩大了。不论是传统的针刀医学还是穴位埋线、穴位注射，都会避免在神经和血管等一些特殊部位进行操作。杨才德老师在星状神经节、蝶腭神经节、颈动脉窦、迷走神经等区域，用特殊的术式进行操作，既规避了操作风险，又打破了以往不能在神经或血管进行治疗操作的禁忌，使我们在临床治疗的过程当中取得了一些意想不到的特殊疗效。

主持人：李秘书长对埋线分会未来的发展有什么规划吗？

李登科：前一段时间秘书处已经召开会议，多位会长包括杨老师已经做了一个批示，那么在未来，我们计划全年做穴位埋线新技术规范化培训班，继续举办全国穴位埋线技术交流大会，同时我们会联系当地行政部门，以中国中医药研究促进会埋线分会为主办单位，在全国各地举办公益性的培训班，提升临床埋线医生的操作能力和学术水平。

主持人：李秘书长能给我们的观众朋友们送去一些祝福吗？

李登科：好的。健康中国，中国健康，祝愿大家人人健康。谢谢！

主持人：好，今天的节目到此结束，我们下期再见。

李瑞云

主持人：观众朋友们，大家好，欢迎收看本期的穴位埋线名家栏目。今天很荣幸邀请到李瑞云主任为我们分享什么叫穴位埋线？针灸与穴位埋线，它们的应用范围是什么？李主任，我了解到您是针灸医师，现在又在埋线方面取得了重大突破，那您觉得针灸和埋线的联系或者说它们的渊源在什么地方？

李瑞云：究其源流，穴位埋线是在传统针具和针法基础上建立和发展起来的，历经了留针和埋针时期的雏形期、穴位埋线的萌芽期、临床推广应用的发展期和以辨证选线取穴为特征的成熟期。

主持人：我们了解到您曾经用埋线疗法治疗过像顽固性呃逆、更年期失眠、哮喘等 10 余种疑难病，它的治疗效果究竟如何？能向我们举例说明一下吗？

李瑞云：关于埋线治疗疾病这一部分，我自己就是一个典型案例。我是早产儿，从小体弱多病，有支气管哮喘，三天两头去医院看病，随着年龄的增长，我的哮喘时轻时重，每到冬天或春天就会更加严重。直到我生孩子后，哮喘更加严重了，只要走路快点或上坡就会感觉胸闷、憋气，嗓子里有哮鸣音，嘴唇发紫，服用过很多药物但效果总是不理想。2011 年底，单位有外出进修学习的指标，我申请到广州中医药大学学习埋线。在学习期间，我有一次受凉了，出现了咳嗽、胸闷、憋气，我第一次给自己埋了线，埋线之后咳嗽、胸闷、憋气这些症状改善很多，连带着自己的失眠也好了。后来连续埋了 3 次线，以上那些症状全部消失了。后来有幸又见到了杨才德教授，杨教授亲自为我埋了 2 次线，我的哮喘至今未再复发。青海是高寒缺氧地区，我在这里已经工作了 30 多年了，至今身体都还挺好的。

主持人：一般来说，关于一种疗法，很多人最担心的就是它会不会有不良反应，对我们身体产生新的影响，那埋线疗法会对人体造成不良反应吗？

李瑞云：埋线疗法不会对人体造成不良反应。穴位埋线与普通针刺相比，更加适合现在快节奏的生活方式，节省时间与成本。穴位埋线并不适合所有人群，因为穴位埋线操作是有创操作，植入的是羊肠线、蛋白线，由于个体体质不同，不是所有人都适合做穴位埋线治疗的。遵循这一原则，临床上对要求做穴位埋线治疗的患者，首先会通过辨别体质来判断其是否适合埋线治疗。如果患者对蛋白过敏或者属于易过敏体质，埋线后可能会出现局部红肿、瘙痒、发热、皮疹等变态免疫反应。现在有用高分子聚合物埋线的，这种线体埋入体内会自动分解、代谢、溶解，溶解后的水解产物也不会对人体产生不良反应。

主持人：现如今，"以瘦为美"已然成为社会上的流行趋势，针刺和埋线疗法同样都可用于减肥，您认为针刺疗法和埋线疗法，哪种对减肥效果更好？

李瑞云：对于减肥来说，我个人认为埋线疗法更合适。第一，穴位埋线较其他疗法更节约时间，具有操作简便、疗效持久的特点，每次治疗间隔时间长，患者无须每天来医院治疗。第二，埋线刺激量较针刺更强，刺激时间也更长。

主持人：2018 年，您所在的科室曾被授予"青海省人民医院中西医结合科微创埋线针刀疗法定点推广单位（编号 2026-017）"，微创埋线针刀疗法主要用于什么疾病？它的治疗原理是什么？

李瑞云：微创埋线针刀疗法可以治疗颈肩腰腿痛、肥胖症、更年期综合征、失眠、哮喘、慢性胃炎、痤疮、黄褐斑、内分泌紊乱、顽固性呃逆等。埋线针刀疗法是在留针和埋针的基础上形成与发展的，整个操作过程包括了针刺疗法、针刀疗法、刺血疗法、割治疗法、组织疗法等，同时也包含了埋针效应及后作用效应。针刀可以通过对粘连组织的切割、松解，对高张力的软组织的减张、减压，解除皮神经的卡压，增加痛点的血液循环，进而减少有害物质对神经的刺激，从而达到镇痛的目的。

主持人：您曾致力于电针疗法的研究，它的应用领域有哪些？

李瑞云：谈及应用领域，我们必须先了解它的作用原理。第一，从能量形式角度看，穴位可感受的刺激不只是一种能量形式，除了针刺、按摩的机械刺激和艾灸的热刺激外，电、磁、激光等凡能直接或间接激活神经传入的能量形式均可作为穴位的适宜刺激。但不同能量形式的刺激可产生不同的得气效应。如电针以麻感为主，手针以酸胀为主。不同能量形式刺激的得气效应的维持时间也不同。第二，从治疗频率形式看，穴位可感受不同频率的刺激而产生不同的反应。这在当今电针被广泛应用的情况下显得更为重要。现代研究已证明，低频（2Hz）电针可致大鼠脊髓内释放脑啡肽，而高频（100Hz）电针则引起强啡肽释放。15Hz电针可同时刺激两种肽释放而提高镇痛效应。对其他杂病，低频电针的疗效常优于高频电针的疗效。

主持人：现如今，医患纠纷问题频发，您个人对医患关系的态度与看法是怎样的？

李瑞云：我认为，作为一个医生，首先要态度诚恳、平和，尽量站在患者的角度来考虑问题，认真对待每一位患者，提高自己的医疗水平，用精湛的医术尽快解决患者痛苦。另外，临床医生工作忙，往往忽视医疗中的人文关怀，这也是医患矛盾产生的一个原因，希望同仁们能重视，同时也希望广大患者能理解。

主持人：对于在校医学生和一些即将踏入这个行业的人，您有没有比较好的意见和心得分享给他们？

李瑞云：首先我想对即将踏入医疗行业的人及在校医学生表示热烈欢迎，欢迎你们来到医学这座神圣殿堂。作为未来医学发展的主力军，一路上并不会一帆风顺，不忘初心，方得始终，对自己职业的热情能够帮助你们跨越各种障碍，成就自己的未来。所以我的第一点建议就是爱岗敬业。第二点建议就是刻苦钻研医术，踏入医学的殿堂就要有终身学习的觉悟，在学校要重视理论学习，为将来临床打下扎实的基础，要注重理论与实践相结合，医学领域有未知，有挑战，具备丰富的医学知识与精湛的医疗手段才能服务好广大人民群众。第三点建议就是要与时俱进，着眼未来。

主持人：非常感谢李主任今天能为我们分享这么多医学心得，也感谢各位观众的收看，我们下期节目再会。

李和美

主持人：观众朋友们，大家好，欢迎收看本期的"穴位埋线名家"栏目。今天很荣幸邀请到李和美诊所的负责人李和美老师。李老师，您好！和我们的观众朋友们打声招呼吧。

李和美：观众朋友们，大家好！

主持人：您主要治疗哪方面的疾病？

李和美：我主要从事中医骨外科、颈腰椎病及疼痛的治疗。

主持人：我们都知道现在患腰椎类和颈椎类疾病的人特别多，您是用手法还是用什么方式进行治疗？

李和美：我主要用中医手法，再配合杨氏 3A$^+$ 疗法治疗。

主持人：治疗效果怎么样？

李和美：治疗效果很好，一般治疗 1 ～ 2 次症状可以消失，治疗 3 ～ 4 次，基本可以痊愈。

主持人：像腰椎病，您一般都埋哪几个穴位？

李和美：具体情况具体分析，一般是以痛点为主，再配合星状神经节、足三里、委中。

主持人：在做治疗之前，您需要做什么准备吗？

李和美：在治疗之前，我一般要跟患者沟通，要求患者做进一步的医学检查，之后根据检查结果的情况来确定方案。

主持人：您主要师承于谁？

李和美：我主要师承姜良玉老师，后来跟杨老师学习杨氏 3A$^+$ 疗法。

主持人：您是什么时候开始学习穴位埋线的？

李和美：2014 年。我学完了以后，便在临床中广泛应用，发现中医手法复位结合穴位埋线疗法，临床治疗效果很好。

主持人：对于肩周炎，穴位埋线的效果怎么样？

李和美：效果也是很好的。但是大部分肩周炎的患者，都有颈椎的问题，在治疗的时候，首先要经过手法复位颈椎，再配合杨老师的冈五针治疗，基本上都可以解决。如果患者上肢抬举不行，可以针刺巨峰，但是不能留线，其他地方要留线。

主持人：您还通过穴位埋线调理哪些疾病？

李和美：调理内分泌疾病，还有一些慢性病，比如高血压、支气管炎等。

主持人：您的患者基本上来自哪里？

李和美：我的患者主要是来自乡镇。我在 1983 年成了一名乡村医生，1994 年我自己开了一家诊所，为患者服务。

主持人：穴位埋线收费贵吗？

李和美：不贵，乡镇人民经济条件有限，我们在收费上也很优惠，特别是对经济更困难的患者，我可以进行免费治疗。

主持人：今天很荣幸地邀请到了李和美老师和我们分享她的临床体会。再次感谢李老师，我们下次再见。

林利军

主持人：观众朋友们大家好，欢迎收看本期的"穴位埋线名家"栏目。今天邀请到的是中国中医药研究促进会埋线分会青年委员会副秘书长林利军医生。林秘书长您好，和观众朋友们打声招呼吧！

林利军：主持人好，各位观众朋友们，大家好！

主持人：林秘书长，您好！我看到您是一名西医的主任医师，却通过穴位埋线治疗了恶性肿瘤和慢性疾病。请谈谈您从西医专家到中医穴位埋线专家的转变过程吧！

林利军：好的！我自幼受父亲影响对中医就有了懵懂的认知和粗浅的了解，参加工作后始终在基层医院外科工作，在临床工作中经常会遇到颈肩腰腿痛的患者，西医除应用止痛药和局部封闭之外，没有什么很好的有效方法，而对这类疾病，中医采用针灸治疗却有很好的疗效。说到这里，不得不提到一个人，这个人就叫王学成，是一位民间中医。中国有句俗话叫"高手在民间"。他就是位民间高手，也是我学习中医针灸的启蒙老师。受他给患者治病效果的影响，我看到了中医针灸真正的效果和真实的疗效。因此，我从2015年开始对中医产生了浓厚的兴趣并自学针灸，2017年接触穴位埋线后，知道了杨才德老师，知道了穴位埋线，从此就开始采用针刺治疗急性病证，采用穴位埋线治疗恶性肿瘤（胰腺癌、肝癌、淋巴癌、肺癌等）与慢性疾病（结肠炎、糖尿病、高血压、脑血栓后遗症、颈椎病、肩周炎、风湿性关节炎、滑膜炎、不孕不育、帕金森病、肝炎等），并取得了满意的疗效。

主持人：您治疗的病例很多呀！那就请您谈谈穴位埋线治疗患者的情况吧！

林利军：好的！我遇到过一名肝癌患者，66岁。这个患者的症状很特殊，全身瘙痒，除全身瘙痒之外，没有其他任何症状。他曾在县医院、市医院甚至省医院都看过了，用了很多药物都不见效。在短短十几分钟的就诊时间里，他不停地搔抓着全身，看起来非常痛苦。因患者亲属中有学中医的，所以他还是比较相信中医与针灸的，所以我就给他治疗了。在临床中，我有一套自己的治疗原则，习惯在穴位埋线之前先采取针刺治疗几天，看看效果如何？目的：一检验自己诊断辨证是否正确，二看选取穴位是否准确，三看患者对针刺的反应是否有不适。针刺治疗的前3天，家属反映，一点效果也没有，第4天时，我在疏肝解郁的基础上清肝胆湿热，并加上了补泻手法。第5天，患者家属反馈，针刺有效果了，患者晚上瘙痒症状缓解，睡了个好觉。我给这名患者连续针刺了 10 天，瘙痒症状总体能缓解 50% ～ 70%。第 2 个疗程，我便开始采用穴位埋线疗法，每 20 天埋线 1 次。目前，这名患者已经治疗 1 年了，效果很不错。我治疗这名患者，没用药物，无论是中药还是西药，全靠埋线治疗，还在埋线过程中，发现了很多意想不到的效果和优势。

主持人：穴位埋线竟然有这么好的疗效呀！那都有什么效果和优势呢？

林利军：在埋线治疗过程中，我发现患者原来掉了的头发重新长出来了，原来白的头发部分变黑了；原来身体比较消瘦，现在变胖了；原来面部颜色发黑、发暗，没有光泽，埋线后面色转好了，也有光泽了。中医针灸很神奇，穴位埋线更是具有针灸的诸多优点。穴位埋线尤其适合治疗肝脏疾病和肾脏疾病及消化系统疾病和恶性肿瘤晚期，已经不能手术并且无法做放化疗的患者。因为对于慢性肝病和肾病与消化系统疾病患者，用药会对他们的肝脏、肾脏和消化系统有一定的刺激和反应，还会增加肝脏和肾脏的负担，加重原有的疾病。穴位埋线是中医外治疗法之一，纯绿色疗法，通过对穴位的刺激和作用，不但可以治疗和调整人体脏器的功能，而且对人体的脏器没有任何不良反应。

主持人：以往看到有的埋线专家是每 15 天埋线 1 次，有的是 1 个月埋线 1 次，而您是每间隔 20 天埋线 1 次，您这样做有什么目的和意义吗？

嘉宾：是的，有一定的目的和意义。穴位埋线所植入人体内的线体，一般在 2 周也就是 14 天左右能基本完全吸收，变成二氧化碳和水。之所以选择每 20 天埋线 1 次，就是想让机体调动自身的自愈能力，来调整和修复自身的问题。在治疗疾病的过程中，无论你采用西药还是中药或是针灸埋线，最终治愈疾病的都是人体自身的自愈能力。所以，我的理念是尽量调动人体自身的自愈能力来治愈疾病。

主持人：原来如此。那在治疗过程中，您一定也总结出了很多宝贵经验吧。您都有什么治疗原则？都采取哪些穴位？请分享一下您的经验吧。

林利军：在治疗过程中确实有很多心得和体会，但也会遇到很多问题和疑惑，先谈谈心得体会吧。我以前对穴位埋线的认识比较粗浅，仅认为是把可吸收线植入相应的穴位里面就可以了，但听了杨才德老师的讲座后，对穴位埋线有了重新的、深刻的认识，那就是穴位埋线其实是一种长效针灸。认识转变了，理念就转变了，治疗效果也就有了进一步提高。中医学讲"不通则痛，痛则不通"，认为经络不通会导致疼痛类疾病的发生。不管针灸也好，穴位埋线也罢，都是将良性的刺激作用在穴位上，使瘀堵的经络疏通，从而调动人体自身的自愈功能，就是使机体产生正气，人体正气足了，邪气自然就被祛除了。

主持人：您对埋线的认识很深刻。在这种深刻认识的指导下，您又有什么治疗原则呢？

林利军：在埋线临床中我总结出两个原则，一个是总体治疗原则，另一个是取穴治疗原则。总体治疗原则就是十八字:"诊断明,辨证准,取穴精,手法巧,解释清,疗效好。"下面我就简单解释一下上述几个字的含义。诊断明:就是在埋线治疗之前诊断要明确,诊断明确了才能进行正确的辨证和精准的治疗。辨证准:辨证论治是中医学治病的特色和精华,也是最科学的诊治方法之一。只有辨证准确了,才能取得很好的疗效。取穴精:在这里有2层含义。一是取穴要精准,取穴不准确,很难达到理想的疗效;二是用穴要精练,就是在选取穴位时,既要做到整体调理,又要做到取穴精练,因为用穴过多,会损耗患者的元气。手法巧:就是在埋线穿刺操作时手法要尽量轻柔,减少患者的疼痛感和恐惧心理。解释清:就是在治疗前跟患者和家属解释清楚,沟通明白埋线是什么,有什么作用和功效。讲解明白埋线后的一些注意事项和禁忌,以及有可能出现哪些埋线反应。这样才能让患者充分了解和接受埋线治疗,即使埋线后出现一些反应,也能正确地接受和面对。疗效好:埋线治疗要想达到好的疗效,需要做到以上几点,就会取得很好的疗效。

主持人:您的总体原则考虑得很全面,也很具体。那您的取穴治疗原则又是怎样的呢?

林利军:我的取穴治疗原则是:调通督任,补脾强肾,疏肝理肺养心,即"五脏同治,任督与三焦通调"的治法。

主持人:那这个取穴治疗原则里都有哪些穴位呢?

林利军:这个取穴治疗原则其实就是一种治疗理念,取穴还是很灵活的,除几个重要的穴位如膻中、中脘、气海、关元、章门、足三里是必取的固定穴位外,其余的都是随症取穴。在临床中,我无论治疗什么疾病,足三里都是必取之穴。足三里为足阳明胃经之合穴,为五输穴之一,五行属土。现代医学研究证明,针刺或点按足三里有助于提高免疫功能,增强对癌细胞的杀灭能力。穴位埋线是长效针灸,取效的关键也和针灸一样,在操作时也应该遵循针灸的一些原则。针灸治疗效果好的原因有三点:取穴准、有先后、手法精。但因埋线受到工具的限制,无法像针灸那样操作时做补泻手法。但是埋线操作时,可以遵循有先后的原则进行操作。所谓有先后就是埋线取穴要有先后顺序,顺着经络循行的顺序埋线就是补法,逆着经络循行顺序埋线就是泻法。就像前面提到的取穴治疗原则说的调督理任,要从督脉的穴位开始顺着经脉循行,再操作任脉。

主持人:哦!听您分享后,真是又了解了很多埋线知识和您埋线治疗的原则和理念。非常感谢您的分享。祝您在穴位埋线上取得更多的收获!

林利军:谢谢!也祝您和所有的观众朋友们健康快乐,享受康乐人生。

蔺想全

主持人:观众朋友们大家好,欢迎收看本期的"穴位埋线名家"栏目。今天邀请到的是甘谷县中医医院针灸科的蔺想全主任。蔺主任您好，和观众朋友们打声招呼吧！

蔺想全：主持人好，观众朋友们，大家好！

主持人：蔺主任，麻烦您简单介绍一下甘谷县中医医院针灸科的基本情况，您对穴位埋线在冬病夏治中的认识及其在临床工作中的应用，谢谢！

蔺想全：首先，我先简单地介绍一下甘谷县中医医院针灸科的基本情况。甘谷县中医医院针灸科成立于 1985 年，改建于 2011 年 11 月，现有医护人员 14 人，其中主任医师 1 人，副主任医师 1 人，主治医师 3 人，医师 1 人，康复医师 1 人，主管护师 4 人，护师 2 人，护士 1 人。现有床位 66 张，可加床至 100 余张，综合治疗室 5 间，另设有小针刀室、蜡疗室、熏蒸室、牵引室及偏瘫患者多功能训练室等，科室年均收治住院患者 1600 余人次，门诊患者 10000 余人次，收入 800 万元以上。医院医技综合楼 3 楼为科室病房和医护值班室，4 楼为办公区和治疗室。在我院的临床诊疗工作中，我科无论是门诊量还是住院收治患者人数历年均在全院所有临床科室中名列第一，业务量排名第一，患者满意度调查名列前茅。科室于 2014 年 10 月被评为"甘肃省针刀医学临床示范基地"，2016 年 11 月被评为"甘肃省穴位埋线临床基地"，2020 年 8 月被评为"甘谷县中医药文化宣传基地"。2023 年，我科全体医师被评为"甘肃省优秀医师团队"，同年，我科护理单元获"天水市先进护理单元"荣誉称号。科室开展的中医专科特色诊疗技术有传统毫针针刺技术、火针、三棱针、皮肤针、平衡针疗法、老十针疗法、醒脑开窍疗法、拔罐、刮痧、耳穴压豆、艾灸、推拿按摩、牵引、蜡疗、冬病夏治穴位贴敷、中药泡洗、中药熏蒸、中药封包治疗、中药离子导入、穴位注射、穴位埋线、骶管注射、神经阻滞定点介入治疗、小针刀微创疗法、中草药辨证论治内服外敷特色疗法等。临床应用的中药专科制剂有通督活血定痛方（科室秘方，可汤剂、可丸剂）、冬病夏治穴位贴敷方（科室独有配方）。科室医护人员熟练掌握并运用各种传统及现代中西医综合诊疗技术，突出中医专科特色，并结合国内知名的龙氏、罗氏整脊复位推拿疗法，对各类由骨关节疾病引起的头晕、头痛、颈肩腰腿疼痛、肢体麻木等临床病证具有满意的疗效。下面，我再简单介绍一下我科关于穴位埋线在冬病夏治中的应用情况。冬病夏治是指对于一些在冬季容易发生或加重的疾病，在夏季给予针对性的治疗，提高机体的抗病能力，从而使冬季易发生或加重的病证减轻或消失，是中医学"天人合一"的整体观和"未病先防"的"治未病"疾病预防观的具体运用。冬病夏治的说法源于《黄帝内经》中"春夏养阳"的理论，是我国传统中医药疗法中的特色疗法。穴位埋线指的是根据针灸学理论，应用埋线针将可吸收蛋白线埋入辨证论治后选定的相应腧穴，蛋白线在穴位组织中被缓慢分解吸收，持久刺激穴位，通过针具和药线在穴位内产生调和气血、疏通经络、调整脏腑的作用，进而平和阴阳，达到预防、治疗疾病和养生的目的。穴位埋线疗法简便效廉，在减少患者痛苦的同时，提升了临床疗效，起效快，能有效缓解患者病情，减轻患者负担，同时控制医疗成本，节约医疗资源，临床疗效好，患者满意度高。我科进行的穴位埋线冬病夏治病种主要为呼吸系统疾患，如慢性咳嗽、哮喘、慢性支气管炎、慢性阻塞性肺气肿、反复感冒等；消化系统疾病，如慢性胃炎、慢性肠炎、消化不良等；以及风寒湿诸邪引起的肢体疼痛麻木和风湿免疫性疾病、部分妇儿科疾病、机体亚健康状态的调理等。操作时，针对病情辨证论治后选取大椎、肺俞、定喘、膻中、中脘、天枢、气海、关元、膈俞、脾俞、胃俞、肾俞、大肠俞、足三里、阴陵泉、阳陵泉、丰隆、三阴交、阿是穴等，常规消毒后用埋线针刺入，先针刺腧穴得气，再将 1.5cm 左右的蛋白线埋入，后于针孔处覆盖无菌敷料。进行穴位埋线冬病夏治应注意部分人群不适合做，比如孕妇、体质过于虚弱者、皮肤破损者、过敏体质者、有严重感染者、有严重心肺疾病者、有严重出血倾向者、患有严重精神疾病者等。治疗后，要注意埋线部位 24 小时内禁沾水，埋线后 1～3 天，局部出现酸、麻、胀、痛感觉是正常现象，部分人会身感微热或埋线处发红发痒，出现硬结，症状轻微者不必处理，严重者及时就医。治疗后宜清淡饮食，避风保暖，避免剧烈运动，忌烟酒、海鲜及生冷油腻、辛辣刺激性食物。每年三伏天在我科因呼吸系统疾患、消化系统疾患及风湿免疫疾病、疼痛或调理身体亚健康状态而进行穴位埋线冬病夏治的治疗人数均在 500 人次以上，治疗效果显著，临床治愈率高、复发率小、不良反应及后遗症少，患者易于接受且满意度高，疗效肯定。基本情况今天就介绍到这里，谢谢大家聆听！

主持人：感谢蔺主任的分享。我们下期节目再见。

刘建军

主持人：在当今追求健康与美丽的时代，中医传统疗法以其独特的魅力和卓越的疗效，受到了越来越多人的关注和喜爱。其中，埋线针刀疗法作为一种融合了针灸、针刀与埋线技术的特色疗法，更是在美容、养生和疾病治疗领域展现出了显著的优势。今天，我们有幸邀请到了中国中医药研究促进会埋线分会副秘书长刘建军，为大家深入讲解埋线针刀的奥秘。

刘建军：主持人好，各位观众好！很高兴能在这里和大家交流埋线针刀方面的知识。

主持人：首先，请您给我们简单介绍一下埋线针刀这项技术吧，它到底是一种怎样的治疗方法呢？

刘建军：埋线针刀是在传统针灸留针的基础上吸纳了埋线、针刀的优点发展而来的一种治疗手段。与传统针灸相比，埋线针刀疗法既综合了速效针刀镇痛的作用，又可以延长留针时长，疗效更持久，对于一些急慢性疾病和疑难杂症，往往都能取得较好的效果。

主持人：那它主要适用于哪些疾病的治疗呢？

刘建军：埋线针刀的适用范围比较广泛，如颈椎病、腰椎间盘突出症、肩周炎、膝骨性关节炎、网球肘、肥胖症、慢性胃肠炎、便秘、月经不调、痛经、过敏性鼻炎、哮喘等，都可以尝试用埋线针刀的方法来治疗。当然，具体的治疗方案还需要根据患者的个体情况进行辨证论治。

主持人：在您多年的临床实践中，有没有一些让您印象特别深刻的病例呢？

刘建军：有很多，其中有一位肥胖症患者让我印象尤为深刻。这位患者体重严重超标，尝试过多种减肥方法都没有明显效果，而且还伴有高血压、高脂血症等并发症，身体健康受到了很大影响。经过详细的诊断和评估，我为他制订了个性化的埋线针刀减肥方案。在治疗过程中，患者积极配合，同时调整了饮食和生活习惯。经过几个疗程的治疗后，他的体重逐渐下降，血压和血脂也趋于正常，身体状况得到了显著改善。看到他的变化，我感到非常欣慰，也更加坚定了我在埋线针刀领域继续探索和研究的决心。

主持人：那在埋线针刀治疗过程中，患者会有明显的疼痛感吗？

刘建军：在治疗时，由于需要将针具刺入皮肤并埋入线体，患者可能会感到一定程度的酸胀、疼痛，但这种感觉一般都是在可耐受范围内的。而且，我们会采用一些技巧和方法来尽量减轻患者的不适感，比如选择合适的针具型号、进针的角度和深度等。在埋线后，穴位局部可能会出现轻微的红肿、疼痛或酸胀感，这是正常的生理反应，通常会在几天内自行消失。

主持人：对于想要尝试埋线针刀治疗的患者，在治疗前和治疗过程中，他们需要注意些什么呢？

刘建军：在治疗前，首先，患者要如实告知医生自己的健康状况，包括是否有过敏史、传染病史、正在服用的药物等，以便医生制定安全有效的治疗方案。其次，要保持皮肤清洁，避免在埋线部位有皮肤破损或感染的情况，埋线针刀治疗后要保持埋线部位的干燥，避免沾水，以防感染。再次，在治疗过程中，患者要遵循医生的建议，注意饮食清淡，避免食用辛辣、油腻、刺激性食物及海鲜等。最后，要保证充足的睡眠和适当的运动，避免过度劳累和剧烈运动。

主持人：目前，埋线针刀在国内的发展情况如何？

刘建军：近年来，随着人们对中医传统疗法的认可度不断提高，埋线针刀也得到了越来越广泛的应用和发展。许多医疗机构都开展了埋线针刀项目，并且在技术和方法上也不断创新和改进。同时，我的恩师埋线针刀疗法创始人杨才德教授也一直致力于埋线针刀疗法的深入研究与大力推广，先后组织国内外专题培训2000余场，累计培训医师近60000人次，举办国际国内穴位埋线交流会40余次，创建多家全国性"穴位埋线临床示范基地"。这些业绩都为埋线针刀疗法的临床应用提供了更多的理论支持和实践依据。

主持人：您对埋线针刀未来的发展有什么期望呢？

刘建军：我希望在未来，埋线针刀能够在更多的疾病治疗领域发挥作用，并且能够与西医学更好地结合，形成更加完善的治疗体系。同时，我也希望能够通过科研创新，进一步揭示埋线针刀的作用机制，提高治疗的精准性和有效性。此外，我期待加强国际交流与合作，将埋线针刀这一中医学瑰宝推向世界，为全人类的健康作出更大的贡献。

主持人：非常感谢刘建军医生今天给我们带来的精彩分享，让我们对埋线针刀这项技术有了更深入的了解。相信通过您的介绍，会有更多的人认识到埋线针刀的优势和疗效，从而选择这种绿色、安全、有效的治疗方法。

刘建军：不客气，这是我作为一名中医从业者的责任和义务。如果大家还有关于埋线针刀或其他健康问题，欢迎随时咨询我。

主持人：好的，再次感谢刘医生！今天的访谈就到这里，我们下期节目再见！

邱曼丽

主持人：中医药学是我国人民在长期劳动和与疾病斗争的实践中形成的独特而系统的科学理论和诊疗方法，对人类防病治病和医学科学的发展起到了十分重要的作用。本期节目，我们有幸邀请到上海市普陀区中医医院的邱曼丽医生和我们分享穴位埋线的医教研经验。

主持人：邱医生，您好。作为一家公立中医专科医院的针灸科医生，请谈谈您的中医针灸学之路，以及您对穴位埋线的一些想法？

邱曼丽：我从上海中医药大学毕业后，就来到这家区级中医医院从事针灸的医、教、研和科普工作，在踏入针灸科工作岗位之后慢慢接触到埋线疗法，有感于埋线疗法的持续刺激、疗效显著和其带给患者的便携性，从而产生了浓厚兴趣。初期我主要将埋线疗法用于单纯性肥胖的临床治疗，近年来，埋线疗法在上海各家医院发展迅速，我跟随上海市名中医李璟教授，深受其学术思想的影响，将埋线疗法运用到肌肉骨骼疾病、内科疾病和机体亚健康的调理中，并坚持以中医基础理论为指导，融合西医学知识，且通过肌骨超声在针灸诊治肌肉骨骼疾病中的运用与思考，考虑将肌骨超声引入微创穴位埋线的治疗中。我觉得学界前辈对我的中医针灸学之路起到了关键的引领作用。

主持人：医学的进步是满足当代社会的需要，并且与现代科学发展同步。近年来穴位埋线疗法有哪些新发展？

邱曼丽：穴位埋线疗法是将可吸收性外科缝线置入穴位内，利用线体对穴位产生的持续刺激作用以防治疾病的方法。从 20 世纪 50 年代开始应用至今，随着针具的发展和埋线线体的不断创新,逐渐形成了这样一种长效针灸技术,它是在传统穴位埋线基础上对针灸医学的再次创新。如今,穴位埋线的治疗范围不断扩大,其疾病谱涉及内、外、妇、儿、皮肤、五官等各科,可达 200 余种疾病。从改进的针具来看,埋线技术应用弹簧式一次性微创埋线针,大大简化了穴位埋线的临床操作。埋线技术无须麻醉,几乎无创伤,在很大程度上减少了患者的痛苦,埋线后过敏和感染少见,从而扩大了埋线疗法的临床应用范围,提高了针灸治疗的便携性,一次性的埋线针具在方便医生操作的同时,也避免了不同患者之间的交叉感染。从改进的线体上来看,高分子聚合的可降解材料 PGLA 是新一代的植入材料,这种材料在体内最终分解为二氧化碳和水,安全性较高,此外还具有无蛋白免疫反应和吸收良好的优点。穴位埋线技术是针灸治疗模式的重大创新。目前,临床普通针刺的治疗模式基本上是每日 1 次或隔日 1 次,而埋线疗法则每 1～2 周治疗 1 次。对比传统针刺疗法,埋线疗法具有减少就诊频次的优势。

主持人:您前面提到的肌骨超声,对埋线疗法有什么帮助吗?

邱曼丽:肌骨超声集动态、实时、连续可视化,定量、定性、定位,简便无使用禁忌于一体,作为辅助检查、治疗、评价和研究工具,可提高埋线定位取穴的准确度,引导进针的方向、深度,观察得气效应,保障操作安全,量化疗效评价,为针灸研究提供客观依据,有助于以成像和数据等客观方式呈现埋线的操作技术,成为埋线治疗肌肉骨骼疾病的适宜技术支持方式。肌骨超声连续动态实时显影,不局限于标准切面,可边操作边进行医患沟通,通过患者的反馈及时调整针刺操作。肌骨超声可引导针刺到达穴位预设的目标深度或特定结构。针刺过程中结合超声技术更侧重于引导埋线针经过的路径和针尖到达的目标结构,充分激发针刺效应,避免因针刺深度与角度不同产生的疗效差异,在明确腧穴效应或局部复杂解剖区域使用超声介入针刺埋线较传统针刺更有优势。针灸安全性也是临床重点关注的内容,肌骨超声实时、清晰地显示针与软组织的位置关系,可避免针刺误伤毗邻的神经和血管,保证穴位埋线的安全性。穴位埋线因线体植入人体内,通过超声引导可避免线体误入血管,还可用于观察穴位埋线后线体是否形成炎性包块或血肿等不良反应,以及线体吸收所需时间,为确定穴位埋线时间间隔提供客观依据。

主持人:您在临床使用穴位埋线技术时,操作上有什么特别的心得吗?

邱曼丽:对于肌肉骨骼疾病,重"短刺"。"短刺者,刺骨痹,稍摇而深之,致针骨所,以上下摩骨也。"临床中众多痹证、痛症多因慢性劳损、外伤筋骨或感受寒湿之邪,致局部气血凝滞,络脉瘀阻而发病。其病位往往较深,着骨而痛,可归为西医学运动系统疾病。"短刺"中"短"有"接近"之义,故又称近骨刺,是指慢慢进针稍摇动其针而深入,在近骨之处将针上下提插,轻轻捻转,主治深部病痛。穴位埋线操作时,可缓慢进针,至近骨处,施青龙摆尾法,在患者感酸胀明显时,退针留线。这种方法能对肌肉骨骼疾病，尤其是骨痹有良好疗效。当然，如果在穴位埋线的过程中能结合肌骨超声引导，安全性会更高，能更为精准地埋线到目标结构。

主持人：当前在大众认知里，穴位埋线疗法主要被用于减肥方面，除此之外，您觉得穴位埋线疗法在什么领域里也比较有特色？

邱曼丽：临床中应用穴位埋线疗法治疗各种软组织疼痛、皮肤病、神经系统疾病、呼吸系统疾病均有较好的效果。

主持人：穴位埋线技术在针灸学中属于比较新的领域，贵医院在这方面的教学情况如何？穴位埋线未来的发展前景如何？

邱曼丽：我们医院是上海中医药大学的教学医院，医教科陈元主任从事各科室的教学管理工作，我们对针灸科的见习生、实习生和进修生的教学有比较规范的规章制度，采用分级教学的方式。我们医院的学生在老师的指导下，首先在临床重新学习和温习基础理论知识与穴位定位，然后通过一些基本的临床实践逐步掌握埋线技术。在教学过程中，我们注重操作的规范性与安全性，确保每位学生完成最基本的埋线技能培训。医院的医教科联合临床科室制定了详细的教学大纲，强调理论与实践结合，以提高实习生的综合能力。医学的进步必须满足当代社会的需要，并且与现代科学发展同步。近年来，针灸影像学的发展、肌骨超声的兴起、多学科交叉联合门诊的出现，为穴位埋线带来了新的机遇。肌骨超声可呈现出肢体活动时的病变，一次探查多个部位，可进行双侧比较观察，能做数据定量、分级半定量评价和回声特性定性评估，且无绝对禁忌证，更适合引导穴位埋线的进针定位，使其在可视化下操作，对其疗效的评估也更为客观。同时，生物材料学的发展也带动了微创医学的发展，不断出现的新一代针具和线体材料，使埋线对穴位的刺激更加可控。

主持人：非常感谢邱曼丽医生今天给我们带来的精彩分享。今天的访谈就到这里，我们下期节目再见！

王淑娟

主持人：埋线针刀疗法作为中医领域的一项创新技术，近年来在创始人杨才德教授、高敬辉主任医师等埋线名家在临床应用中取得了显著成效。为了深入了解这一疗法的学术背景、技术特点及传承发展情况，我们特别邀请了埋线针刀学术流派传承人王淑娟医生进行访谈。王医生，您好！感谢您接受我们的访谈。首先，您能不能给我们谈谈您的中医学习之路。

王淑娟：谢谢。人生是一段奇妙之旅，即使你没有任何规划，一些意外的惊喜总会在不同的阶段出现。一心想当幼儿园老师的我，误打误撞地被甘肃中医学院（现甘肃中医药大学）录取，成了一名医学生，从此踏上了学医之路。2015 年毕业工作以后，面对临床实践的巨大挑战，我在工作中蹑手蹑脚、举步维艰。同年，我报名参加了甘肃省中医院住院医师规范化培训，这一阶段成了我从医学生过渡为医生的重要阶段，为我提供了宝贵的实践经验。在规范化培训期间，我除了学习临床基本技能、思维技能、操作技能，还参加了多场中医适宜技术培训，从中学习到小针刀、浮针、颊针、矩阵针灸、小儿推拿、穴位埋线等多种针法及适宜技术，感谢每一位老师的引导教育，所学技能，铭记于心，医者仁心，责任在肩。我将迈着更加充满自信与坚定的步伐，继续走在中医的道路上探索前行。现在的我如果重新回到填报高考志愿的那天，如果可以再选择一次，我还是会选择成为一名医生。

主持人：那么您是从何时开始大量使用埋线针刀这一中医技术的？

王淑娟：这要从自己真正临床单独管患者开始算起，大概有三四年了，我一直使用的是传统针刺技术，结合针刀来治疗疼痛性疾病，偶尔碰到确实效果不佳的患者，也会尝试更换治疗方法，采用浮针、颊针、刺络拔罐等来治疗，很少想到用埋线来治疗疼痛性疾病。后来有一次听课学习到了埋线针刀疗法，才让我真正踏出了埋线针刀治疗的第一步。我开始在治疗中期对患者采用埋线针刀技术，这样既可以起到快速、即时的治疗效果，又可以起到长效的、巩固治疗的作用。

主持人：通过您的学习和临床运用，您能给我们列举一些应用埋线针刀治疗疗效显著的疾病吗？

王淑娟：疗效显著的疾病有很多。比如颈肩腰腿痛、高血压、2型糖尿病、心律失常、耳鸣、耳聋、高脂血症、高尿酸血症、高胆红素血症、强直性脊柱炎、类风湿关节炎、过敏性鼻炎、乳腺结节、甲状腺结节、卵巢早衰等。在慢性病的调理中，埋线针刀对一类疾病疗效相当显著，就是呼吸系统疾病，不管是哮喘、支气管炎，还是顽固性的咳嗽，通过埋线针刀能够达到很好的疗效，有的患者治疗 3～5 次就没有症状了。

主持人：您认为埋线针刀技术的优势有哪些？

王淑娟：埋线针刀疗法具有操作安全、操作过程简单、治疗时间短、收费低的优势，埋线针刀治疗的刺激长达 2 周甚至更长时间，患者不必每日来院治疗，因此大大提高了患者的依从性。另外，在临床中，我们通过反复的临床观察及研究发现，埋线针刀对很多慢性病、疑难杂症的效果很好。

主持人：在今后的埋线针刀学习和工作运用中，您对自己有怎样的期待和规划？

王淑娟：在今后的学习和工作中，我将做到以下几点。①提高埋线针刀领域的专业技能，不断学习最新的埋线针刀医学研究成果及治疗方法，积极参加相关专业培训和学术研讨会，提高自己在埋线针刀领域的专业知识和临床技能，确保为患者提供最优质、最前沿的医疗服务。②加强对患者的关怀，注重与患者的沟通交流，耐心倾听他们的诉求和担忧，以通俗易懂的方式解释病情和治疗方案，提高患者的依从性和满意度，建立良好的医患关系。③加强埋线针刀团队协作，积极参与埋线针刀诊疗团队的学术探讨学习，共同为患者制订全面、个性化的治疗计划，同时从埋线针刀团队成员身上学习不同的专业知识和经验，提升自己的综合能力。④在临床工作的同时，积极开展科研工作，探索研究埋线针刀治疗疾病的原理，用数据让大家看见诊疗效果，争取从所治疾病的发病机制、诊疗方法及治疗策略方面都能有鞭辟入里的分析，发表高质量的学术论文，为中医学的发展贡献自己的一份力量，也为临床实践提供更有力的理论支持。

主持人：王淑娟医生的成长经历和感悟不仅为我们揭示了埋线针刀疗法的独特魅力和广阔前景，还为我们提供了宝贵的经验和启示。我们相信，在埋线针刀传承人的共同努力下，中医针灸事业一定能够迎来更加美好的明天。本期节目到此结束，我们下次再见。

王旭静

主持人：中医学博大精深，是中国传统文化的精髓。中医学不仅在 5000 年的文化长河中成为广大人民健康的"守护神"，在现代科学发展突飞猛进的当今社会，中药、针灸等纯中医治疗手段以其确切的疗效、安全绿色等独特的魅力，走出国门，走向世界，被世界各国人民所认可、信赖。穴位埋线疗法作为针灸疗法的延伸和拓展，适应当今社会快节奏的生活特点，在临床中发挥出独特的魅力，正被中医针灸大夫所运用，在临床中解决了许多难题和疑难杂症，屡建奇功。今天我们邀请到了栾川县人民医院中医针灸科主任王旭静副主任医师，请她为大家分享关于针灸及穴位埋线的心得体会。王医生，您好，作为一名中医针灸工作者，您能谈谈自己的职业历程吗？

王旭静：主持人好，观众朋友们，大家好！当初作为一名刚毕业的医学生，我没有临床经验，从业之初也曾经迷茫困惑，但通过自己的勤奋钻研摸索，踏踏实实做临床，当看到一个个患者通过针灸治疗病情好转甚至痊愈时，我对针灸治病的信心也越来越足。我一直坚持自己的初心，坚持对中医的选择和热爱，20 多年来坚持用纯中医手段为患者治病，得到了广大患者的认可。

主持人：我知道穴位埋线是针灸的延伸和拓展。针灸是许多人都知道的治病手段，而穴位埋线却让许多人感到陌生，那穴位埋线是怎样的一种治病方法呢？

王旭静：穴位埋线疗法是将可吸收的线体通过特制针具，埋入人体腧穴，从而达到治病目的的一种疗法，集针刺、腧穴、线功能于一体。对临床各科疾病均有较好疗效，尤其是对体质较弱和代谢失调等所导致的疾病效果显著。

主持人：穴位埋线都能治疗哪些疾病？

王旭静：凡是针灸能治疗的病种，穴位埋线都可以治疗，包括内、外、妇、儿、五官科、骨科疾病。现代人生活节奏快，不能每天去针灸，穴位埋线疗法克服了这个短板，更容易被广大患者接受。

主持人：影响穴位埋线疗效的因素有哪些？

王旭静：医者是否具备扎实的中医基本功，能否四诊合参、辨证论治，操作技术是否到位、准确。这些都是影响穴位埋线疗效的因素。

主持人：埋线疗法作为新兴的针灸疗法，在许多疾病的治疗上疗效显著，但想学好、用好、做好，还需要有扎实的中医理论基础，勤于实践和总结，这样才能起到真正的作用和疗效。相信埋线疗法在广大中医工作者共同努力下，会越做越好，让更多需要它的患者受益。今天的节目到此结束，我们下次再见。

汪秀梅

主持人：观众朋友们，大家好。穴位埋线作为长效针灸，在临床很多慢性代谢性疾病中的应用越来越广泛。今天我们邀请到新疆医科大学第一附属医院针灸推拿科汪秀梅主任，为我们分享关于穴位埋线的知识。汪主任，您好！您是什么时候开始接触穴位埋线的，能简单介绍一下什么是穴位埋线疗法吗？

汪秀梅：穴位埋线疗法是一种融合了传统中医针灸理论与现代医疗技术的治疗方法。穴位埋线是一种长效针灸，利用特制的针具，将可吸收的线体（如蛋白线、PGLA线等）植入人体的特定穴位，通过线体对穴位产生持久、稳定的刺激，从而达到调整脏腑功能、疏通经络气血、平衡阴阳的目的。中医学认为，人体是一个有机整体，经络穴位与脏腑功能紧密相关。当线体植入穴位后，会逐渐软化、分解、液化和吸收，在这个过程中，线体会对穴位产生生理、物理及化学刺激，从而调节脏腑功能，改善人体的整体健康状态。

主持人：随着穴位埋线的推广和应用，我们应怎样把握穴位埋线适应证呢？

汪秀梅：穴位埋线是改良式的针灸，也是一种长效针灸，可以治疗多种临床顽固性疾病，适应证广泛，基本包括了很多针灸科治疗病种。例如，①运动系统疾病：颈椎病、腰椎间盘突出症、肩周炎、风湿性关节炎、膝骨性关节炎、强直性脊柱炎、类风湿关节炎等。②神经系统疾病：中风后遗症、面神经麻痹、面肌痉挛、三叉神经痛、坐骨神经痛、帕金森病、梅尼埃病、失眠、抑郁症、焦虑症等。③消化系统疾病：便秘、慢性腹泻、消化不良、慢性胃炎、慢性胆囊炎、慢性结肠炎等。④心脑血管系统疾病：高血压、低血压、偏头痛、眩晕、心绞痛、心肌缺血等。⑤妇科疾病：痛经、月经不调、闭经、更年期综合征、不孕症、慢性盆腔炎、乳腺增生等。⑥呼吸系统疾病：过敏性鼻炎、慢性鼻炎、慢性鼻窦炎、慢性支气管炎、支气管哮喘等。⑦皮肤科疾病：慢性荨麻疹、白癜风、带状疱疹、湿疹、慢性咽炎、痤疮、黄褐斑等。⑧其他：肥胖症、糖尿病、亚健康状态等。

主持人：穴位埋线在很多疾病中都可以应用，您能谈谈穴位埋线疗法的优势有哪些吗？

汪秀梅：①疗效持久：穴位埋线可以刺激穴位，促进气血运行，从而达到治疗疾病的效果。由于线体在穴位内的刺激长达半个月，故疗效比传统针灸更为持久。②方便易行：穴位埋线治疗时间短，不需要长时间留针，即做即走，患者可以在治疗后迅速恢复正常活动。③省时省事：传统针刺单次时间在 30 分钟，需反复多次就诊，而埋线治疗间隔时间长，减少就诊次数。④安全性高：穴位埋线使用的是可吸收线，不会对人体造成明显的伤害和不良反应，所采用的针具及线体均为一次性医疗产品，安全性较高。

主持人：我们在穴位埋线治疗过程中需要注意哪些方面？

汪秀梅：有些情况下不能应用穴位埋线，比如全身发热或感染，有各种严重性疾病、过敏性体质、明显的凝血时间延长或血小板减少、血友病、瘢痕体质、严重精神疾病或不合作的患者。穴位埋线是有创刺入，因此，剧烈运动、酒后、过饱和过饥、严重水肿的患者一定要注意避免应用。女性在月经期、妊娠期等特殊生理期间禁用穴位埋线。

主持人：非常感谢汪主任给我们带来的精彩分享。今天的访谈就到这里，我们下期节目再见！

徐龙

主持人：观众朋友们大家好，欢迎收看本期的穴位埋线名家。今天我们很荣幸地邀请到中国中医药研究院促进会埋线分会常务理事徐龙主任。徐主任你好，和我们的观众朋友们打声招呼吧。

徐龙：大家好。

主持人：刚才我在和徐主任聊天的时候，了解到他主要治疗一些男科疾病，徐主任，对于男科疾病，您主要是针对哪方面？

徐龙：我最常治疗的是前列腺增生。

主持人：前列腺增生主要好发于什么年龄呢？

徐龙：45 岁以上居多。

主持人：那一般是通过什么样的方式去调理前列腺增生？

徐龙：第一，要养成勤排尿的习惯。第二，采取穴位埋线疗法，我们一般取八髎穴。

主持人：大概几个疗程就能缓解症状？

徐龙：如果患者年轻一些，一般 6～8 个疗程可以缓解。

主持人：一个疗程大概是多长时间？

徐龙：每 15 天埋线 1 次，3 次为 1 个疗程。

主持人：为什么要用穴位埋线的这种方法进行治疗，是疗效快的原因吗？它和传统针灸有什么不同吗?

徐龙:传统针灸是每天都要治疗 1 次,现在的人工作比较忙,时间不好把握,所以我们才采用穴位埋线这种方式,患者可以 15 天治疗 1 次,使线体持续作用于穴位。

主持人:这也就解决了一个最实际的问题,那二者的治疗费用有什么区别吗?

徐龙:穴位埋线的治疗费用比一般针灸要便宜一些。

主持人:也就是说穴位埋线不但省时、省钱,治疗效果也好。除了男科类疾病,穴位埋线还对什么疾病治疗效果好?

徐龙:穴位埋线还可以治疗疼痛类疾病、妇科疾病。

主持人:对于痛经,穴位埋线的治疗周期是多久?

徐龙:月经来潮前 4～5 天埋线 1 次,每个月经周期治疗 1 次,一般治疗 3 个周期,患者就基本就恢复正常了。

主持人:现在痛经的患者很多,来找你治疗的女性是不是也有很多?

徐龙:现在这种疾病是很多,因为很多女性都比较爱吃冷饮。

主持人:所以说我们在日常生活中保持良好的饮食习惯还是很重要的。那您能不能给我们讲解一下,穴位埋线治疗颈椎病的效果怎么样?

徐龙:穴位埋线治疗颈椎病的疗效还是比较好的,在临床中,我们应用颈椎夹脊穴治疗颈椎病,一般 3～5 次就可以有不错的疗效。

主持人:您刚才说每 15 天埋线 1 次,所以基本上一个半月就有效果了,那还有没有什么别的办法,您只用穴位埋线治疗这类疾病吗?

徐龙:有患者是颈椎生理曲度变直,我们还会让他睡颈椎枕,改变颈椎的生理曲度。

主持人:像这样的患者,大概需要多久可以调理过来?

徐龙:时间可能会长一些,一般要治疗 8～12 次。

主持人:我们有没有什么方法预防颈椎病?

徐龙:晚上睡觉用颈椎枕,每天看电脑、玩手机就尽量控制在 2 个小时之内。

主持人:您刚才讲到了妇科疾病,像内科疾病,怎样用穴位埋线去调理呢?

徐龙:内科疾病,如心悸,我一般都取背俞穴。像失眠,我一般取安眠、心俞等。

主持人:刚才谈到的疾病似乎都是常见病,您有没有遇到过不常见的疾病,穴位埋线疗法也同样适用吗?

徐龙:我之前治疗过一例抑郁症。这名患者以前在精神病院治疗过,但是疗效不稳定,吃药只能缓解症状,只要减量或者不吃药就会发病。我就取星状神经节、心俞、肝俞埋线。这名患者是女性,女子以肝为先天,我又配合调肝的穴位进行治疗。现在她基本痊愈了。

主持人:那您能不能再给我们举一些例子,例如高血压,我们可以通过什么样的方法来治疗呢？

徐龙：第一是限盐、戒酒，第二是进行穴位埋线疗法。取穴一般取颈动脉窦、太冲、丰隆等。

主持人：穴位埋线治疗后有什么注意事项吗？

徐龙：一般穴位埋线后 3 天不能洗澡，洗澡可能会造成感染。

主持人：那饮食上有没有需要特别注意的？

徐龙：不要吃辛辣、刺激性的食物。

主持人：您能不能用几句话总结一下穴位埋线好在哪里？

徐龙：以前有这么一句话，就是"一针二灸三吃药"，穴位埋线第一是长效针灸，第二是绿色环保，没有不良反应。

主持人：好的，感谢徐主任的分享。本期节目到此结束，下次再见。

杨才德

主持人：中医药生生不息数千年，至今还能够存在并不断发展，其最重要的原因是临床疗效。本期节目，我们有幸邀请到中国针灸埋线领军人物、埋线针刀疗法创始人——杨才德会长，与我们分享他的中医针灸之路。杨会长，您好。我了解到您师从于国医大师石学敏院士、针刀医学创始人朱汉章教授，他们对您的中医学之路有怎样的影响？

杨才德：我出身于中医世家，从小受外祖父的影响对中医产生了浓厚的兴趣。他是我的启蒙老师。我在大学读的就是针灸专业，参加工作以后，在长期的医疗实践中虽然积累了一定的经验，但也有很多疑问、困惑，很多临床难题得不到很好解决，也一度产生了放弃做医生的想法。国医大师石学敏院士是我的授业恩师，他是针灸泰斗。石老不仅解决了我的技术问题、临床难题，还开拓了我的学术思维，让我在中医针灸、埋线、针刀等中医外治法的临床中有所感悟，对我的中医学之路具有引领的意义。同时，还有另外一位老师对我的中医学之路产生了重大影响，那就是朱汉章教授。朱教授是针刀医学创始人。针刀医学开创了人类医学历史上的新篇章，对人类医疗健康具有重大贡献。我受石学敏老师中医针灸埋线即长效针灸的启发和朱汉章老师针刀医学的启迪，才发明了埋线针刀疗法。石学敏院士是我永远的恩师，朱汉章教授是我心中永远的丰碑。

主持人：穴位埋线和传统针灸的最大区别在哪里？埋线针刀与普通针刀相比的优劣势是什么？

杨才德：穴位埋线是传统针灸的发展和延伸，是长效针灸，将一段 2cm 的线体植入穴位内，它持续刺激的时间在 14 天左右，刺激量是普通针灸的 672 倍。传统针灸对穴位更多的是物理刺激，而穴位埋线因线体的分解、吸收，同时具有了化学刺激的作用，使穴位产生疗效的机制更为复杂。埋线针刀是针刀医学的分支之一，是对针刀医学的延伸和拓展。埋线针刀不仅拥有普通针刀具有的治疗作用，还引入了埋线的理念，发挥了长效针灸的作用。埋线针刀可以用一种针具完成针刀和埋线两项操作，减轻了患者的不适感，降低了医生的劳动强度。

主持人：当前很多人关注中医养生，埋线针刀疗法在这方面有应用吗？

杨才德：古人说"不治已病治未病"。作为中医适宜技术，埋线针刀不仅在临床上具有良好的疗效，还在养生领域发挥着重要作用。埋线针刀为慢性疲劳综合征、自主神经功能紊乱、失眠等亚健康人群提供了良好的解决方案，在养生领域也越来越受到人们的关注。

主持人：有的人说"埋线针刀可以治百病"，对此您怎么看？它的疗效真这么神奇吗？

杨才德：埋线针刀是穴位埋线和针刀医学的强强联合，规避了二者的不足之处，将二者长处发挥得淋漓尽致，真正实现了有机结合，所以疗效尤为突出，往往具有"1+1 > 2"的效果。尤其在临床中，我们采用了对交感神经、副交感神经等的良性干预技术，突破了传统埋线的范畴，具有非常好的临床疗效。对于这些疗效，大家可能认为很神奇，而我们早已习以为常。

主持人：埋线针刀将埋线和针刀无缝结合，它的突破方面体现在什么地方？

杨才德：埋线针刀是从埋线的角度引入针刀的思路，从针刀的角度引入埋线的理念，使临床疗效突飞猛进，这是第一个突破；第二个突破是埋线针刀不仅拓展了针刀医学的疾病谱，还拓展了穴位埋线的治疗范围；第三个突破是不论是传统的针刀医学，还是穴位埋线疗法，总是提倡避免刺到血管、神经等重要组织，埋线针刀对星状神经节、蝶腭神经节、颈动脉窦、迷走神经等的穿刺技巧则打破了这个禁区；第四个突破是提倡应用高分子聚合物等线体，并用线体对折旋转埋线术解决了线体过软卡针的难题，彻底解决了穴位埋线过敏的问题。

主持人：埋线针刀疗法的发展如何？还有哪些未攻克的难题？

杨才德：埋线针刀疗法的发展是比较喜人的，主要体现在医、教、研三方面。在医疗方面，每年有成千上万的老百姓得益于埋线针刀的疗效，它真真切切地解决了看病难、看病贵的问题。在教学方面，《穴位埋线疗法》《埋线针刀百问百答》《星状神经节埋线治百病》《埋线针刀治疗学》和《埋线针刀技术操作规范》等书的出版使埋线针刀疗法有了统一的标准和规范。但是，埋线针刀在基础研究方面还是比较薄弱的，虽然每年有不少的科研课题立项和大量的论文发表，但是与埋线针刀日益增长的临床和教学需求相比，还存在一定的差距，需要我们在埋线机制研究方面做更多的努力。

主持人：减肥是所有女性都会关注的话题，埋线针刀疗法在减肥这方面会有不良反应吗？

杨才德：埋线减肥是一个古老而又新鲜的话题。埋线针刀在减肥中没有不良反应，因为埋线针刀疗法不使用药物，避免了药物的不良反应。埋线针刀通过特定的穴位刺激来调动机体的自愈能力，达到新的动态平衡，是纯绿色疗法。埋线针刀不仅可以治疗很多疾病，还能调节机体的肥胖和消瘦等不平衡状态，还能美容、养生、延缓衰老，因而深受女性的青睐。

主持人：在埋线针刀治疗前后有什么需要特别注意的地方吗？

杨才德：术前患者应讲究个人卫生，提前清洁施术部位，穿宽松衣服，以便充分暴露施术部位。术后患者应禁食辛辣、刺激食物等，施术部位 3 天不沾水，劳逸适度。有问题及时咨询医生。

主持人：医疗进步受益的是广大患者，对此，推广也非常重要，当前，埋线针刀疗法推广程度如何？成效怎样？

杨才德：埋线针刀自推广以来，深受广大医务工作者，尤其是基层医生的青睐，在过去的 3 年内，我和我的团队完成了 1711 场的教学任务，相当于每天 2 场教学，目前全国有约 5 万名医生接受过埋线针刀的专业培训，他们遍及全国 30 多个省、自治区、直辖市，近年来，来自美国、加拿大、摩尔多瓦等国的学员也在逐步增多。从总体上看，推广成效显著。下一步，我们将进一步推进高校的必修课、选修课教育，国际国内学术平台的搭建，省、市、县、乡四级临床示范基地的建设，各种形式的技术能手大赛，网络教育的补充，科研临床的推动等，让埋线针刀为人民群众的健康发挥更大的作用。

主持人：埋线针刀疗法是广大患者的福音，在未来的医学领域一定会应用得更加广泛，非常感谢杨会长和我们分享埋线针刀疗法，让我们更加了解这个领域。希望杨会长能够用新的医疗技术为更多的患者带来福音。本期节目到此结束，下次再见。

杨改琴

主持人：观众朋友们，大家好！中医针灸承载着数千年的中国文化精髓，以其独特的治疗方式和显著的疗效，在世界医学史上占有举足轻重的地位。本期节目有幸邀请到陕西省中医院针灸四科杨改琴主任，和我们分享她的针灸之路。杨主任您好，您在针灸美容方面十分擅长，那针灸美容的概念及机制是什么呢？

杨改琴：针灸美容就是从中医学的整体观念出发，通过针刺、埋线、闪罐、艾灸、刮痧、耳压等方式来调整经络气血，对人体一定的穴位进行适量的刺激，激发经络气血的运行，借以协调脏腑、濡养面部皮肤，达到强身健体、延缓衰老、美颜润泽、美容驻颜的目的。中医学认为，针灸疗法可以激发经络气血，上行面部濡养皮肤，使其滋润有光泽，从而达到抗皱、除皱、紧致、靓肤、美白等功效。同时，针刺经络穴位能够调节五脏六腑的功能、气血阴阳，使全身气机调达，气血和畅，从而治病祛邪。

现代研究显示，针刺可以使促卵泡刺激素、黄体生成素显著降低，雌二醇显著升高。这可能是针灸美容的重要机制之一。

主持人：那针灸美容和针灸治疗疾病又有何异同呢？

杨改琴：针灸美容和针灸治疗疾病，它们有相同的经络理论基础，两者都基于中医经络学说，通过刺激特定的穴位来调节机体功能。它们都是通过调整气血来达到治疗效果。从中医学角度讲，气血和畅是健康和美容的关键。不同点是两者的治疗重点不同，针灸美容更侧重于增进机体代谢能力、疏通经络、调节脏腑气血、滋养容颜，而针灸治疗疾病则更侧重于纠正机体阴阳、气血的偏盛偏衰，即美容意在滋养、调节，治疗则求祛邪疗疾。它们的选穴有差异，在针灸美容中，选穴多以具有补益调和功效的穴位为主，而在治疗疾病时，则应根据病证的阴阳、虚实、寒热等情况，辨证论治选择相应的穴位。两者的治疗目标也不同，针灸美容的目标是改善外观，如皮肤色泽、皱纹、弹性等，而针灸治疗疾病的目标是治疗具体的病理状态，恢复健康。因为治疗目标不同，所以治疗手法也有所差异，针灸美容可能更多地使用温和的手法，以促进局部血液循环和皮肤健康，而针灸治疗疾病可能会根据病情的需要使用不同的补泻手法。

主持人：穴位埋线也在中医美容中有十分重要的地位，您能否简单介绍一下穴位埋线疗法及它在美容方面的应用呢？

杨改琴：穴位埋线疗法是一种结合了传统中医针灸和现代医学技术的治疗方法，它通过在特定的穴位或皮肤下埋入可吸收的线材，以达到治疗疾病和美容的目的。穴位埋线治疗常用于塑身减脂、控油祛痘、舒敏祛红、面部提升和轮廓塑形及肤质改善等。

主持人：大家对于"美"都是向往的，但可能有些人听到穴位埋线，就觉得很害怕，以为需要开刀、打麻药，那埋线需要开刀、打麻药吗？

杨改琴：不需要，埋线操作安全、简单。操作时，用无菌小针头轻轻把线推送到穴位中即可，10分钟便可完成，并且痛感轻微，小孩子也能接受。

主持人：穴位埋线有这么好的效果，那它用于美容的机制是什么呢？

杨改琴：穴位埋线美容的机制主要体现在以下几个方面：①经络穴位刺激：通过埋入的线体对穴位的持续刺激，调整经络气血，平衡阴阳。②神经内分泌系统调节：埋线通过刺激相关穴位，影响神经内分泌系统，间接发挥皮肤美容功效。③局部组织反应：埋入的线体作为一种异体蛋白，埋入穴位后，人体会产生变态反应，使淋巴细胞致敏，产生多种淋巴因子，从而对穴位产生生理、物理及生物化学刺激。④胶原蛋白增生：埋线可以刺激皮下的胶原蛋白增生，从而使皮肤更加紧致、有弹性，改善皱纹和松弛现象。⑤微循环改善：埋线后，线体在人体内软化、分解、液化和吸收，对穴位产生的刺激可长达15～30天或更久，使人体局部微循环在这种良性刺激下不断得以调整和修复。

主持人：穴位埋线治疗的效果如何？与传统的针灸相比有何优势？

杨改琴：穴位埋线治疗的效果非常显著。与传统针灸相比，它具有长效性，一般10～15天治疗1次，减少了就诊次数，提高了患者的依从性。埋线疗法的持续刺激作用使治疗效果更加持久，适合慢性病或顽固性疾病的治疗。

主持人：穴位埋线减肥要配合控制饮食吗？

杨改琴：不需要，穴位埋线期间合理饮食，不要暴饮暴食，也不主张"饥饿疗法"。

主持人：穴位埋线减肥的优势具体体现在哪些方面？

杨改琴：一是无不良反应，不需要节食，所以不会伤害到身体。保证减肥过程中人体的健康；二是穴位埋线减掉的是人体的脂肪而不是水分，反弹率较低；三是能兼治机体出现的一些疾病，如便秘、失眠、月经失调、痛经等；四是避免了药物口服进入体内对人体产生的伤害，绿色环保安全；五是治疗时间短，简单方便。

主持人：那穴位埋线的安全性如何呢？

杨改琴：穴位埋线治疗的安全性是相对较高的，但任何医疗手段都存在一定的风险和可能的不良反应。以下是一些可能出现的不良反应。①局部疼痛和不适：埋线后可能会出现局部疼痛、酸胀、麻木等不适感觉，这通常是正常反应，一般会在数天内自行缓解。②出血和血肿：埋线时可能会损伤局部血管，导致出血和血肿。如果出现这种情况，可以先进行冷敷，然后再进行热敷。③感染风险：如果消毒不严格或术后护理不当，可能导致细菌等病原体侵入，引发感染，感染症状包括红肿、疼痛、化脓等，严重时可能引起并发症。④过敏反应：部分患者可能对埋线材料中的某些成分产生过敏反应，导致免疫系统识别错误并攻击正常组织。过敏症状包括瘙痒、红斑、水肿等，严重者可出现呼吸困难、血压下降等过敏性休克表现。⑤神经损伤：如果在穴位埋线的过程中，医生没有充分了解人体神经解剖学知识，可能会导致患者皮下神经受损，进而出现运动或感觉障碍等症状。⑥瘢痕体质问题：作为创伤性的治疗方式，穴位埋线常会遗留一定的伤口，瘢痕体质的患者若是进行穴位埋线，可能会导致局部瘢痕增生。⑦线体不吸收：个别患者对线体过敏，治疗后出现局部红肿、热疼，甚至线体不吸收，此时应到医院进行处理。⑧硬结形成：对形体偏瘦或皮下脂肪较薄的患者，由于埋线时穴位埋得较浅，会出现硬结，是线体吸收慢导致的，一般1～3个月即可完全吸收。

主持人：最后，您对想要尝试中医美容治疗的患者有什么建议吗？

杨改琴：对于想要尝试中医美容治疗的患者，首先，要选择正规的医疗机构和有经验的医生。其次，要有一个合理的预期，中医美容治疗需要一定的时间来展现效果。最后，治疗后要按照医嘱进行护理，以保证治疗效果。

主持人：非常感谢您今天的精彩分享，让我们对中医美容有了更深入的了解。祝您工作顺利，也祝愿中医美容能够帮助更多的人实现健康美丽的梦想。

杨改琴：谢谢，也感谢大家对中医美容的关注和支持。

附录二　穴位埋线达人照片

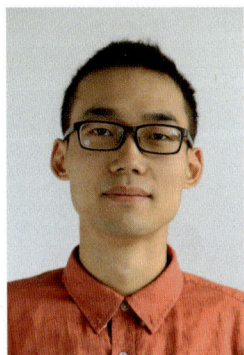

艾江山

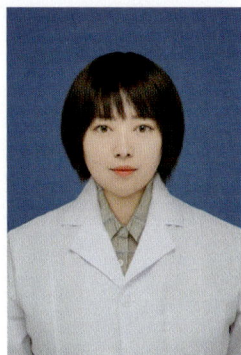

白舒涵

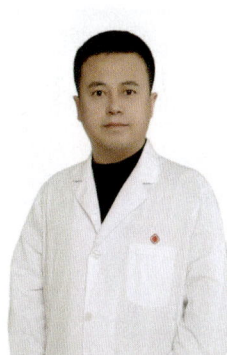

蔡世乐

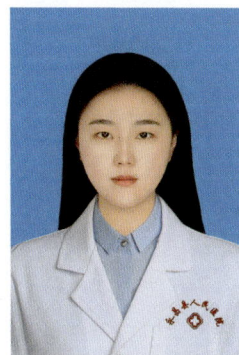

曹青青

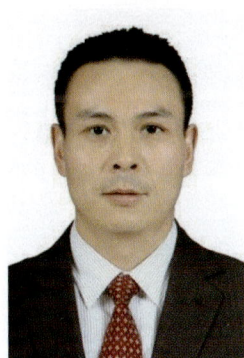

曹想意

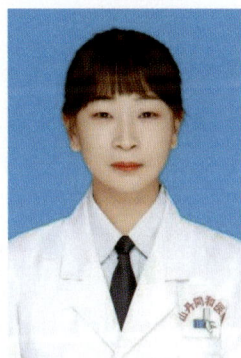

柴玉兰

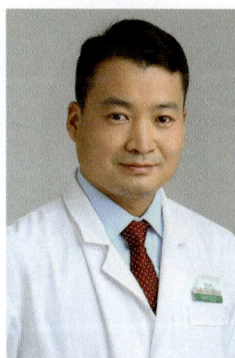

常峰岭

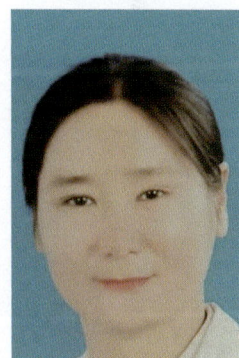

陈晨

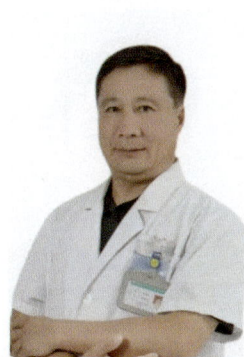

陈传平

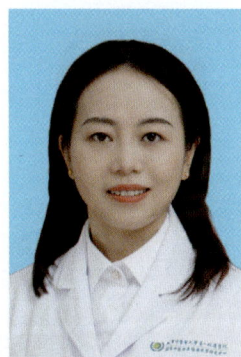

陈付艳

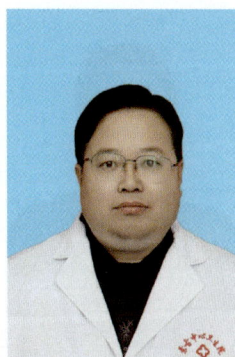

陈海红

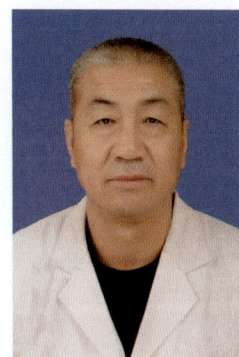

陈开兴

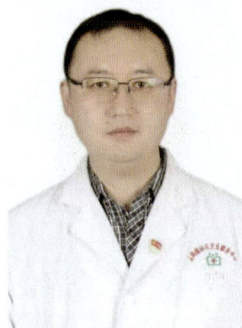

陈亮胜

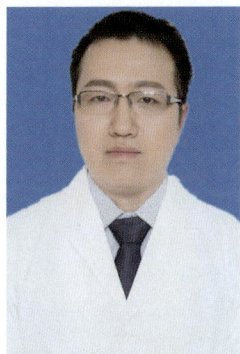

陈伟伟

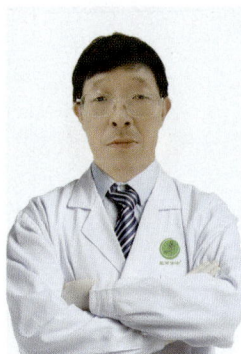

陈永革

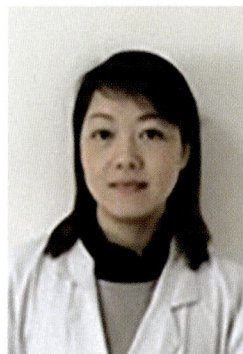

陈元

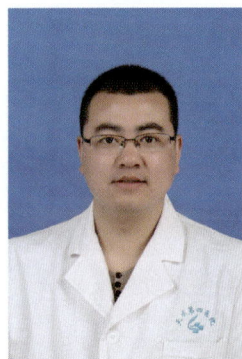

陈占红

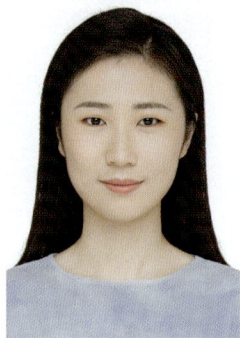

陈紫薇

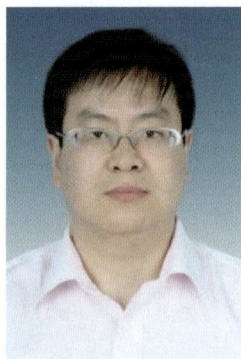

程刚

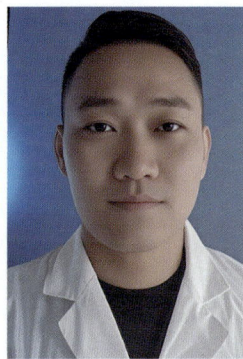

代随元

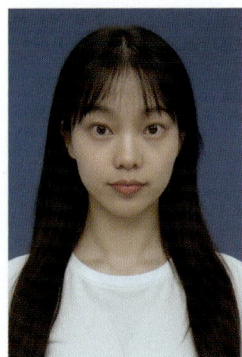

邓杰丹

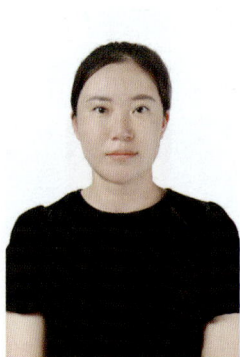

邓可昕

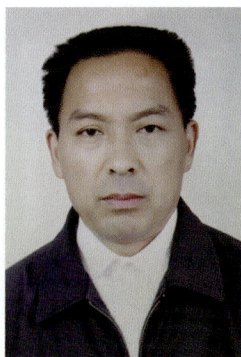

邓伦彬

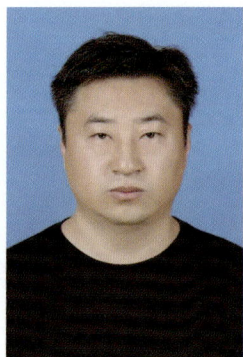

邓世光

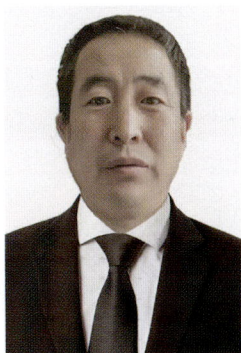

狄泽俊

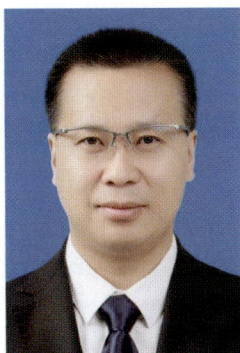

董金昌

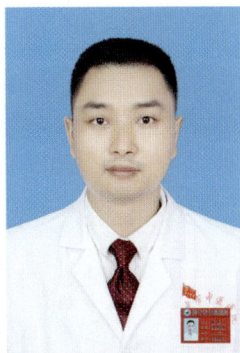

董攀

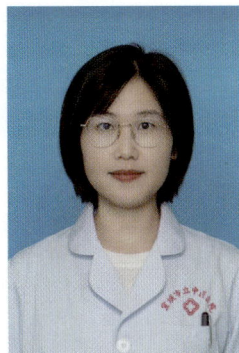

董树秀

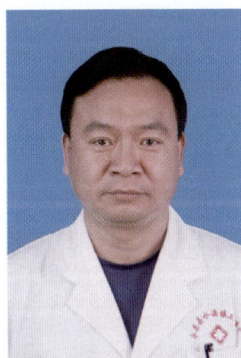

杜才会

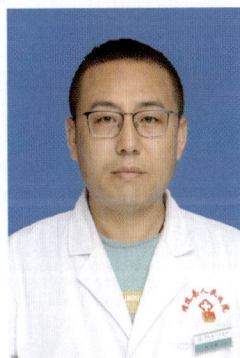

杜兴承

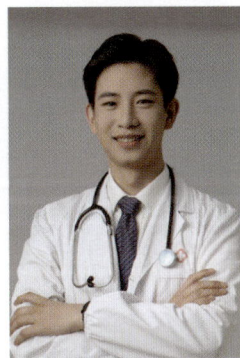

段东东

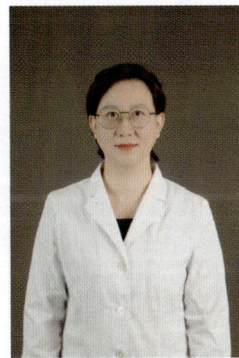

段婧婧

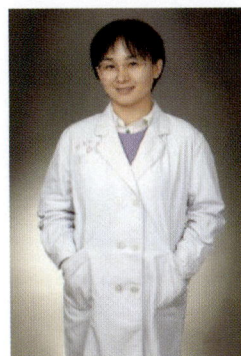

段艳萍

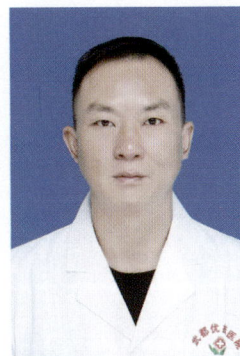

樊海红

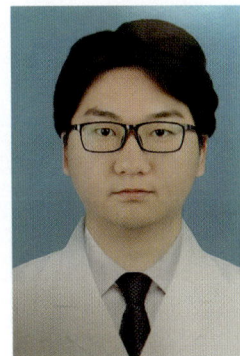

樊康康

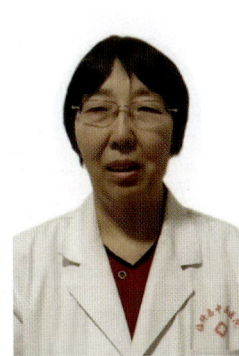

樊立群

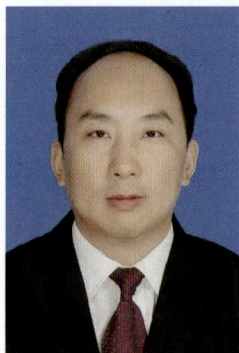

樊青松

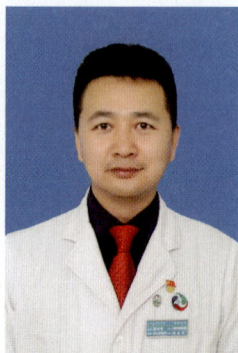

范利青

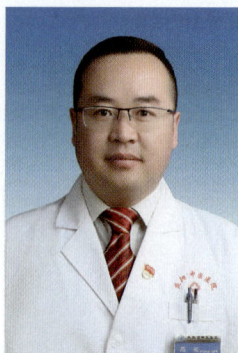

范乾

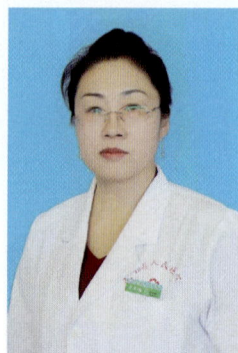

方东梅

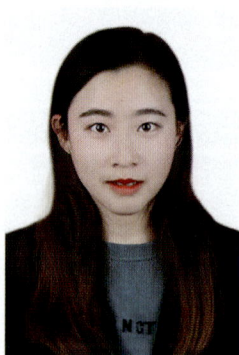

伏玉祺

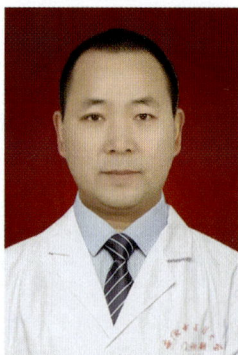

付志振

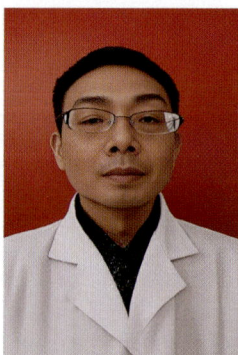

傅智兴

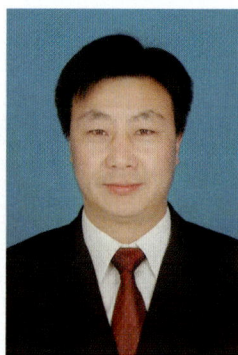

甘春生

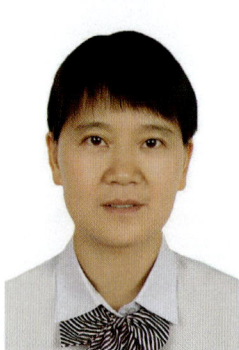

高静

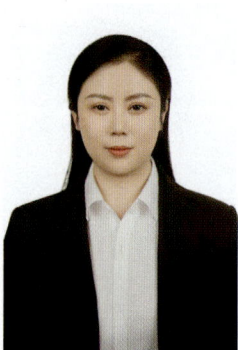

高彤

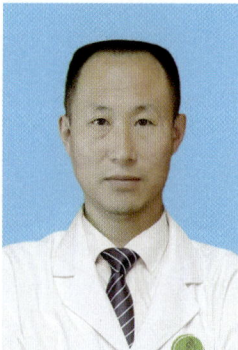

巩鹏飞

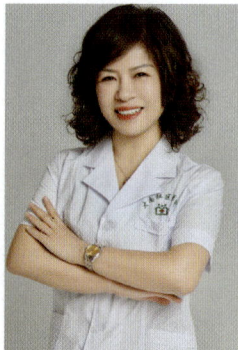

苟纯莉

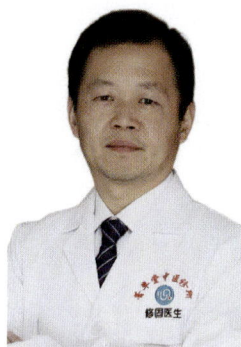

谷亚斌

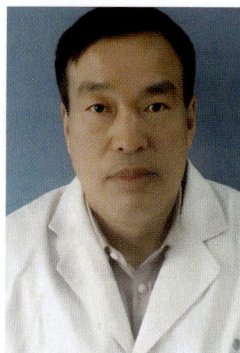

管铁红

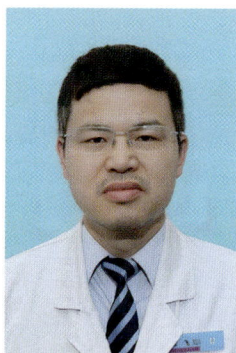

郭飞

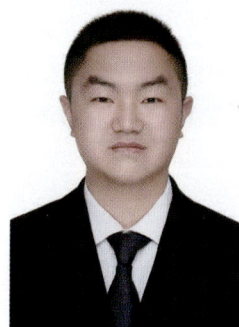

郭鹏

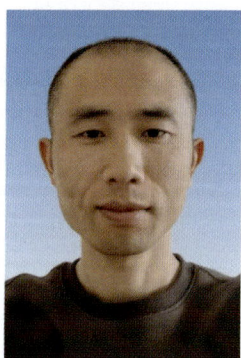

郭双田

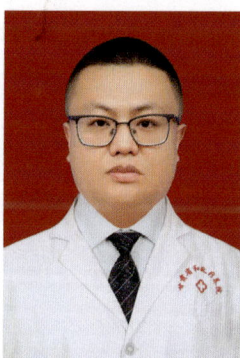

郭威堂

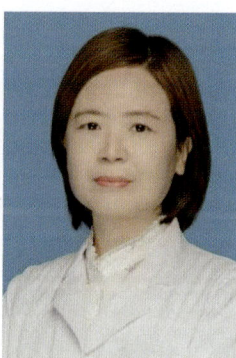

韩晶

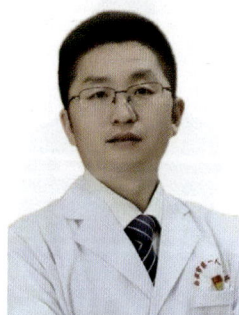

韩龙

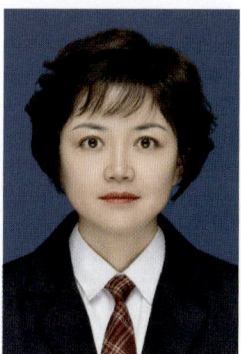

韩晓芳

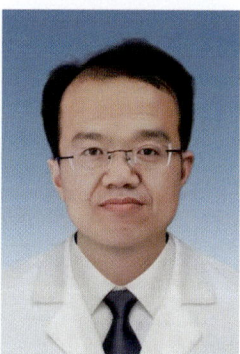

韩元昌

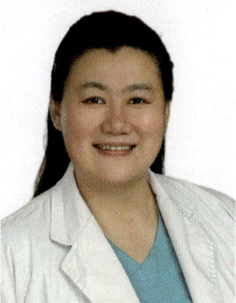

郝宏华

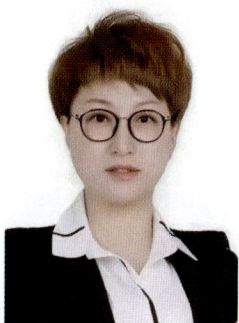

何嘉慧

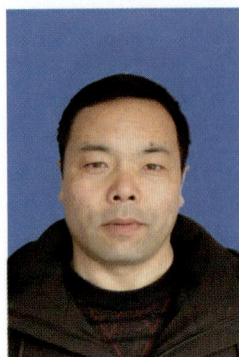

何琪

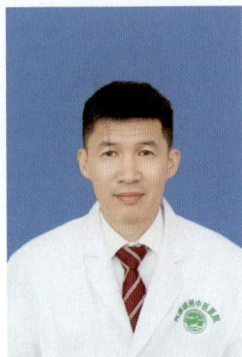

何小川

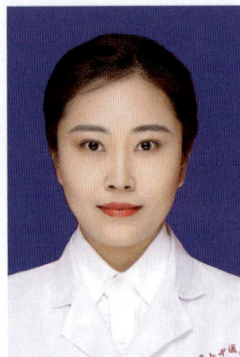

贺金玲

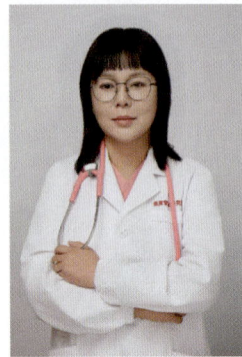

洪华

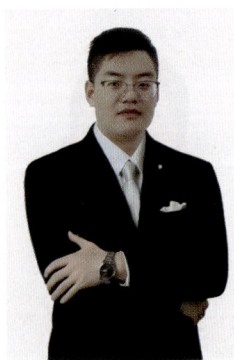

侯淑平

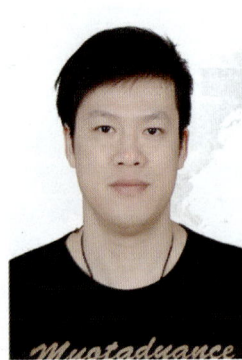

胡庆

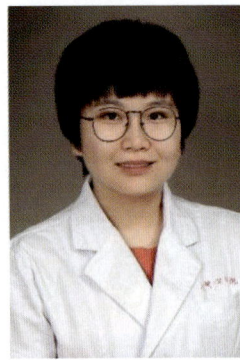

胡世英

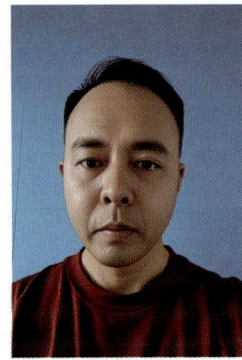

胡晓东

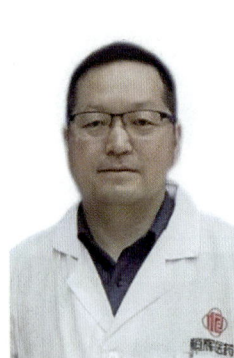

虎会彦

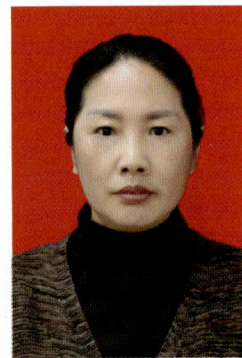

黄安英

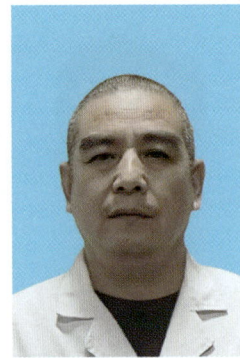

黄德雄

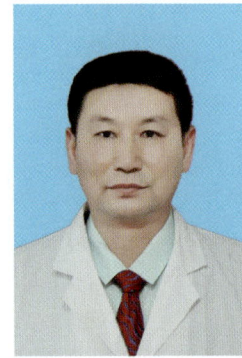

黄星毓

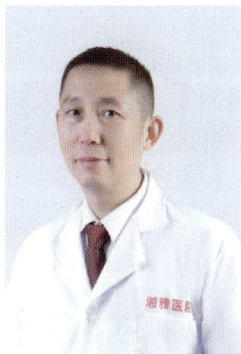

黄银华

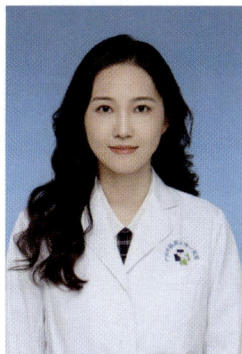

黄子培

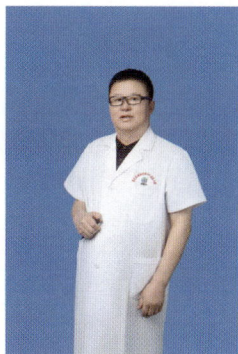

吉成云

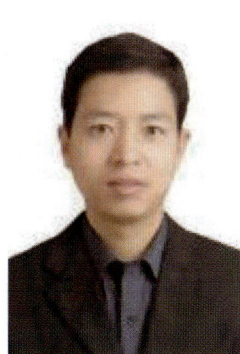

贾光伟

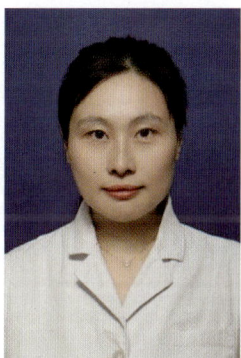

贾涵迪

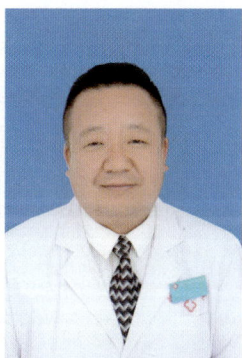

贾华侨

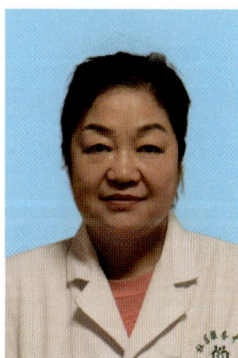

焦莉

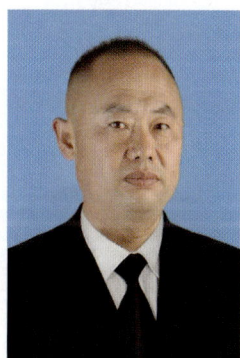

焦文杰

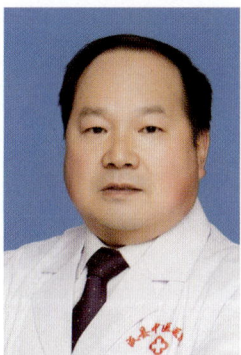

焦新林

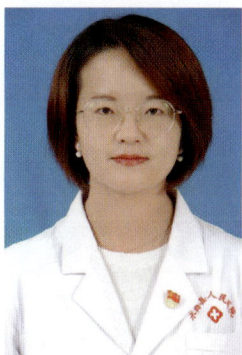

金晓丽

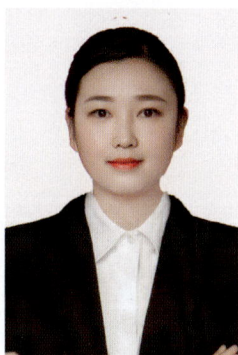

金芝萍

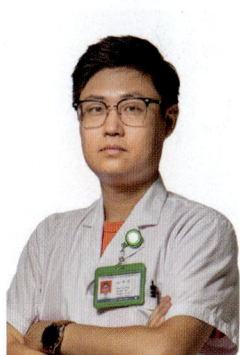

康凯

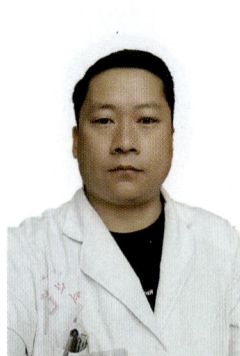

康鑫平

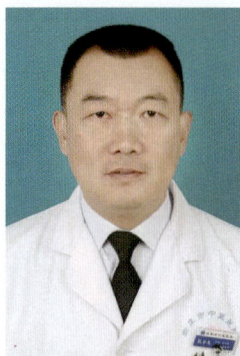

孔令文

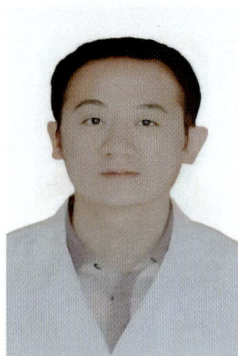

李博

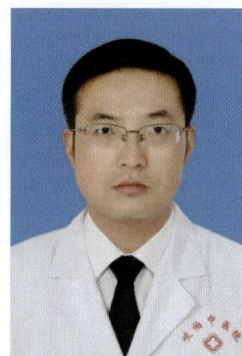

李发亮

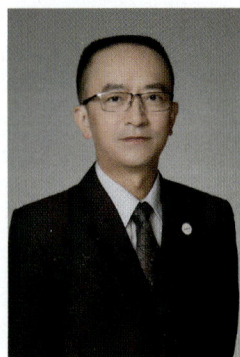

李发武

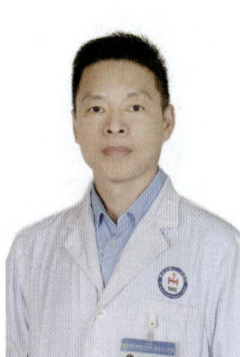

李洪忠

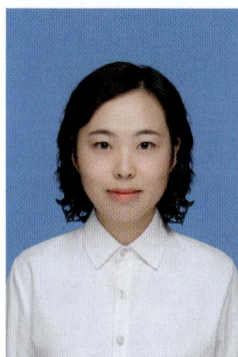

李惠芳

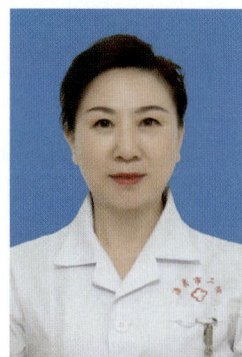

李慧敏

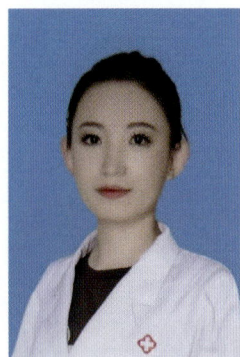

李建

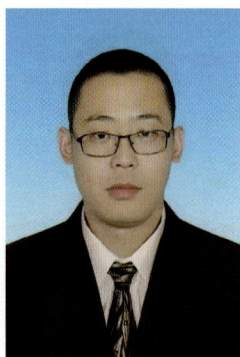

李江鹏

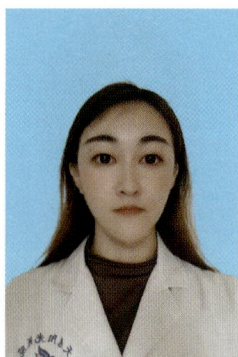

李晶霞

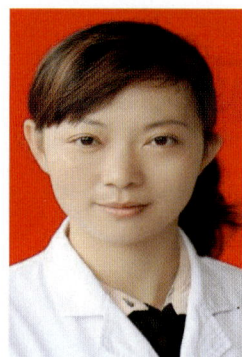

李璟栀

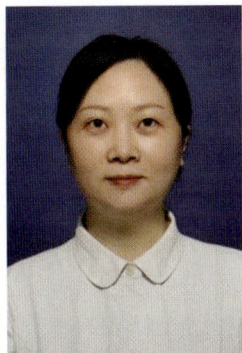

李玲

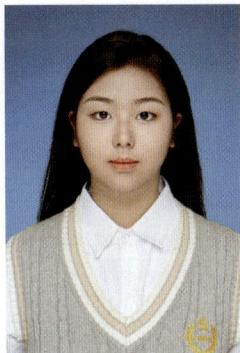

李倩

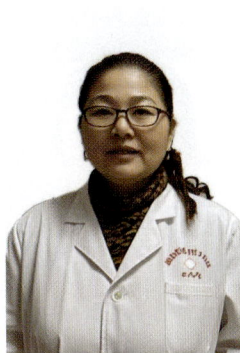

李伟尹

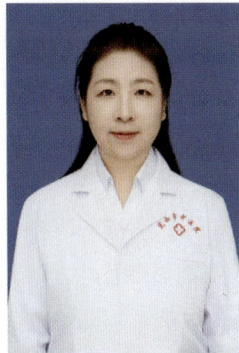

李霞

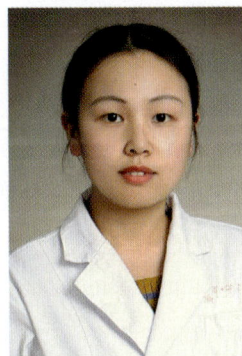

李晓燕

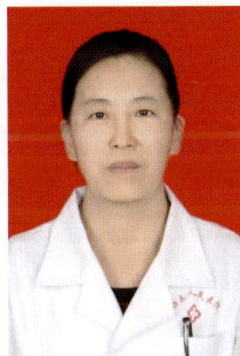

李玉兰

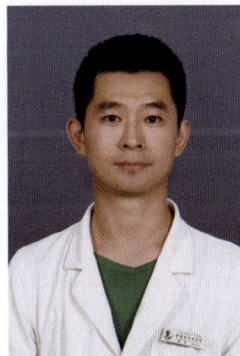

李源

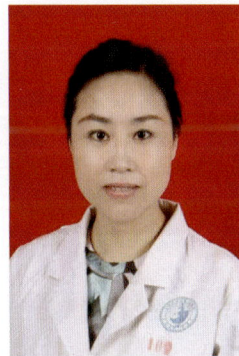

李忠爽

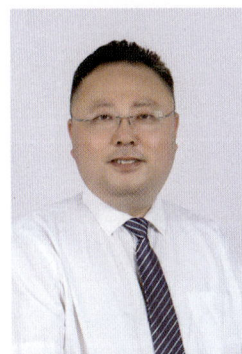

梁建军

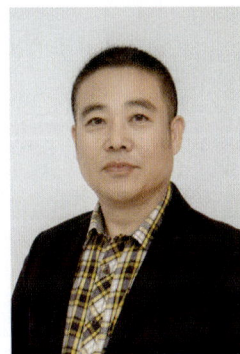

林永清

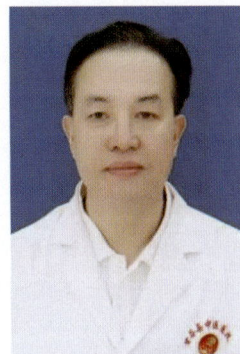

蔺想全

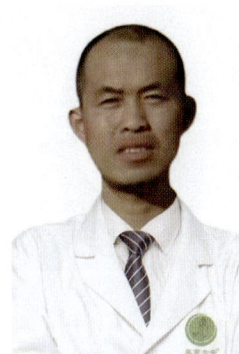

凌燕斌

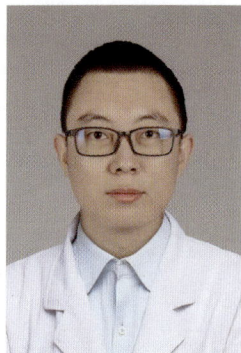

刘斌

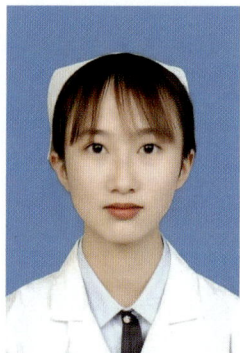

刘丹

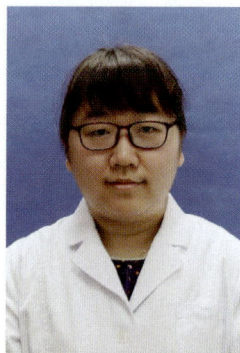

刘红利

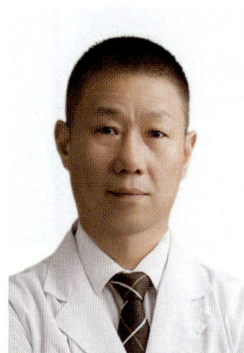

刘宏刚

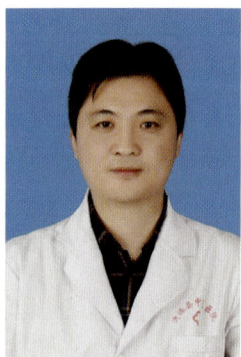

刘加亮

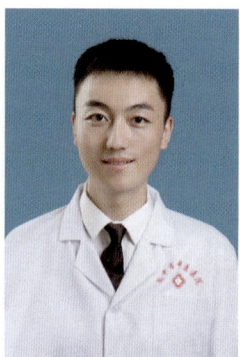

刘建军

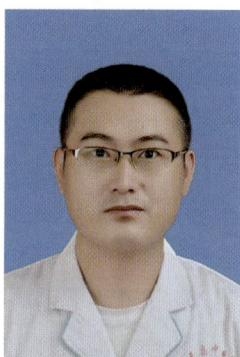

刘江波

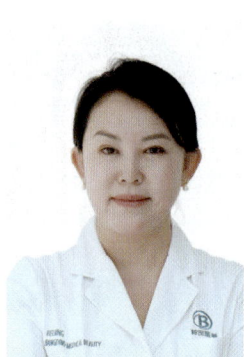

刘江俊

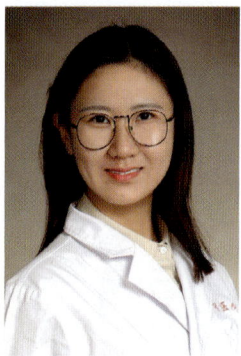

刘娇

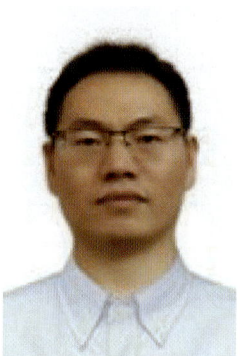

刘静

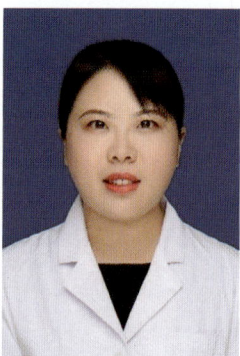

刘泉

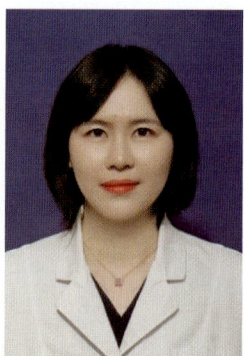

刘小曼

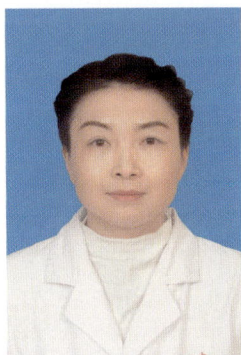
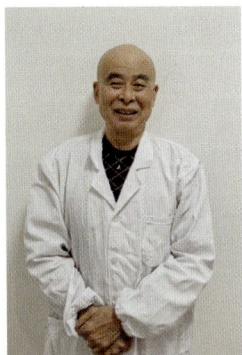
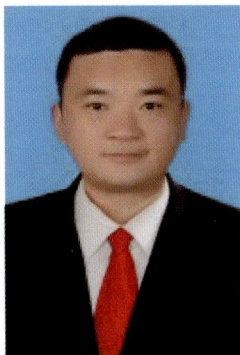
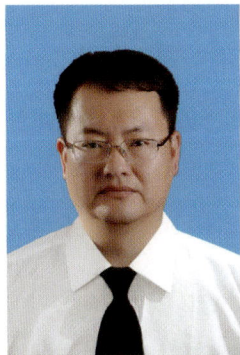

刘小霞　　　　　　刘信太　　　　　　刘兴潮　　　　　　刘兴忠

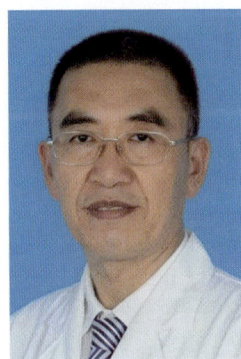
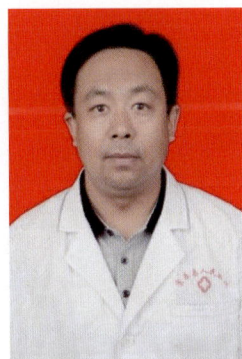
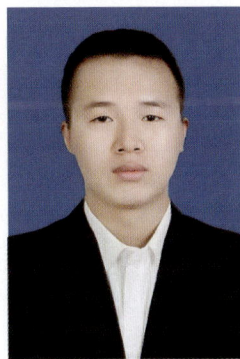
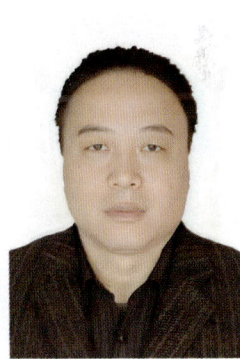

刘学财　　　　　　刘勇林　　　　　　刘志国　　　　　　柳生智

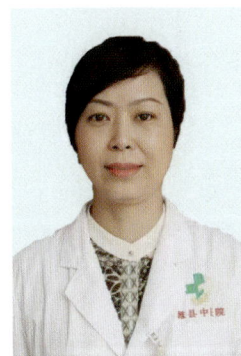
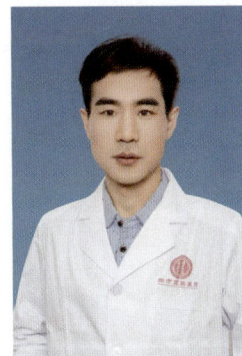
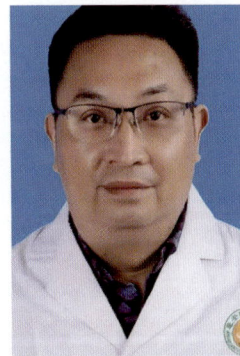
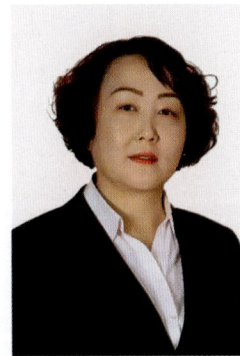

柳霞　　　　　　　龙红峰　　　　　　龙泳　　　　　　　芦红

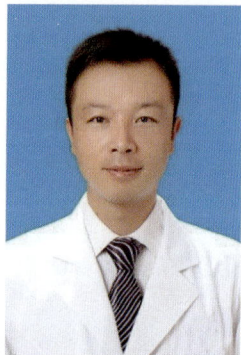

鲁洋

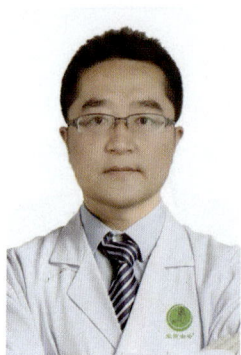

陆天宝

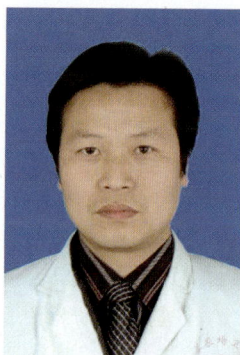

陆蔚颜

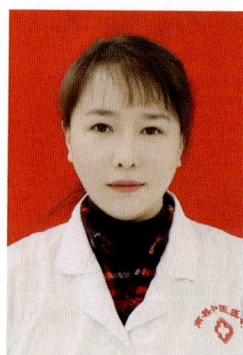

罗春华

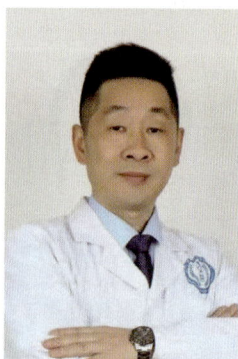

罗惠贤

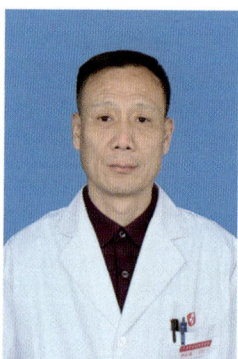

罗剑超

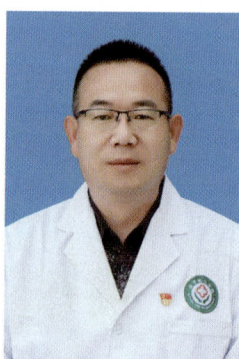

罗军伟

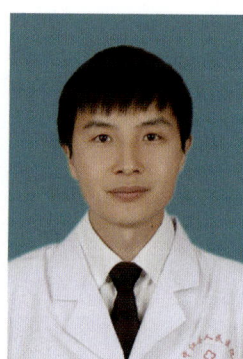

吕兴飞

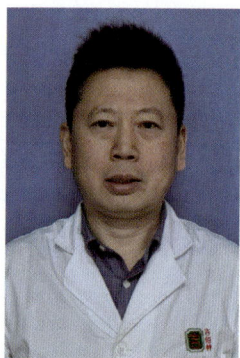

马建军

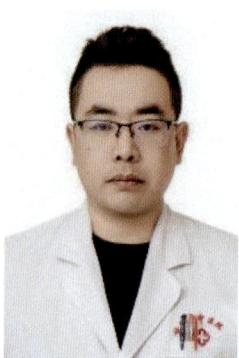

马建伟

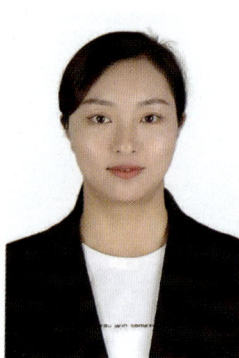

马婷雪

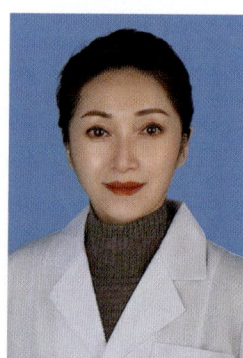

马巍

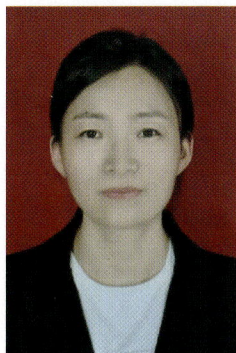

马燕芳

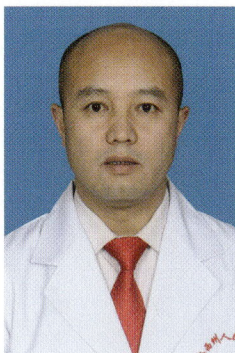

马玉麒

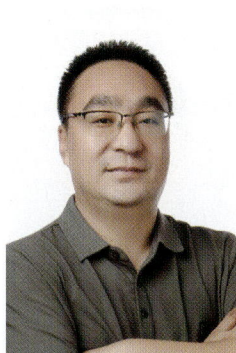

毛长兴

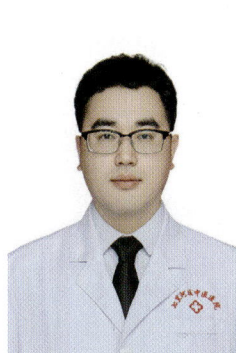

梅耀文

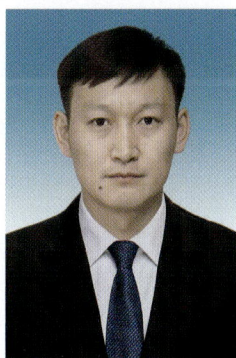

孟青成

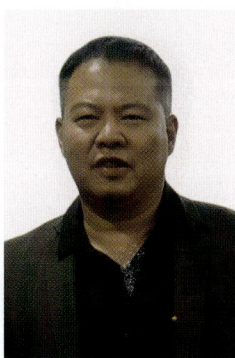

孟祥君

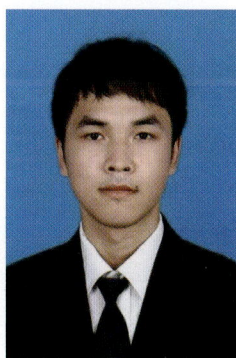

糜佳伟

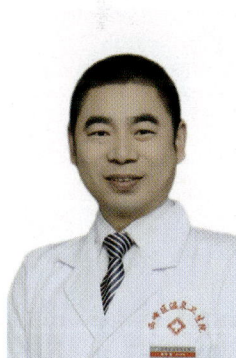

米甲龙

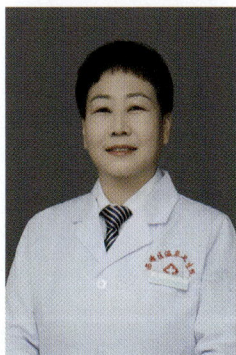

南会妮

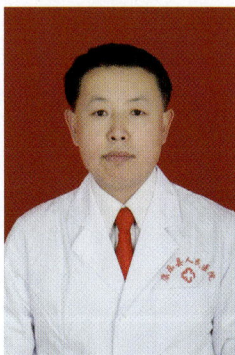

聂述祎

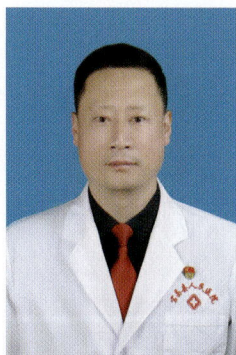

齐军

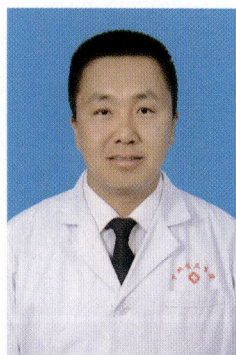

祁全年

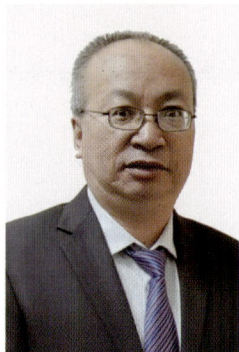

祁文

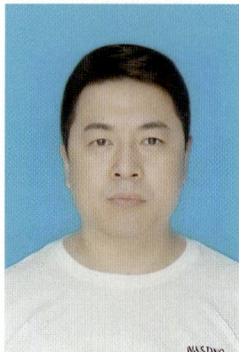

祁永利

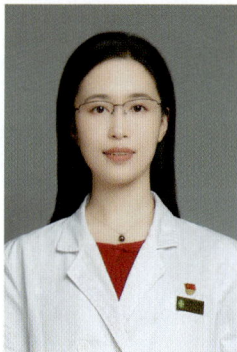

邱曼丽

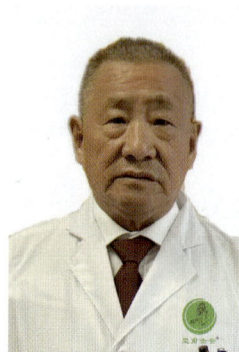

裘炳森

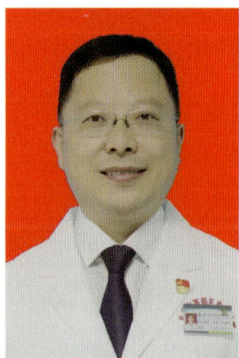

瞿友

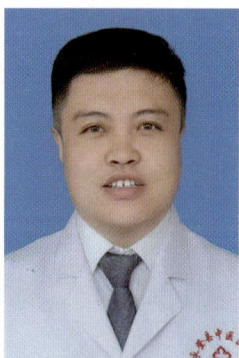

任永祥

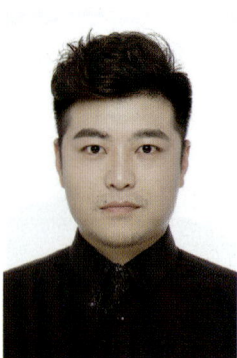

任召义

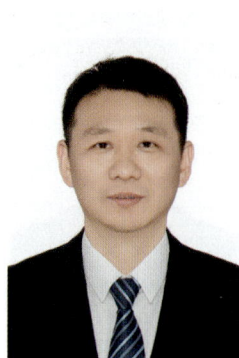

芮兵

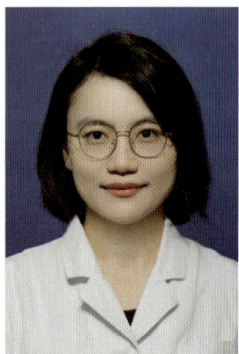

桑婷婷

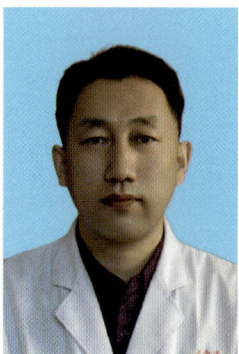

沈立军

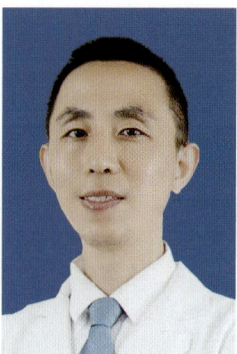

施凯

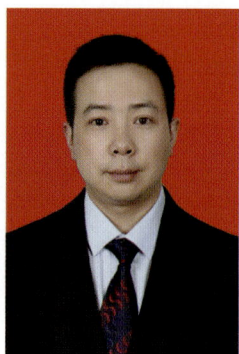

石津

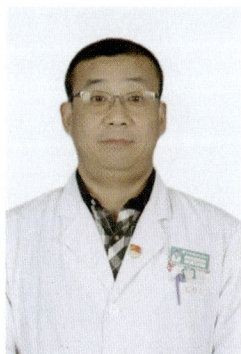
石平清

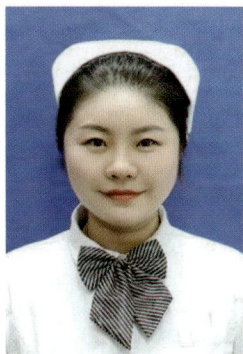
宋彦俞

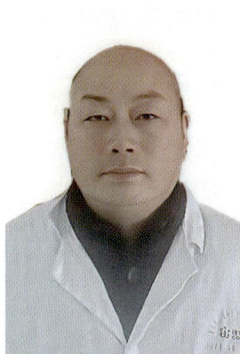
苏建佳

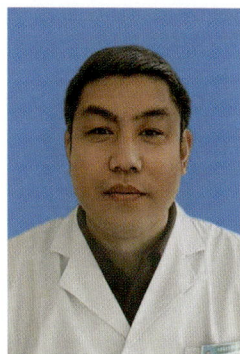
孙宝国

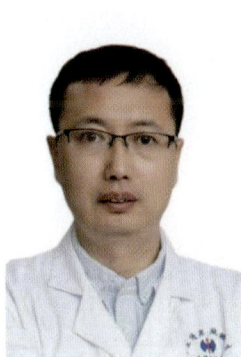
孙克生

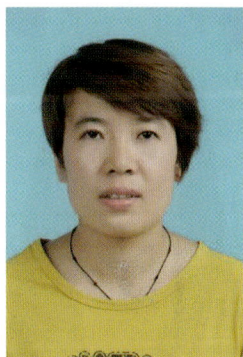
孙晓娟

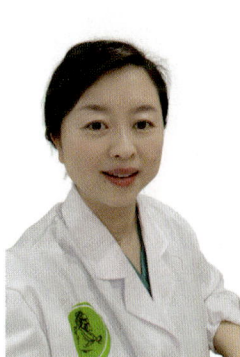
孙秀红

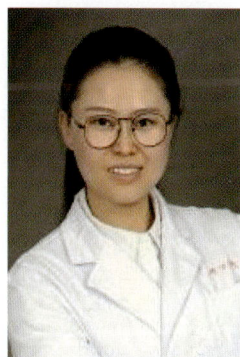
孙义玲

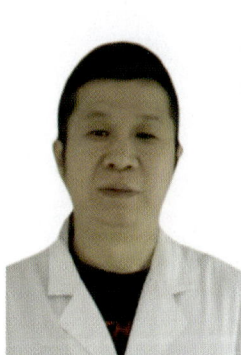
谭登位

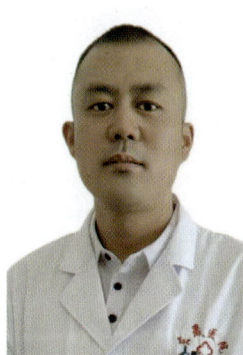
唐鹏

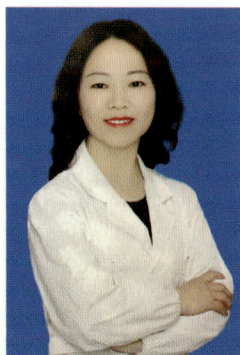
唐卫峰

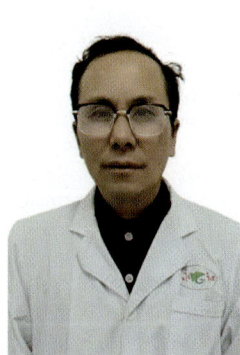
唐正龙

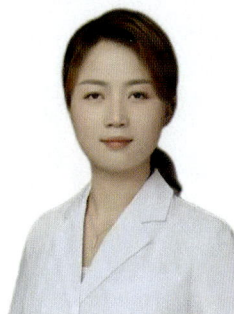

田瑞瑞

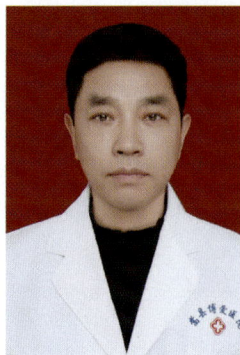

仝铁庄

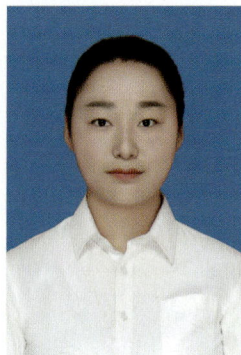

童玲

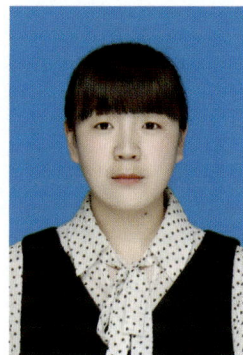

万雅倩

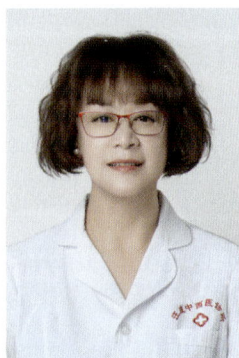

汪成

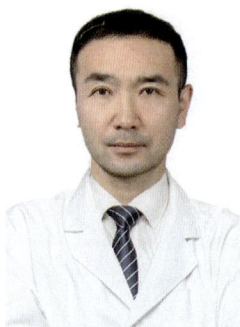

汪建国

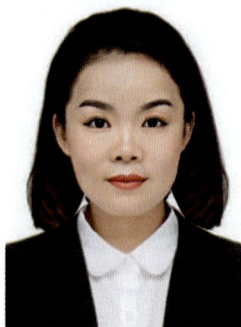

汪秀梅

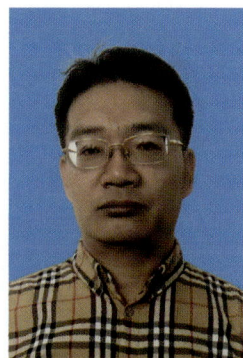

王飞飞

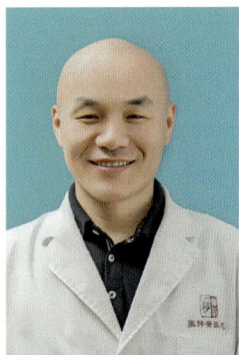

王贵双

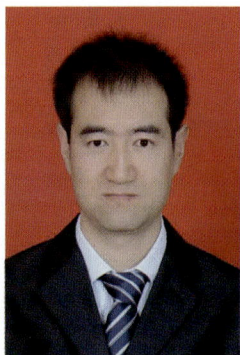

王国海

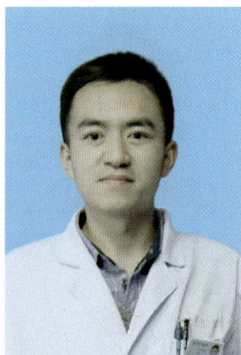

王结能

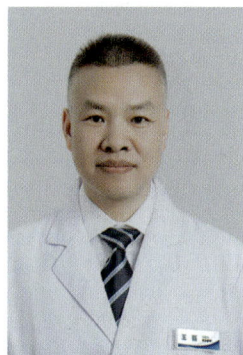

王磊

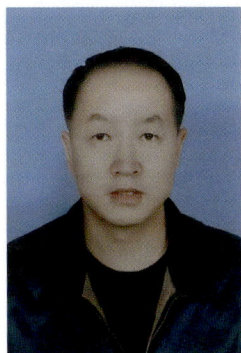

王立友

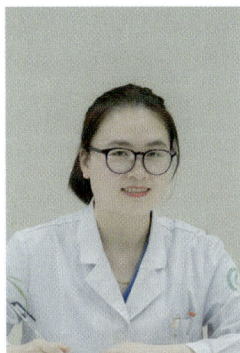

王明明

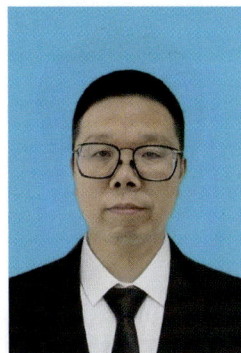

王朋朋

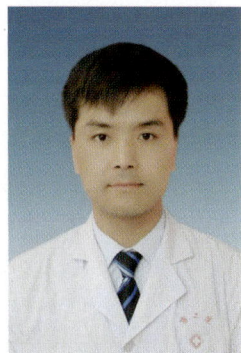

王胜东

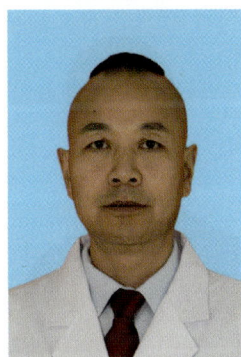

王胜平

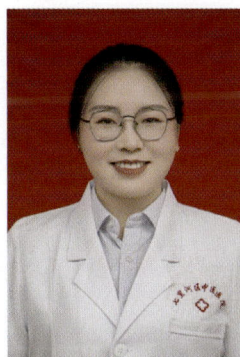

王淑娟

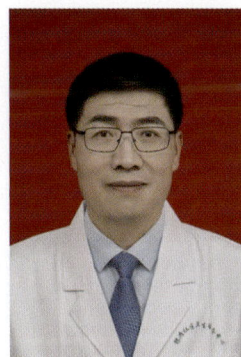

王双平

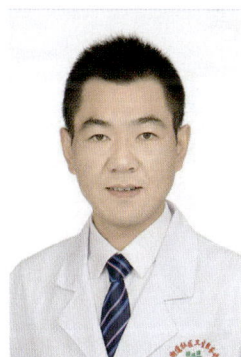

王维刚

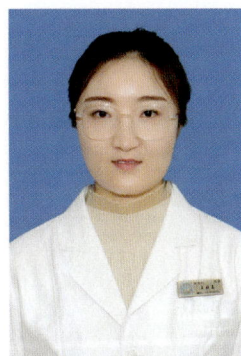

王晓春

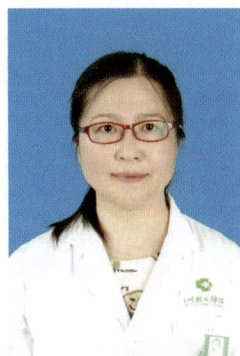

王旭静

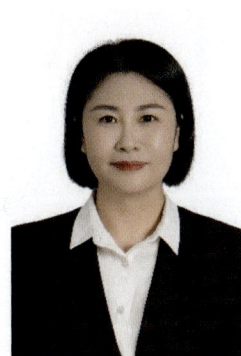

王雪霞

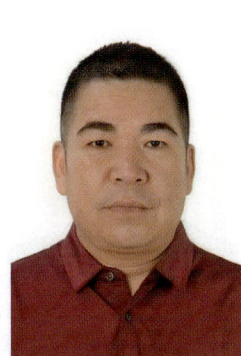

王亚杰

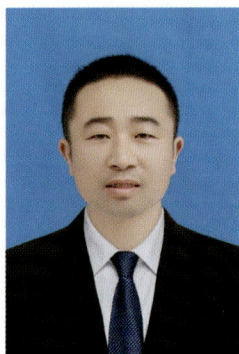

王永强

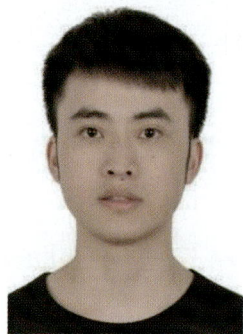

王宇

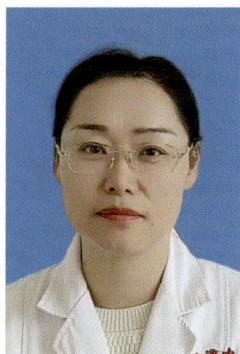

王玉霞

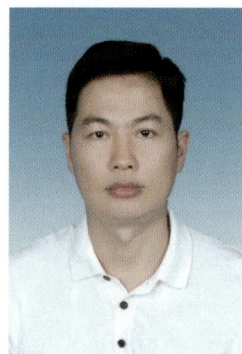

吴贵龙

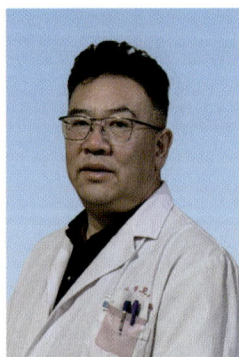

吴晋

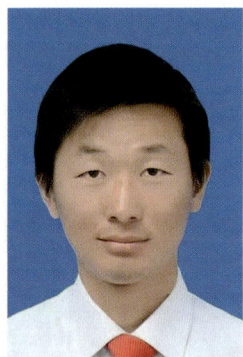

吴黎明

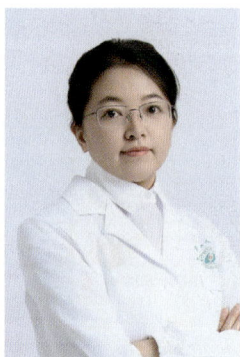

吴琼

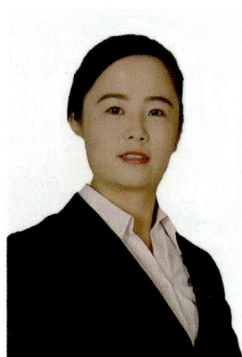

吴统玲

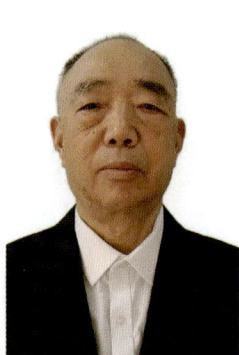

吴伟扬

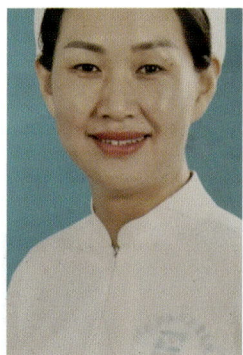

席世珍

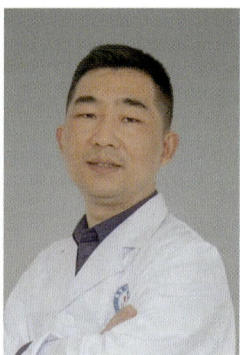

夏武明

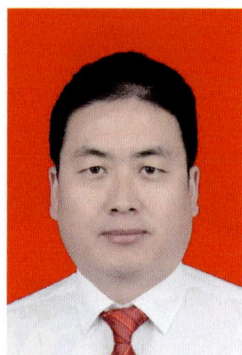

线明华

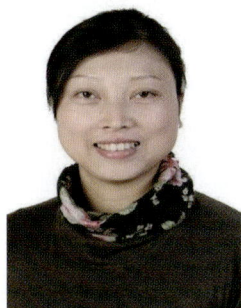
向守娟

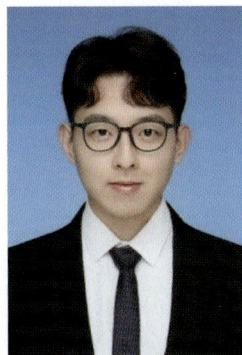
谢程

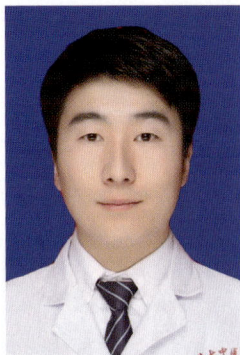
邢忠

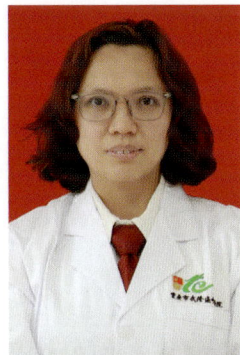
熊莲娟

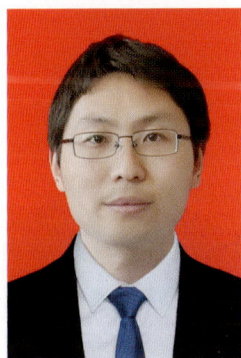
徐朝荣

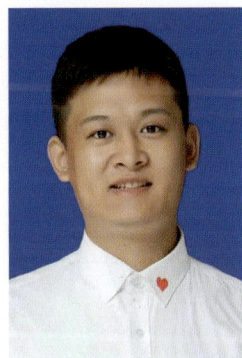
徐韩洋

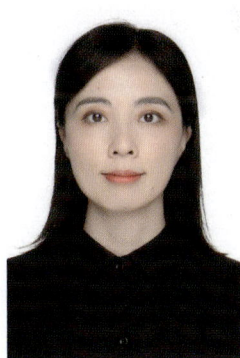
徐珺

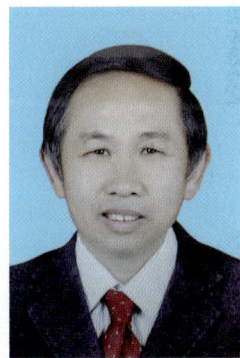
徐维奇

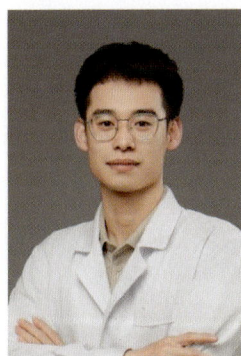
宣晓红

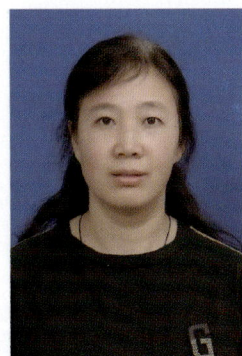
薛改枝

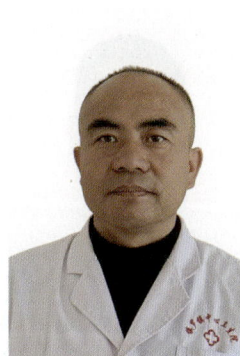
闫爱华

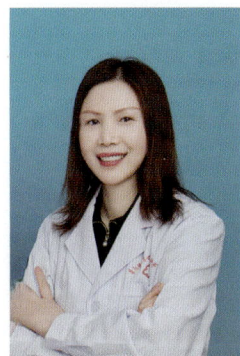
闫军会

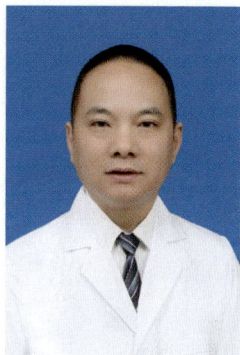

闫平东

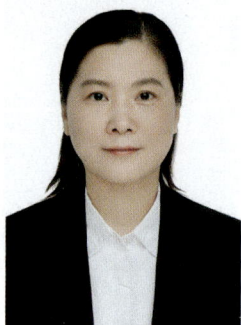

严丽萍

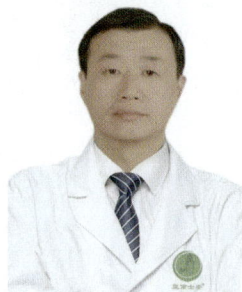

严善斌

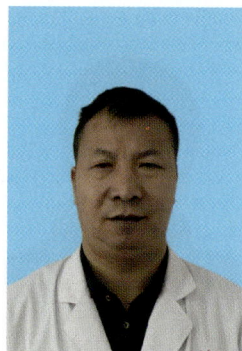

杨朝生

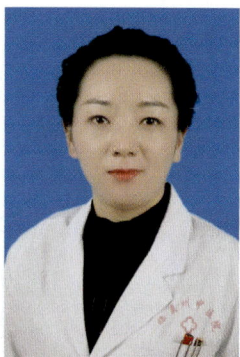

杨发兰

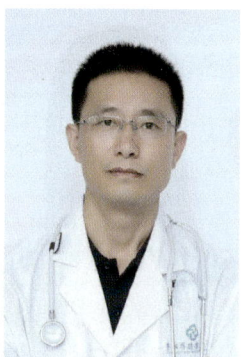

杨光锋

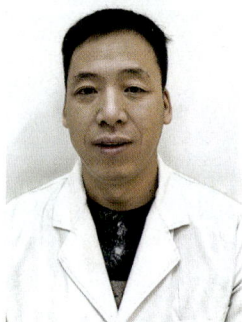

杨虎军

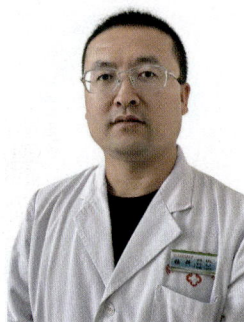

杨科

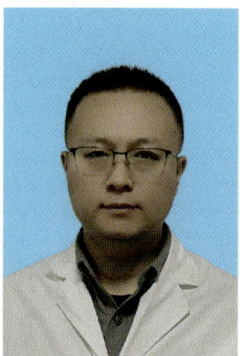

杨树峰

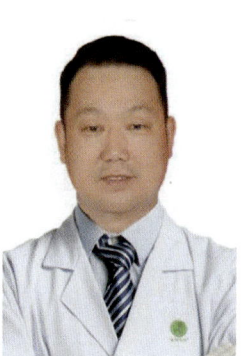

杨帅

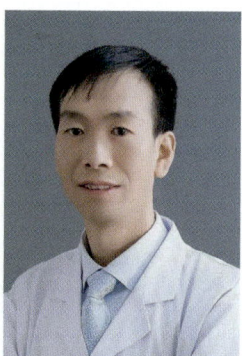

杨晓明

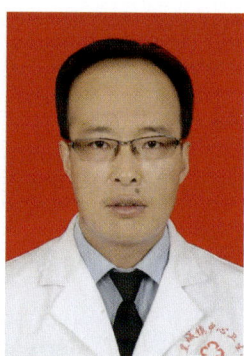

杨学栋

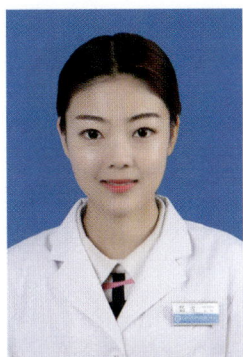

杨雪

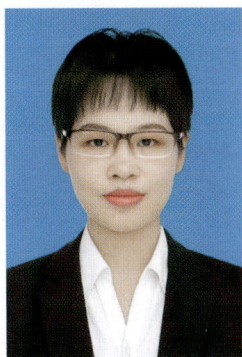

杨燕

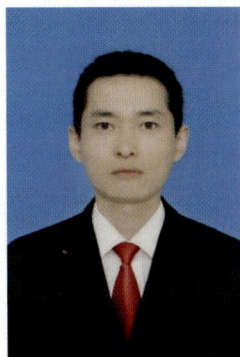

杨泱

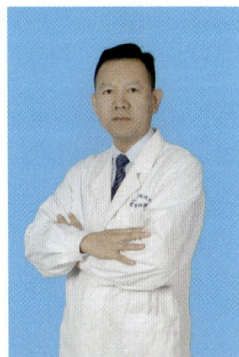

杨永兵

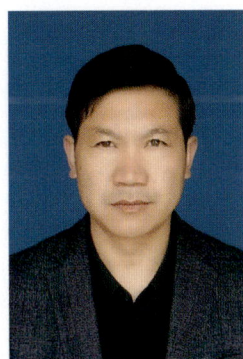

杨永顺

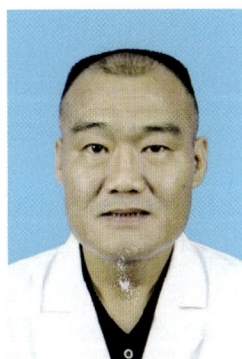

杨政敏

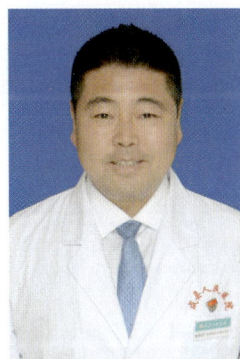

姚保平

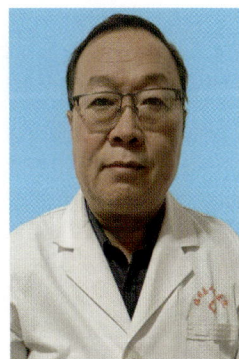

姚理石

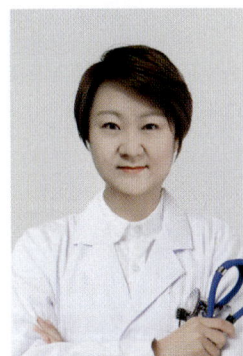

于骊纤

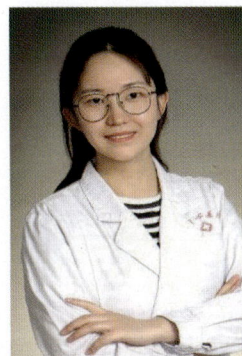

于璐璐

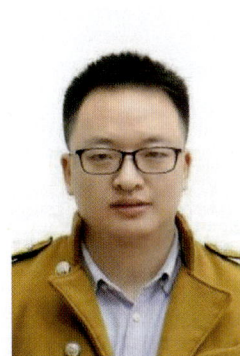

余清华

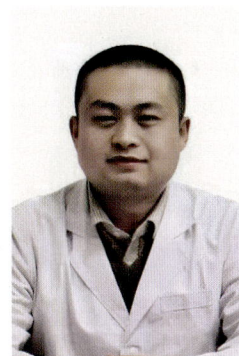

余涛

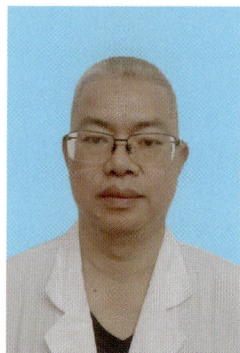

余新宇

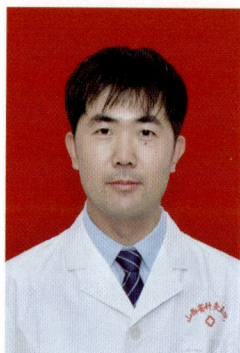

张春龙

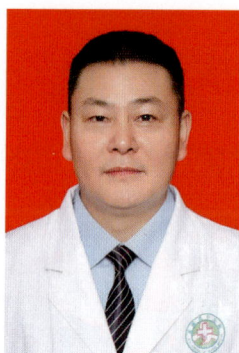

张大军

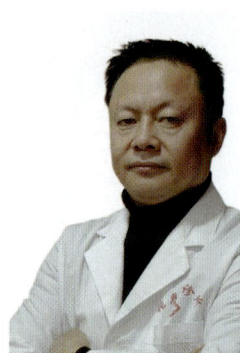

张恩强

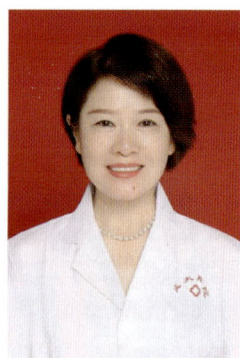

张革萍

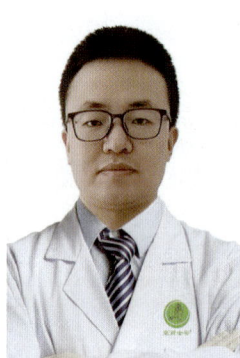

张国库

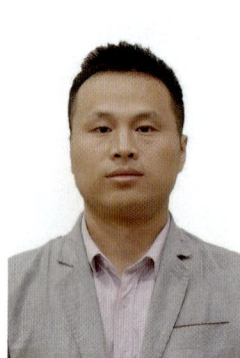

张海强

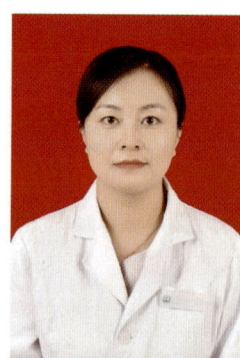

张红年

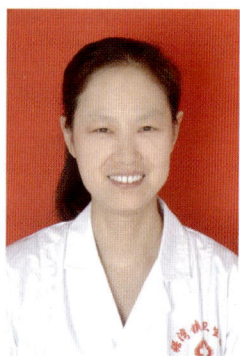

张华萍

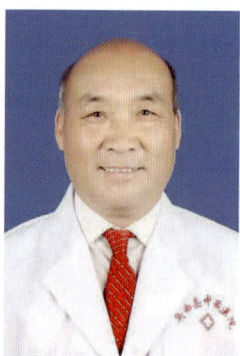

张会财

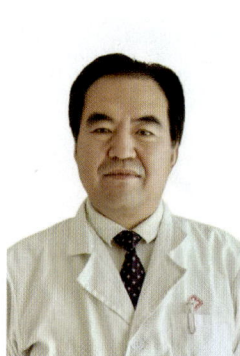

张进财

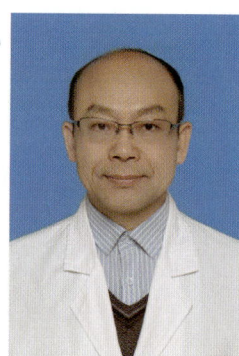

张军

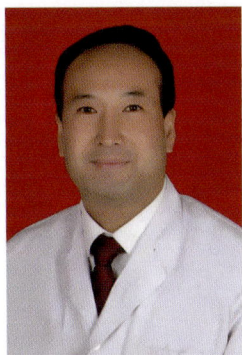

张理德

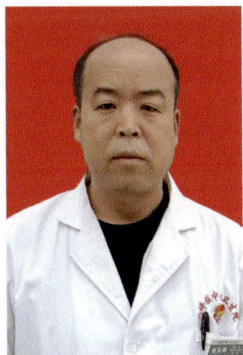

张马强

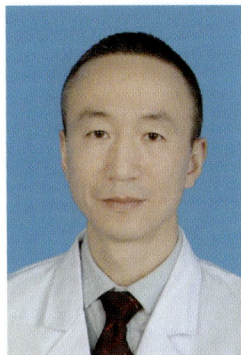

张鹏

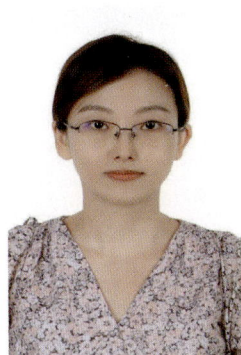

张萍

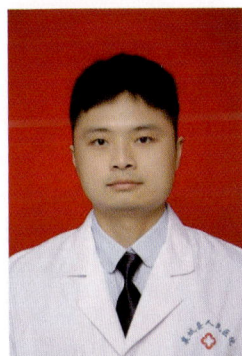

张钦淼

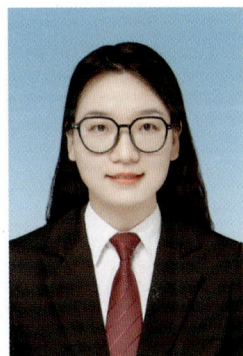

张庆

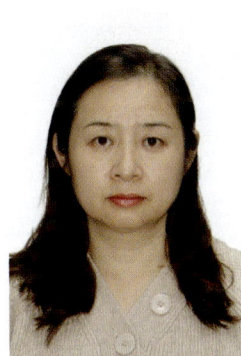

张全花

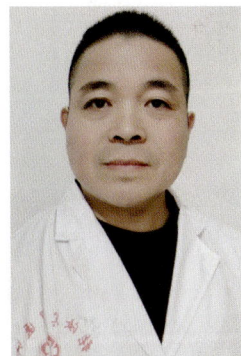

张汝宾

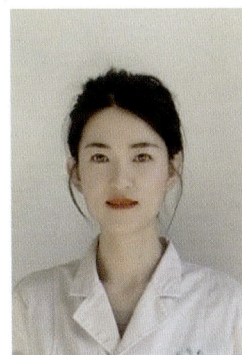

张瑞

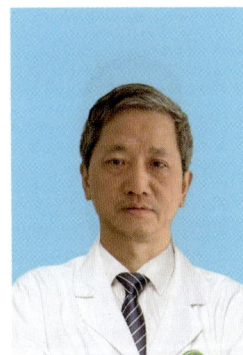

张新文

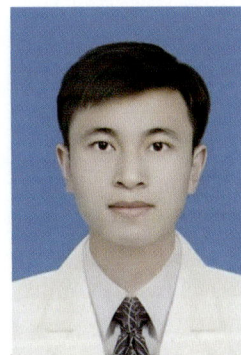

张亚峰

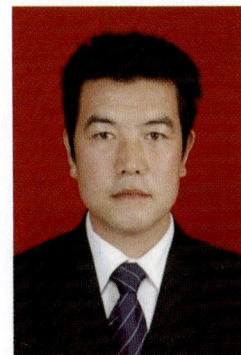

张玉忠

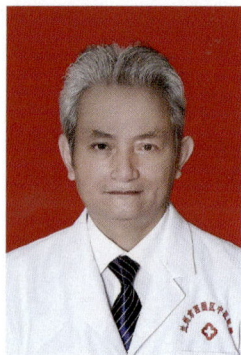

张志宏

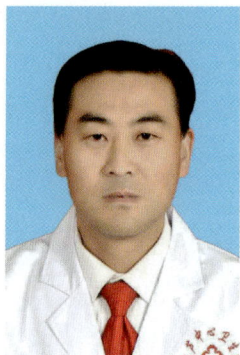

赵尔杰

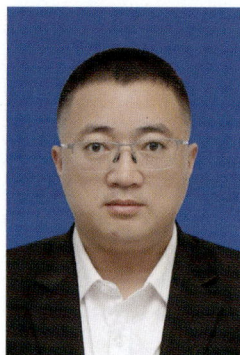

赵光灿

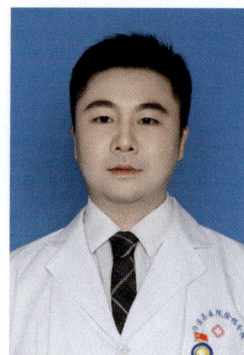

赵国庆

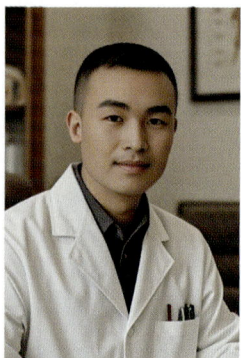

赵建建

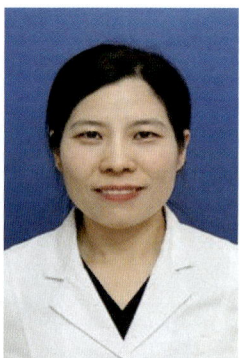

赵金荣

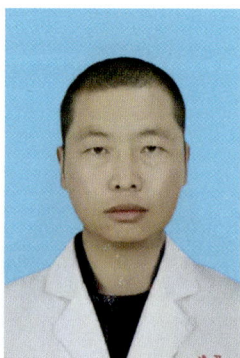

折起富

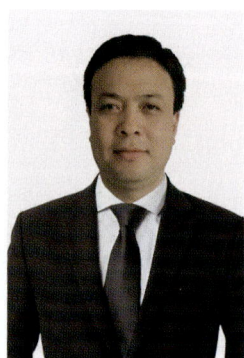

郑明中

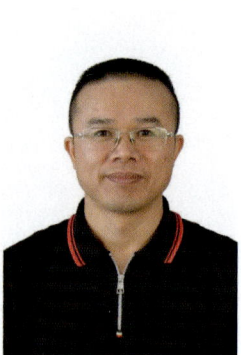

郑映华

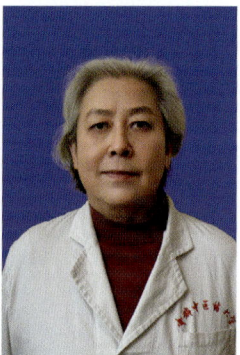

钟兰

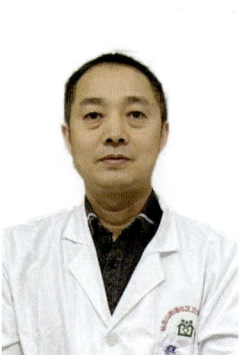

钟志

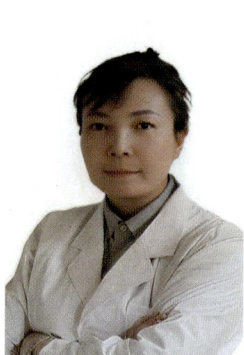

仲海萍

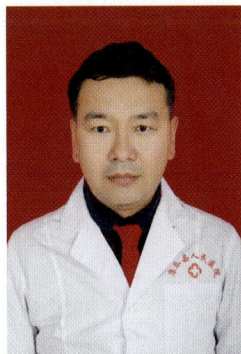
仲小龙

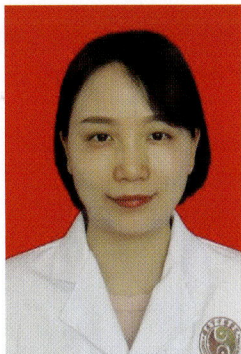
周凤雅

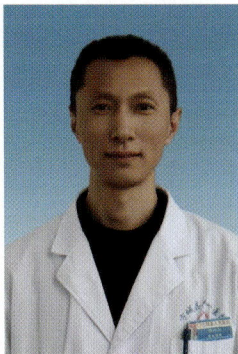
周向东

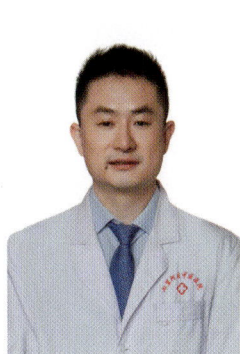
周勇

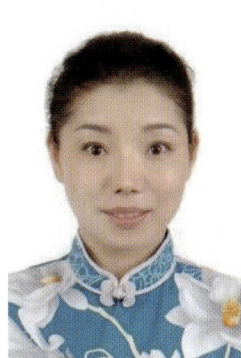
朱恒锦

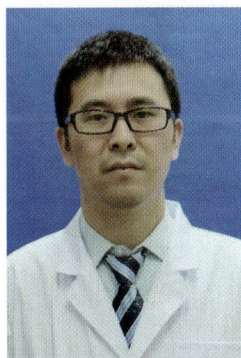
朱祥

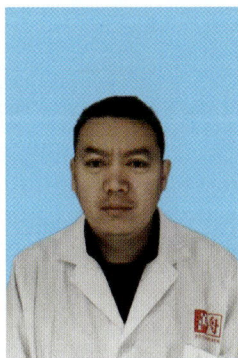
朱勇吉

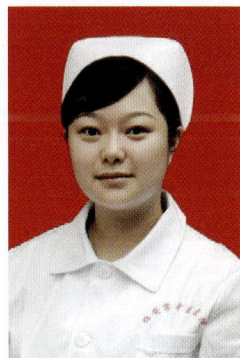
邹蕾

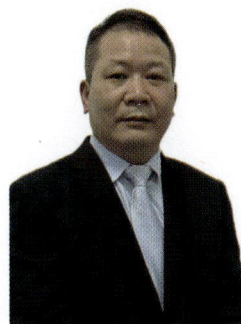
邹小平